LAROUSSE
DOS ÓLEOS ESSENCIAIS

Copyright © 2016 Éditions Larousse
Copyright da tradução © 2021 Alaúde Editorial Ltda.
Título original: *La Bible Larousse des Huiles Essentielles*

Todos os direitos reservados. Nenhuma parte desta edição pode ser utilizada ou reproduzida – em qualquer meio ou forma, seja mecânico ou eletrônico –, nem apropriada ou estocada em sistema de banco de dados sem a expressa autorização da editora. O texto deste livro foi fixado conforme o acordo ortográfico vigente no Brasil desde 1º de janeiro de 2009.

Coordenação editorial: Bia Nunes de Sousa
Preparação: Cacilda Guerra
Revisão: Rosi Ribeiro Melo, Claudia Vilas Gomes
Capa: Cesar Godoy
Projeto gráfico: Amanda Cestaro
Ilustrações: Clémence Daniel
Imagens de capa: Gita Kulinitch Studio, LiliGraphie, Pressmaster, Paladin12 / © ShutterStock.com

1ª edição, 2021
Impresso no Brasil

Dados Internacionais de Catalogação na Publicação (CIP)
(Câmara Brasileira do Livro, SP, Brasil)

Folliard, Thierry
Larousse dos óleos essenciais : guia completo da aromaterapia para a saúde e o bem-estar / Thierry Folliard ; [ilustração Clémence Daniel] ; tradução Rosane Albert. -- 1. ed. -- São Paulo : Alaúde Editorial, 2021.

Título original: La bible Larousse des huiles essentielles
ISBN 978-65-86049-34-3

1. Essências e óleos essenciais 2. Óleos essenciais - Uso terapêutico 3. Medicina alternativa I. Daniel, Clémence. II. Título.

21-58070	CDD-615.85

Índices para catálogo sistemático:
1. Óleos essenciais : Terapia alternativa 615.85
Maria Alice Ferreira - Bibliotecária - CRB-8/7964

2021
Alaúde Editorial Ltda.
Avenida Paulista, 1337, conjunto 11
São Paulo, SP, 01311-200
Tel.: (11) 3146-9700
www.alaude.com.br
blog.alaude.com.br

THIERRY FOLLIARD

LAROUSSE
DOS ÓLEOS ESSENCIAIS

GUIA COMPLETO DA AROMATERAPIA PARA A SAÚDE E O BEM-ESTAR

Tradução
Rosane Albert

SUMÁRIO

Introdução 9
As origens dos óleos essenciais 11
Para saber tudo sobre os óleos essenciais 15

OS ÓLEOS ESSENCIAIS NA PRÁTICA
Tratamentos com óleos essenciais 36
Como comprar óleos essenciais 46
Como escolher um bom óleo essencial? 49

OS PRINCIPAIS ÓLEOS ESSENCIAIS
Alecrim 56
Angélica 58
Cajepute 60
Camomila-romana 62
Canela 64
Capim-limão 66
Cedro-do-atlas 68
Cipreste 70
Citronela-do-ceilão ou Citronela-de-java 72
Cravo 74
Cúrcuma 76
Espruce negro 78
Esteva 80
Estragão 82
Eucalipto citriodora 84
Eucalipto globulus 86
Eucalipto radiata 88
Gaulthéria 90
Gerânio-rosa 92
Grapefruit 94
Helicriso italiano 96
Hortelã-pimenta 98
Junípero 100
Katrafay 102
Laranja-amarga 104
Laranjeira-doce 106
Lavanda 108
Lavanda aspic 110
Lavandin 112
Lentisco 114
Limão 116
Lítsea 118
Louro 120
Manjericão 122
Manjerona 124
Murta 126
Niaouli 128
Olíbano 130
Orégano-compacto 132
Palmarosa 134
Patchuli 136
Pinheiro-silvestre 138
Ravintsara 140
Rosa-damascena 142
Sálvia esclareia 144
Saro (mandravasarotra) 146
Segurelha 148
Tangerina 150
Tea tree 152
Tomilho 154
Ylang-ylang 156

MAIS DE 100 OUTROS ÓLEOS ESSENCIAIS
Abeto-balsâmico 159
Abeto-siberiano 160
Aipo 160
Ajowan 161
Alcaravia 161
Alho 162
Amíris 162
Anis 163
Anis-estrelado 164

Aroeira-vermelha 165
Bálsamo-de-tolu 165
Bálsamo-do-peru 166
Benjoim 167
Bergamota 167
Bétula-amarela 168
Buchu 169
Cabreúva 169
Cade 170
Camará 170
Camomila-dos-alemães 171
Canela-da-china 172
Cânfora 173
Cânfora-de-bornéu 173
Cardamomo 174
Cedro-da-virgínia 175
Cenoura 175
Citronela-de-madagascar 176
Clementina 177
Coentro 177
Combava 178
Cominho 179
Copaíba 180
Elemi 181
Endro 181
Erva-cidreira 182
Espruce-branco 183
Eucalipto-hortelã 183
Eucalipto phellandra 184
Eucalipto polibractea 185
Eucalipto smithii 185
Eucalipto staigeriana 186
Famonty 187
Fragônia 187
Funcho (erva-doce) 188
Gálbano 189
Gatária 190
Hipérico 191
Hissopo 191
Hissopo com cineol 192
Ho wood 193
Hortelã-bergamota 193
Hortelã-do-campo 194
Hortelã-silvestre 195
Hortelã-verde 196
Iary 196
Ínula 197

Issa 198
Jasmim 198
Khella 199
Kunzea 200
Ledum 200
Levístico 201
Limão-siciliano 202
Limão-taiti 202
Lírio-do-brejo 203
Madeira-do-sião 204
Magnólia 204
Maniguette 205
Manjericão-de-folha-grande 205
Manjericão-de-folha-miúda 206
Manjericão-folha-de-alface 207
Manjericão-sagrado 208
Manuka 209
Milefólio azul 209
Mirra 210
Monarda 211
Murta-limão 211
Nardo 212
Noz-moscada 213
Opopânax 214
Orégano Kaliteri 214
Palo santo 215
Pau-rosa 216
Pau-santo 217
Perrexil 217
Pimenta-da-jamaica 218
Pimenta-preta 219
Pinheiro-amarelo 220
Pinheiro-bravo 220
Pinheiro-das-montanhas 221
Pinheiro-larício 222
Ravensara 222
Rosalina (tea tree lavanda) 223
Rosmaninho 224
Salsa 224
Sândalo 225
Sempre-viva faradifani 226
Sempre-viva fêmea 226
Sempre-viva macho 227
Serpilho 228
Tanaceto 228
Tanaceto-azul 229
Tea tree limão 230

Tomilho (outros quimiotipos) 231
Tomilho bela-luz 231
Tomilho qt borneol 232
Vara-de-ouro 233
Verbena-limão 234
Vetiver 237

TRATANDO COM ÓLEOS ESSENCIAIS

Abandono de vício, desintoxicação (álcool, tabaco) 237
Abscesso 238
Abscesso dentário 239
Acidez gástrica 239
Acne 239
Aerofagia 240
Aftas 241
Agitação 241
Angina 242
Ansiedade, angústia 242
Apetite (falta de) 243
Arrotos 243
Arteriosclerose 243
Asma 244
Assaduras 245
Bronquite 245
Cãibras 246
Cálculos 247
Calos 247
Câncer 247
Candidíase 248
Carrapatos 249
Caspa 250
Celulite 250
Cicatrização difícil 251
Cieiros 251
Cirrose 251
Cistalgia 252
Coceiras 252
Colesterol, hipercolesterolemia 253
Cólica intestinal ou colite 253
Concentração 254
Condiloma 254
Congestão do fígado 255
Conjuntivite 256
Constipação 256
Contusões 257
Convalescença 257
Cortes 258
Crostas de leite (bebês) 258
Depressão 259
Descamações 260
Desmame 260
Diabetes 260
Diarreia 261
Digestão difícil 262
Displasia do colo 263
Doenças autoimunes 264
Doença de Crohn 264
Doenças infecciosas 265
Dor de cabeça 266
Dor de dente 267
Eczema 267
Emagrecimento 268
Emotividade 269
Enjoos 269
Enjoo de movimento 270
Entorse, distensão 270
Enurese, xixi na cama 270
Equimoses, roxos, hematomas 271
Espasmofilia 271
Espasmos digestivos 271
Estomatite 272
Estresse 272
Estrias 273
Estufamentos 273
Excitação nervosa, nervosismo 274
Excitação sexual, libido 275
Febre 275
Feridas, lesões cutâneas, machucados benignos 277
Fissura anal 277
Flatulência 277
Flebite 278
Fragilidade capilar 279
Fraqueza, fadiga anormal (astenia) 279
Frieiras 280
Furúnculos 281
Gastroenterite 281
Gastroparesia 282
Gengivite 283
Gota 283
Gripe 284
Hemorroidas 285

Hepatite 286
Herpes labial/genital 287
Herpes-zóster 288
Hipertensão arterial 289
Hipotensão arterial 290
Icterícia 290
Impetigo 291
Infecções urinárias 291
Ingurgitamento mamário 292
Insônia 293
Insuficiência biliar 294
Insuficiência hepática 294
Insuficiência renal 295
Insuficiência venosa 295
Intertrigo 296
Irritações da pele, vermelhidão 297
Lactação insuficiente (aleitamento) 297
Leucorreia (flores-brancas) 298
Líquen plano 299
Lumbago 299
Lyme (doença de), borreliose 300
Manchas marrons (manchas senis) 300
Mastose, mastite 301
Mau hálito 301
Menopausa 302
Menstruação 302
Micoses 304
Molusco contagioso 305
Nervosismo 305
Nevralgia 306
Obesidade 306
Ondas de calor 307
Osteoporose 307
Otite 308
Pálpebras (irritação, inflamação) 308
Palpitações 309
Panarício 309
Parasitas cutâneos 310
Pernas agitadas 310
Petéquias 311
Picadas de insetos, irritação por urtiga 311
Piolhos, pediculose 312
Pitiríase versicolor 312
Preparação para o parto 313
Próstata (aumento da) 314
Prostatite 315
Prurido vulvar, vulvite 315

Psoríase 316
Queda de cabelo 316
Queimaduras (cutâneas) 317
Rachaduras nos seios (aleitamento) 318
Retenção de água 318
Retocolite hemorrágica (RCH) 319
Reumatismo 319
Rinite 320
Rinite alérgica 320
Ronco 321
Rosácea 321
Rugas, linhas de expressão 322
Sangramento 322
Sapinho 323
Síndrome do intestino irritável 323
Sinusite 324
Sistema imunológico (estimulação do) 325
Tensão muscular, tendinite 326
Terçol 327
Tiques 327
Tireoide 327
Torcicolo 328
Tosse 328
Úlcera cutânea 330
Úlcera gástrica 330
Uretrite 330
Vaginite 331
Varicela 331
Varizes 332
Vermes 333
Verrugas 333
Vitiligo 334
Zumbido nas orelhas (acufenos) 335

Índice remissivo 336
Crédito das imagens 351

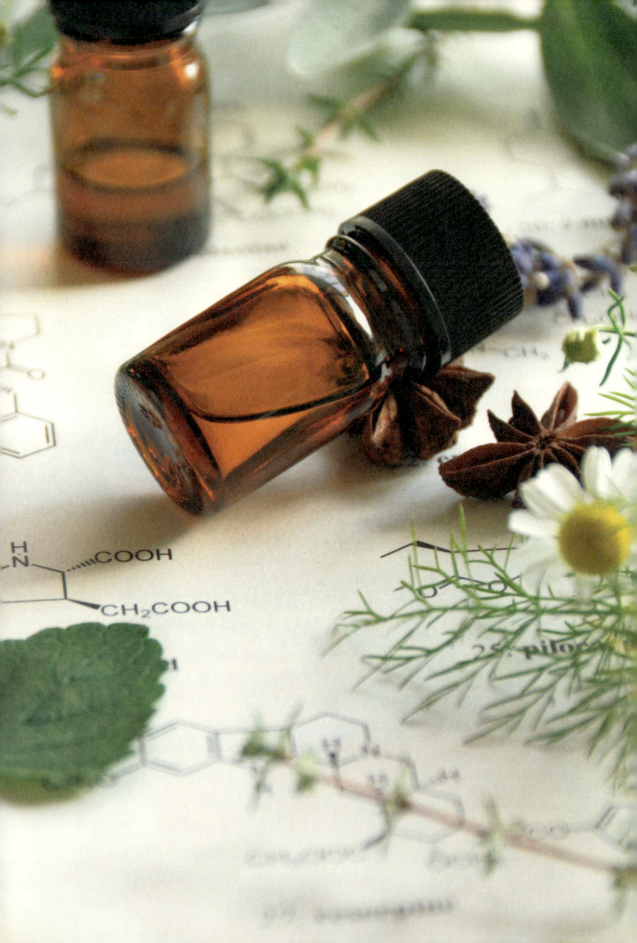

INTRODUÇÃO

Plantas e óleos essenciais despertam inegavelmente um grande entusiasmo por parte do grande público. Hoje em dia, é incontável o número de artigos, reportagens, conferências e livros que tratam de plantas medicinais, aromaterapia e óleos essenciais.

Por definição, a aromaterapia pertence à "medicina das plantas", também chamada de "fitoterapia". Utiliza-se frequentemente o termo "fitoaromaterapia". A aromaterapia é o ramo da fitoterapia que consiste em utilizar os componentes químicos mais sutis das plantas medicinais, muitas vezes voláteis e extremamente potentes.

Por que esse entusiasmo? Ele se explica pelo interesse crescente das pessoas por uma medicina mais próxima da natureza, dos cuidados com o o meio ambiente, o mais perto possível de algo tão caro ao médico e cientista francês Claude Bernard, que dizia: "O micróbio não é nada, o terreno é tudo". Naturopatia, fitoterapia, aromaterapia, medicina tradicional chinesa e acupuntura, ioga, tai chi chuan e chi kung têm cada vez mais adeptos nas sociedades em que as condições de vida, o estresse e a poluição prejudicam a saúde.

Num contexto de desconfiança em relação à medicina convencional, após os escândalos ligados a certos medicamentos cujos efeitos secundários foram deliberadamente minimizados ou escondidos pelos fabricantes, os remédios não convencionais devem encontrar seu lugar e provar sua eficácia, assim como sua segurança, por meio de pesquisas científicas e testes clínicos, de acordo com o conceito conhecido como "medicina baseada em evidências" (seguindo a expressão em inglês *Evidence Based Medicine*). O que ocorre hoje com as plantas e os óleos essenciais: foram feitos progressos consideráveis para se conhecer suas composições químicas e propriedades, mesmo que, às vezes, nem tudo se explique unicamente por meio da química...

E a aromaterapia não é somente uma "medicina da terra", porque a potência dos óleos essenciais – utilizados com conhecimento de causa – pode e deve permitir, nas mãos de médicos e profissionais da área de saúde habilitados, interromper coisas como uma infecção grave, desequilíbrios neurovegetativos (espasmos) ou psíquicos sérios, uma inflamação crônica, quando por vezes a medicina convencional falha. Assim, ela não é verdadeiramente uma "medicina suave", mas uma medicina potente, que, bem controlada, deve trazer na medida do possível uma cura total e definitiva ao paciente com o mínimo de efeitos secundários.

> O óleo essencial é a fração odorífera volátil extraída dos vegetais. Trata-se de um concentrado de inúmeras moléculas sintetizadas pelas plantas para se defenderem das agressões do meio, assim como contra agentes físicos (sobretudo o calor do sol) e agentes biológicos (bactérias, vírus, cogumelos, insetos, minhocas etc.).
>
> Frequentemente, odor e volatilidade formam um par. Para que uma molécula tenha cheiro, é preciso que ela possa se espalhar fracamente pelo ar. A aromaterapia explora as propriedades naturais dos óleos essenciais para uso terapêutico.

A legislação que trata dos óleos essenciais é relativamente branda. Com exceção daqueles cuja comercialização depende de receita médica devido a sua neurotoxicidade, todos os outros têm venda livre, não apenas em farmácias como também em lojas de produtos naturais; ainda assim, seu uso requer certas precauções e um bom conhecimento de suas propriedades por parte das pessoas que os utilizam e daqueles que os comercializam, mesmo que tenham diploma de farmacêutico. É preciso saber que seus efeitos têm potência muito superior à das plantas das quais se originaram, empregadas na forma de infusão ou como complementos alimentares. A automedicação deve sempre ser vista com prudência. Para aconselhar e vender um óleo essencial, é preciso conhecê-lo. E conhecer bem um óleo essencial implica, na realidade, identificá-lo por seu nome latino, especificar a parte utilizada, sua composição química, seu quimiotipo se necessário, suas propriedades e, sobretudo, as contraindicações, tanto para uso interno quanto externo; o uso interno geralmente depende de prescrição médica.

Ao longo do livro, indicaremos os óleos essenciais cujo emprego exige mais cuidado por meio do seguinte símbolo: ⚠

Thierry Folliard

> *Este livro é uma obra de consulta e esclarecimento. As informações aqui contidas têm o objetivo de complementar, e não substituir, os tratamentos ou cuidados médicos. Alguns benefícios da aromaterapia são reconhecidos pela medicina, mas o uso das informações contidas neste livro é de inteira responsabilidade do leitor e não devem ser usadas para tratar doenças ou solucionar problemas de saúde sem a prévia consulta a médicos ou nutricionistas.*

AS ORIGENS DOS ÓLEOS ESSENCIAIS

O uso medicinal das plantas é comprovado desde a Pré-História. E a própria utilização das "essências" das plantas, como eram chamadas originalmente, é muito antiga. Já a aromaterapia, isto é, o emprego medicinal dos extratos aromáticos das plantas, é uma disciplina recente, cujos fundamentos remontam ao início do século XX.

AS PLANTAS MEDICINAIS: UM USO MULTIMILENAR

A história da medicina deve muito às plantas. Mesmo nos nossos dias, 60 por cento dos medicamentos continuam a derivar delas, direta ou indiretamente.

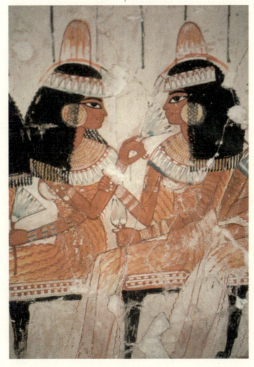

Mulheres egípcias utilizando um frasco de perfume

Qualquer que tenha sido o modo pelo qual descobriram (instinto, inteligência, observação dos animais, tentativa e erro, intuição), os homens, muito cedo, aprenderam a se cuidar com plantas. Os neandertalenses, nossos primos afastados, já conheciam as plantas medicinais. Em um túmulo de 60 mil anos descoberto em Shanidar, no Curdistão iraquiano, um homem de Neandertal foi enterrado em meio a plantas medicinais – erva-de-santiago, milefólio azul, éfedra, malva-rosa, centáurea. Desde provavelmente mais de 20 mil anos atrás, os povos aborígenes da Austrália vêm utilizando plantas para se tratar, e o eucalipto ocupa o primeiro lugar.

O uso racional das plantas medicinais foi documentado mais tarde na medicina de grandes civilizações da Antiguidade, como no Egito, China, Índia, Suméria, Oriente Próximo e Oriente Médio, Grécia, Roma e América Central. Os textos em caracteres cuneiformes inscritos nas tábuas de argila do Oriente Médio, os textos chineses transcritos ao longo de milênios, os papiros egípcios, os textos de medicina aiurvédica em sânscrito, os primeiros textos religiosos, entre outros, atestam o conhecimento muito antigo das plantas medicinais e seus usos. O relato mais remoto consagrado às plantas medicinais que chegou até nós é um papiro egípcio datado de 1500 a.C. Ele traz o inventário de várias plantas medicinais, entre elas o balsameiro e o alho, com seus modos de utilização, além de encantamentos que deviam ser associados a seu emprego. Outra característica da medicina tradicional em relação às plantas era atribuir-lhes frequentemente poderes mágicos.

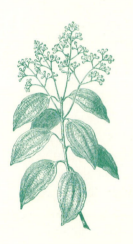

A canela (*Cinnamomum zeylanicum*) é conhecida como planta aromática e medicinal há milênios.

As plantas aromáticas, das quais são extraídos atualmente os óleos essenciais, já eram conhecidas e utilizadas para curar. Em particular, os textos das grandes religiões reveladas (Torá, Bíblia, Corão) as citam repetidas vezes: canela, orégano, olíbano, mirra, opopânax, entre outras.

Foram os egípcios, sem dúvida, os primeiros a extrair as essências das plantas, ao torcer, acima de um recipiente, panos cheios de plantas frescas, ou talvez impregnados com a essência da planta evaporada pelo calor. Vinhos medicinais ou macerações oleosas eram comuns, e a enfloragem de um perfume em substâncias graxas era uma técnica perfeitamente dominada, e até ritualizada. Bem mais que um simples acessório cosmético, os perfumes (muitas vezes à base de mirra e de canela) eram associados aos cultos dos deuses. As mulheres da classe alta traziam na cabeça pequenas cúpulas com unguentos perfumados equilibradas sobre as perucas. Ao derreter, elas impregnavam as cabeleiras e as roupas com suas essências. E é preciso investigar o segredo do embalsamamento dos corpos, das múmias egípcias perfeitamente conservadas, com o uso de óleos preciosos, à base de canela, mirra ou manjericão, de cujas poderosas propriedades antissépticas os egípcios tinham pleno conhecimento.

Gregos e romanos também davam muita importância ao perfume e utilizavam óleos perfumados e banhos aromáticos. Dioscórides, médico grego do exército de Nero, já falava da extração das resinas por evaporação. Mas foi com as civilizações persa e árabe que surgiu a técnica da destilação a vapor.

AS ORIGENS DA AROMATERAPIA: A DESTILAÇÃO A VAPOR

A utilização das "essências" de plantas, como eram chamadas originalmente, confunde-se com a descoberta dos processos de destilação. O princípio da destilação é, comprovadamente, conhecido desde épocas remotas: o alambique mais velho do mundo, datando talvez de 5 mil anos, foi descoberto em Moenjodaro, no Paquistão, um dos principais sítios da civilização que se estabeleceu na Idade do

Bronze no vale do Indo. Atribui-se ao médico persa Avicena, por volta do ano 1000, o desenvolvimento do processo de destilação das plantas com vapor para permitir a extração dos óleos essenciais, graças ao uso de um alambique com serpentina. Mas os árabes já tinham, nessa época, um grande conhecimento da destilação.

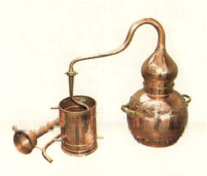

O processo de destilação a vapor, e a extração dos óleos essenciais que ele permite, foi levado para a Europa no decorrer do século XIII, na volta das cruzadas. O alambique era utilizado então para a extração de águas florais e para a destilação de álcool. Em 1512, o médico e alquimista alemão Hieronymus Brunschwig (c. 1450-c. 1512) descreve um processo de destilação utilizando um sistema de resfriamento para facilitar a condensação e a coleta do destilado. A distinção entre óleo essencial e água floral só foi feita no século XVI, como é comprovado principalmente pela obra *De Distillazione,* do físico e alquimista italiano Giovanni Battista Della Porta (1535-1615), publicada em 1608. O conhecimento dos óleos essenciais e de seus componentes prossegue desde o século XVII, e a química nascente faz o resto. Determinados óleos essenciais aromáticos foram então comercializados pelos boticários, sobretudo na Provença, na região de Grasse.

RUMO À AROMATERAPIA MODERNA

O desenvolvimento da química orgânica e o aparecimento dos primeiros medicamentos sintéticos fizeram os óleos essenciais passarem para segundo plano. Diversos estudos realizados no final do século XIX e no início do século XX demonstraram, entretanto, os efeitos poderosamente antissépticos dos óleos essenciais de lavanda e de canela. A partir de 1881, o médico alemão Robert Koch (1843-1910), mais conhecido por sua descoberta da bactéria que causa a tuberculose, constatou o efeito bactericida da essência de terebintina extraída do abeto. Em 1910, William Harrison Martindale (1874-1933), um farmacêutico inglês, demonstra que o óleo essencial de orégano é muito mais eficaz que o fenol (potente antisséptico e desinfetante) contra o colibacilo. Atribui-se a René-Maurice Gattefossé (1881-1950), um engenheiro químico francês que fazia pesquisas em perfumaria, a origem da aromaterapia moderna. Em 1910, ele foi vítima de uma explosão no laboratório da empresa familiar. Todos os tratamentos convencionais tinham se esgotado, então ele mergulhou as mãos gravemente queimadas em um recipiente com óleo essencial de lavanda. Surpreso com a rápida cicatrização, decidiu estudar as propriedades terapêuticas dos óleos essenciais, firmando assim as bases da aromaterapia moderna. Gattefossé inventou o termo "aromaterapia" para designar a utilização médica dos extratos aromáticos das plantas. Sua obra *Aromathérapie* foi publicada em 1937.

Nos anos 1960, o dr. Jean Valnet (1920-1995) retoma e desenvolve os trabalhos de Gattefossé, ao publicar a obra *Aromathérapie: Traitement des maladies par les essences des plantes* (sem tradução em português), ainda hoje uma referência. Nos anos 1970-1990, os discípulos de Valnet, como o dr. Paul Belaiche-Daninos, assim como os drs. Christian Duraffourd e Jean-Claude Lapraz, continuam as pesquisas. Da atualidade, podemos citar algumas grandes figuras da aromaterapia, como o dr. Daniel Pénoël, Pierre Franchomme (que introduziu a noção fundamental de quimiotipo), e também Michel Sommerard, Dominique Baudoux. A qualidade das pesquisas e a determinação desses pesquisadores apaixonados permitiu o reconhecimento de uma nova disciplina: a medicina com óleos essenciais.

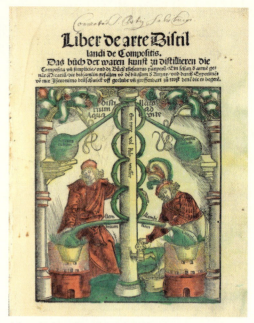

Liber de Arte Distillandi (1512), de H. Brunschwig, primeiro livro dedicado à destilação utilizando o princípio moderno da condensação por resfriamento.

PARA SABER TUDO SOBRE OS ÓLEOS ESSENCIAIS

Os óleos essenciais são extratos preciosos com composição complexa. Como extraí-los? Quais são as plantas que os contêm? Quais são as propriedades dos óleos essenciais? Quais são seus princípios ativos? Onde se produzem? Nossa intenção é responder aqui a todas essas questões.

COMO SÃO EXTRAÍDOS OS ÓLEOS ESSENCIAIS?

Antigamente, os óleos essenciais eram chamados de "essências", termo que, na verdade, designa a substância presente na planta e que em geral é extraída por hidrodestilação, ou seja, por meio de vapor. O óleo essencial tem os componentes mais sutis – frequentemente voláteis – da planta, às vezes algumas centenas de moléculas diferentes. Existem diversos métodos de destilação.

A EXTRAÇÃO A VAPOR

Muito utilizada na indústria da perfumaria, a hidrodestilação consiste em destilar, por meio de um alambique, uma mistura de água e de líquido orgânico formado pelos componentes numerosos e variados, solúveis em água ou em óleo, que contêm as células da parte da planta que se destila. A destilação é feita por meio de vapor de água. Ao subir, o vapor carrega os constituintes voláteis dos produtos vegetais brutos. Carregado com a essência dessa matéria-prima destilada, ele se condensa na serpentina do alambique e é recuperado em um recipiente de decantação chamado "essenciador". Obtém-se então uma mistura de composição definida de dois produtos:

- Em cima, o que boia constitui o **óleo essencial** (OE). Ele encerra os compostos insolúveis na água de condensação (mas solúveis em óleo) e menos densos que a água (à exceção significativa do OE de cravo-da-índia).
- Embaixo, encontra-se a **água da destilação**, chamada também de "hidrolato" (ou ainda "água floral" quando flores são destiladas). É a parte que contém os compostos solúveis em água. O hidrolato é bem menos concentrado em princípios odorantes ativos que o óleo essencial.

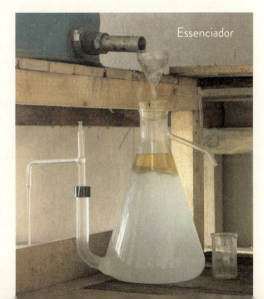

Essenciador

PRINCÍPIO DA DESTILAÇÃO A VAPOR

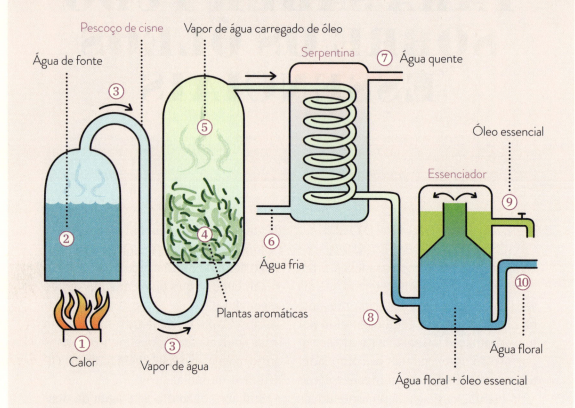

O vapor de água ③ atravessa a grade em que estão depositadas as plantas aromáticas ④. Ele carrega as substâncias aromáticas voláteis ⑤. O vapor carregado de óleo essencial é resfriado. Ele se condensa ⑧ e escorre para dentro do essenciador (chamado também de vaso florentino ou decantador). O óleo essencial, mais leve em geral por ser hidrófobo, boia ⑨. A água floral, mais densa ⑩, é recolhida separadamente.

As frações mais voláteis aparecem primeiro. Na maioria das vezes, meia hora é suficiente para recolher 95 por cento das móleculas voláteis. Mas o emprego na aromaterapia obriga a prolongar a operação pelo tempo que for necessário a fim de se recuperar a totalidade dos componentes aromáticos voláteis: até vinte horas para a destilação do ylang-ylang, por exemplo..

O rendimento é fraco, o que explica o preço elevado de determinados óleos essenciais. Ao destilar 50 quilos de plantas frescas, por exemplo, são obtidos 500 gramas de óleo essencial, no caso da lavanda, mas somente 3 gramas da erva-cidreira.

OUTROS PROCESSOS DE EXTRAÇÃO

• Além do método que utiliza vapor, a extração pode ser feita também por **prensagem a frio**, no caso de raspas de citrinos (limão, laranja, grapefruit, tangerina, bergamota). Aqui se fala mais de "essências" que de óleos essenciais para produtos obtidos por esse processo de extração.

• Existe também a técnica tradicional de "**enfloragem**", utilizada mais especificamente em perfumaria, adaptada a flores frágeis cujos perfumes não resistem a temperaturas de aquecimento necessárias para uma destilação clássica. Ela consiste na maceração de partes de plantas em uma substância graxa (manteiga, gordura), o que é possível, por exemplo, com pétalas de flores (jasmim, rosa). Dissolve-se em seguida essa gordura em álcool a 35°, que será destilado a vácuo (portanto, em temperatura baixa) para obter-se o que se chama de um "absoluto". Esse processo é mais demorado, mais caro e com um rendimento bem menor do que o da hidrodestilação.

• Mais industrial, o chamado "**concreto**" é obtido pela pulverização de um éter de petróleo, que é dissolvido em álcool. A solução alcoólica é em seguida destilada a vácuo. Atualmente, os absolutos das flores são obtidos em geral por essa técnica, ou pela técnica de extração chamada "com CO_2 supercrítico". O gás carbônico, sob uma pressão de 150 bars para uma temperatura de 34 °C, fica em um estado intermediário líquido/gasoso e se converte em solvente no qual os óleos essenciais podem ser dissolvidos. É um método industrial de ótimo rendimento em comparação ao da enfloragem, mas também é caro.

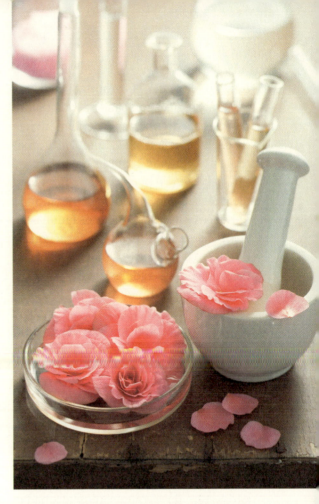

QUAIS SÃO AS PLANTAS COM ÓLEOS ESSENCIAIS?

Das 280 famílias de plantas com flores, somente um pequeno número delas fornece óleos essenciais exploráveis. E, dentre elas, uma família específica, a das lamiáceas (que reúne plantas como

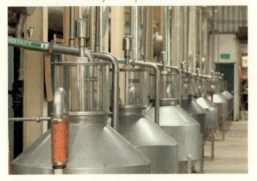

Usina de destilação de plantas de chá

tomilho e lavanda, entre outras), tem destaque absoluto, englobando a maior parte das plantas aromáticas e condimentares da região mediterrânea, berço da aromaterapia. A grande maioria das cerca de 250 espécies de plantas aromáticas com óleos essenciais exploradas no mundo pertence a uma das seguintes famílias:

• **Abietáceas**: são as coníferas da família do abeto, cujo óleo essencial é retirado da resina ou das agulhas: cedro-do-atlas, espruce negro, pinheiro-silvestre, abeto-balsâmico etc.

• **Apiáceas**: antigamente chamadas "umbelíferas", estas plantas da família da cenoura produzem pequenos grãos (sementes) dos quais são retirados óleos essenciais muito (às vezes exageradamente) fortes: endro, angélica, anis, alcaravia, aipo, coentro, cominho, funcho, khella, opopânax etc.

• **Asteráceas**: plantas da família da margarida, têm flores minúsculas agrupadas em capítulos. Em geral, são destiladas as extremidades floridas: milefólio azul, camomila, crisântemo, estragão, helicriso, tanaceto azul, entre outras.

• **Cupressáceas**: como as das abietáceas, elas são resinosas: madeira do sião, cade, cipreste, junípero etc.

• **Lamiáceas**: esta família compreende inúmeras plantas aromáticas e condimentares, ricas em óleos essenciais potentes: manjericão, lavanda, manjerona, erva-cidreira, hortelã, orégano, patchuli, alecrim, segurelha, sálvia, tomilho, entre outras.

• **Lauráceas**: são árvores e arbustos cujas folhas ou a madeira contêm óleos essenciais interessantes: por exemplo, pau-rosa, cânfora, canela, louro, lítsea e ravintsara.

• **Mirtáceas**: são mais frequentemente árvores originárias de regiões tropicais, ricas em compostos aromáticos: cajepute, eucalipto, fragônia, cravo, kunzea, murta, niaouli, tea tree etc.

• **Poáceas**: são as gramíneas. As principais ervas com óleos essenciais pertencem ao gênero *Cymbopogon*, como citronela, capim-limão e palmarosa.

• **Rutáceas**: são os citrinos, cuja essência é espremida, na maioria das vezes, por pressão a frio da raspa das frutas ou, mais raramente, obtida pela destilação das flores ou das folhas: bergamota, laranja-amarga (petitgrain e néroli), limão, combava, tangerina, laranja, grapefruit etc.

• **Zingiberáceas**: plantas condimentares com rizoma aromático, originárias de regiões tropicais: cardamomo, cúrcuma, gengibre e maniguete, entre outras.

• **Outras famílias**: 35 outras famílias botânicas produzem óleos essenciais. Algumas contam com poucos representantes, mas seus óleos essenciais não são menos valorizados: Rosáceas (rosa-damascena), Oleáceas (jasmim) e Burseráceas (mirra, palo santo), entre outras.

QUAIS SÃO AS PROPRIEDADES DOS ÓLEOS ESSENCIAIS?

Cada óleo essencial (ou cada planta) apresenta um ou vários atributos definidos por um vocabulário específico, que caracteriza suas propriedades terapêuticas.

① Manjericão (*Ocimum basilicum*, família das Lamiáceas) ② Helicriso (*Helichrysum italicum sp.*, família das Asteráceas) ③ Pinheiro-silvestre (*Pinus sylvestris*, família das Abietáceas) ④ Angélica (*Angelica archangelica*, família das Apiáceas) ⑤ Bergamota (*Citrus bergamia*, família das Rutáceas).

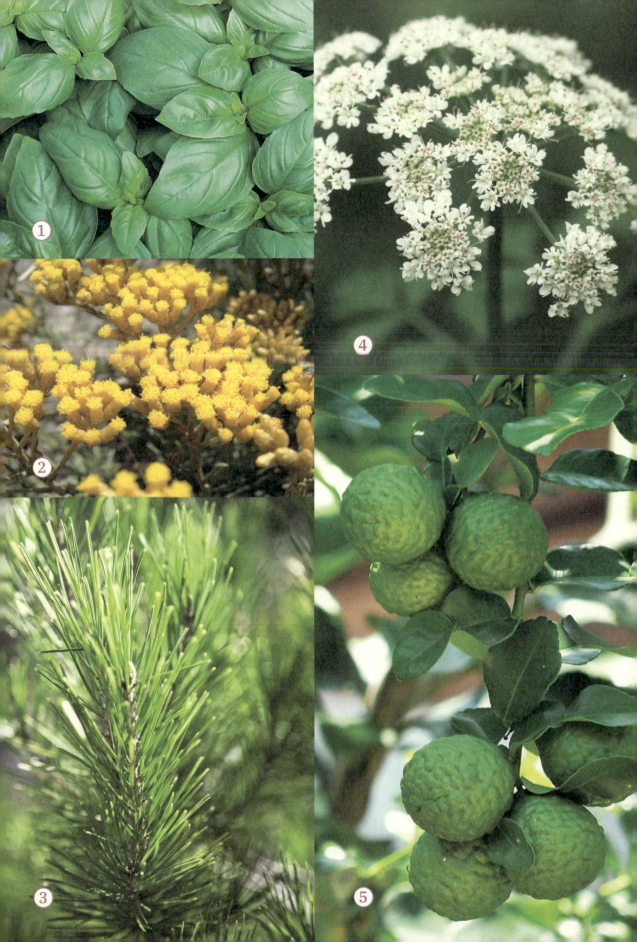

AS PROPRIEDADES POTENCIAIS DE UM ÓLEO ESSENCIAL

ADAPTATIVO	Permite ao organismo adaptar-se melhor ao estresse físico ou psíquico.
ADSTRINGENTE	Estreita os tecidos e contrai os pequenos vasos capilares.
AFRODISÍACO	Estimula a libido, o desejo sexual.
AMACIADOR	Abranda e acalma a irritação e a inflamação – por exemplo, da garganta. *Ver também* Emoliente.
ANALGÉSICO	Acalma, combate ou atenua a dor.
ANALGÉSICO PERCUTÂNEO	Tem efeito anti-inflamatório e analgésico através da pele.
ANSIOLÍTICO	Acalma a ansiedade e a angústia.
ANTIALÉRGICO	Ao modular a resposta do sistema imunológico, diminui os sintomas associados às alergias, como dor, inflamação ou edema. *Ver também* Anti-histamínico.
ANTIBACTERIANO	Elimina ou impede a instalação ou propagação de bactérias.
ANTI-HELMÍNTICO	Vermífugo, ataca os vermes.
ANTIESPASMÓDICO	Acalma os espasmos e as contrações anormais dos músculos lisos e das vísceras.
ANTIFÚNGICO	Sua ação antisséptica se aplica aos fungos infecciosos que causam micoses.
ANTI-HISTAMÍNICO	Seu efeito antialérgico está ligado à capacidade de inibir, no organismo, a liberação de histamina, o principal mediador químico da alergia. *Ver também* Antialérgico.
ANTI-INFLAMATÓRIO	Ao atenuar a inflamação, diminui as dores locais a ela associadas.
ANTIPIRÉTICO	Acalma e abaixa a febre.
ANTISSÉPTICO	Previne infecções microbianas (por bactérias, vírus, fungos etc.).
ANTISSUDORAL	Diminui a transpiração.
ANTIVIRAL	Sua ação antisséptica aplica-se aos vírus. *Ver também* Antisséptico.
APERITIVO	Estimula o apetite.
AROMÁTICO	Perfumado, é rico em óleos essenciais desse perfume.
BALSÂMICO	Estimula e desobstrui as vias respiratórias.
BÉQUICO	Acalma a tosse.
CALMANTE	Ver Sedativo.
CARMINATIVO	Elimina os gases intestinais, permite combater a aerofagia.
CICATRIZANTE	Ver Vulnerário.
COLAGOGO	Estimula a produção das secreções biliares pelo fígado.
COLERÉTICO	Favorece a excreção da bile pelo fígado e o esvaziamento da vesícula biliar.
CORDIAL	Tem ação positiva sobre o coração e o estômago.
CORTISÔNICO OU COM EFEITO SIMILAR AO DA CORTISONA	Estimula a produção de cortisona pelas glândulas suprarrenais, para um efeito anti-inflamatório e imunoestimulante.
DEPURATIVO	Drena os emunctórios (fígado, vesícula biliar, intestinos, rins, pele e pulmões) e os humores (sangue, bile, linfa, urina).

AS PROPRIEDADES POTENCIAIS DE UM ÓLEO ESSENCIAL

DIAFORÉTICO	Estimula a transpiração cutânea.
DIURÉTICO	Estimula a produção ou eliminação da urina, facilitando assim a eliminação das toxinas produzidas pelo organismo.
EMENAGOGO	Facilita a descida da menstruação.
EMOLIENTE	Acalma o distender, relaxando os tecidos.
ESTIMULANTE	Estimula o organismo, em particular o sistema nervoso e as defesas imunológicas (imunoestimulante).
ESTOMÁQUICO	Promove o trabalho do estômago durante a digestão.
ESTROGÊNICO OU COM EFEITO SIMILAR AO DO ESTROGÊNIO	Tem ação hormonal comparável à dos estrogênios (hormônios femininos), na primeira parte do ciclo feminino (menstruação, depois fase de crescimento folicular). Estimula assim a ovulação ou facilita a descida da menstruação (emenagogo).
EXPECTORANTE	Libera o catarro e ajuda a eliminar o que bloqueia as vias respiratórias.
FORTIFICANTE	Repõe as energias e as reservas físicas.
GALACTÓGENO	Estimula a produção de leite.
HEMOSTÁTICO	Estanca sangramentos.
HEPÁTICO	Estimula as funções do fígado.
HIPOGLICEMIANTE	Abaixa as taxas de açúcar no sangue, para um efeito antidiabético.
HIPOLIPOMIANTE (E HIPOCOLESTE-ROLEMIANTE)	Faz baixar a taxa de ácidos graxos no sangue e o colesterol, com efeito protetor contra as doenças cardiovasculares.
IMUNOESTIMULANTE	Estimula as defesas imunológicas.
IMUNOMODULADOR	Modera a atividade do sistema imunológico, regularizando seu funcionamento.
LAXATIVO	Favorece o trânsito intestinal.
NEUROTÔNICO	Restaura o tônus do sistema nervoso.
PEITORAL	Acalma as inflamações das vias respiratórias.
PROGESTERÔNICO OU COM EFEITO SIMILAR AO DA PROGESTERONA	Tem ação hormonal sobre a segunda parte do ciclo feminino (fase lútea). Essa ação favorece a nidificação do óvulo fecundado (e portanto a fertilidade) e atenua os efeitos da tensão pré--menstrual (TPM).
REFRESCANTE	Abaixa a temperatura do corpo.
REPELENTE	Exerce ação repulsiva contra os insetos.
RESOLUTIVO	Elimina o inchaço, isto é, a acumulação de fluidos obstruindo uma parte do corpo.
SEDATIVO	Acalma manifestações patológicas (dor, ansiedade, insônia) ou modera o funcionamento de um órgão.
SUDORÍFICO	Estimula a sudorese, a excreção do suor pelas glândulas sudoríparas.
TÔNICO	Age como e estimulante geral do organismo.
UTEROTÔNICO	Estimula as contrações espontâneas do músculo uterino (miométrio).
VERMÍFUGO	Ajuda a eliminar vermes intestinais.
VULNERÁRIO	Favorece a cura de machucados, a cicatrização.

Os óleos essenciais geralmente apresentam as mesmas propriedades das plantas das quais são extraídos, mas isso nem sempre acontece. Os OE têm, às vezes, atributos que lhes são próprios, decorrentes de sua fórmula química e dos princípios ativos que os compõem.

QUAIS SÃO OS PRINCÍPIOS ATIVOS DOS ÓLEOS ESSENCIAIS?

Um óleo essencial contém um coquetel extremamente rico de moléculas orgânicas diversas (às vezes mais de quatrocentas), algumas em condição de traço (isto é, em pouquíssima quantidade), outras em concentrações importantes. Os diferentes princípios ativos são oriundos de várias famílias químicas distintas. As moléculas pertencentes a cada uma dessas famílias químicas – e um óleo essencial pode, é claro, conter várias simultaneamente – têm propriedades diferentes. Considerando sua possível potencialidade de ação, é indispensável conhecer bem as inúmeras propriedades antes de usar os óleos essenciais.

OS QUIMIOTIPOS

O óleo essencial de uma planta é definido legalmente por seu quimiotipo, isto é, seu "perfil químico" (simbolizado pela abreviatura "qt"). Uma mesma planta, uma mesma espécie botânica, pode produzir óleos essenciais com composição química sensivelmente diferente, mais precisamente um quimiotipo diferente, em função das suas condições de cultura ou de crescimento: composição e natureza do solo, orientação em relação ao sol, à quantidade de chuva, à temperatura etc. A esses quimiotipos correspondem propriedades diferentes e, consequentemente, usos diferentes.

O tomilho (*Thymus vulgaris*) é um bom exemplo. O quimiotipo timol (qt timol), generalista, é o mais abundante. O quimiotipo com carvacrol aparece quando o tomilho cresce em zonas de clima particularmente quente e seco, enquanto os quimiotipos tujanol-4 e alfa-terpineol são encontrados nas zonas mais úmidas, e o quimiotipo com geraniol nas zonas montanhosas, com clima mais severo.

Outro exemplo é o caso do alecrim, que tem três quimiotipos, ou ainda o da cânfora (*Cinnamomum camphora*), que produz óleos essenciais totalmente diferentes quando cultivada em Madagascar (ravintsara com 1,8 cineol) ou em Taiwan (ho wood com inalol).

AS GRANDES FAMÍLIAS DE PRINCÍPIOS ATIVOS

As plantas são verdadeiros laboratórios químicos. Elas sintetizam dezenas de milhares de compostos químicos úteis ao seu funcionamento ou à sobrevivência diante de agressões químicas ou agentes infecciosos. Ao extrair uma parte dessas moléculas, concentradas no óleo essencial, utilizamos suas propriedades para conseguir um ganho terapêutico.

• **Terpenos e terpenoides**
Os terpenos e seus derivados são as moléculas mais difundidas nos óleos essenciais, e conhecidos por suas inúmeras propriedades terapêuticas. São geralmente moléculas odorantes, cujos odores delicados se devem a seu caráter volátil.

Os **terpenos** propriamente ditos são moléculas orgânicas compostas apenas de carbono e hidrogênio, dispostos em

COMO RECONHECER O NOME?

Apesar da aparente complexidade do nome dos princípios ativos, na realidade as regras de nomenclatura são bem simples. Com um pouco de experiência, você pode aprender a identificar sem dificuldade a que família química eles pertencem – bem como suas propriedades – a partir do seu nome.

• Os TERPENOS têm geralmente um nome que termina em *-eno*, precedido do nome da planta (por exemplo, os pinenos são os terpenos encontrados na resina dos pinheiros (*Pinus*), os carotenos na cenoura etc.). Quando existem várias moléculas muito próximas, acrescenta-se uma letra do alfabeto grego para distingui-los uns dos outros: α para alfa (α-pineno); β para beta (β-caroteno, β-pineno, β-cariofileno etc.); δ para delta (δ-careno, δ-cadineno); γ para gama (γ-terpineno).

• Os ÁLCOOIS (fenóis e terpineóis) têm o nome terminado em *-ol*.
• Os terpenais e os outros ALDEÍDOS têm o nome terminado em *-al*.
• As terpenonas e as outras CETONAS terminam em *-ona*.
• Os ésteres terpênicos e os outros ÉSTERES têm sempre um nome formado assim: (*nome do ácido*)*-ato de* (*nome do álcool*)*-ila*; por exemplo, salicilato de metila (éster formado a partir do ácido salicílico e o metanol), acetato de linalila (formado a partir do ácido acético e do linalol) etc.
• Os ÓXIDOS têm geralmente o nome terminado em *-óxido*.
• Os FENÓIS METIL-ÉTER têm um nome que termina simplesmente por "metil-éter" (por exemplo, chavicol metil-éter, encontrado no OE do estragão).

---

ciclos ou em cadeias. São produzidos por inúmeras plantas, particularmente pelas coníferas (são um dos constituintes principais da resina e são a origem de suas propriedades medicinais). Distinguem-se, em função do número de átomos de carbono que possuem, em monoterpenos (10 carbonos), sesquiterpenos (15 carbonos), diterpenos (20 carbonos), triterpenos (30 carbonos) etc.

Sobre essas moléculas de base vêm frequentemente se inserir grupos de átomos (ou "radicais") carregando oxigênio: radicais álcoois–OH (fala-se então de *terpineóis*), aldeídos CHO (*terpenais*), cetonas C=O (*terpenonas*) etc. O conjunto forma uma grande família química, a dos **terpenoides**.

Os terpenoides são muito utilizados porque muitos deles são moléculas aromáticas: eles contribuem, por exemplo, para o perfume do eucalipto e para o gosto da canela e da hortelã. Além disso, conferem a inúmeras plantas suas propriedades medicinais, principalmente os efeitos antibacterianos.

Alguns terpenoides são pigmentos: os carotenoides, como o famoso betacaroteno, que dá sua cor alaranjada à cenoura, ou o licopeno, que confere cor vermelha ao tomate. São poderosos antioxidantes.

Por fim, observamos que os terpenoides não são uma exclusividade do mundo vegetal. Nos animais, e no homem em particular, moléculas tão comuns como o colesterol e os hormônios sexuais (testosteronas, estrogênios) são produzidas a partir de moléculas precursoras pertencentes à família dos terpenoides, que são próximas de suas equivalentes vegetais. Isso explica por que certos princípios ativos podem ter um efeito positivo sobre a libido, o ciclo menstrual e os problemas da menopausa.

Nas páginas seguintes, vamos tentar descrever as grandes famílias de princípios ativos que são encontrados nos óleos essenciais. Temos consciência de que a tarefa é árdua, porque muitas vezes se trata de moléculas que têm nomes complexos para quem não estudou química. Nosso objetivo é familiarizá-lo com esses nomes, de modo que possa "decifrar" a composição de um óleo essencial e reconhecer o perfil da sua ação, e portanto suas principais propriedades.

OS COMPOSTOS TERPÊNICOS: TERPENOS E TERPENOIDES

• Os monoterpenos

Família mais comum entre os óleos essenciais, os monoterpenos têm 10 átomos de carbono. São essencialmente **tônicos**.

Suas propriedades

Os terpenos são:
- **estimulantes das glândulas suprarrenais** (efeito cortisônico), benéficos em caso de fadiga, esgotamento, estresse físico ou psíquico;
- **antialérgicos**;
- **anti-infecciosos**, respeitando a flora intestinal;
- **antissépticos** das vias respiratórias;
- **anti-inflamatórios**, analgésicos percutâneos.

Em quais óleos essenciais?

Encontramos os terpenos nos resinosos: pinenos dos pinheiros (como *Pinus pinaster*, *Pinus sylvestris* etc.), δ-3-careno do cipreste (*Cupressus sempervirens*), terpenos do junípero (*Juniperus communis*). As plantas da família dos citrinos (*Rutaceae*), a exemplo do limão, da laranja e do grapefruit, contendo também terpenos como o limoneno.

Inconvenientes e contraindicações

Os monoterpenos podem ser irritantes a longo prazo para o sistema renal, portanto deve-se evitar seu uso interno. Alguns, como o limoneno, podem ser alergênicos.

• Os sesquiterpenos

Os sesquiterpenos têm 15 átomos de carbono.

Suas propriedades

Os sesquiterpenos são mais especificamente:
- **calmantes**, até mesmo hipotensores;
- **descongestionantes venosos** e linfáticos;
- **anti-inflamatórios**;
- **cicatrizantes**.

Em quais óleos essenciais?

Algumas de suas moléculas se encontram nos óleos essenciais mais conhecidos: o camazuleno do OE do milefólio azul (*Achillea millefolium*) e da camomila-dos-alemães (*Chamomilla recutita*) é hemostático e cicatrizante; o farneseno do OE de ylang-ylang (*Cananga odorata*) é calmante e hipotensor; o δ-cadineno do OE de cipreste (*Cupressus sempervirens*) é descongestionante venoso; o β-cariofileno é um anti-inflamatório potente, encontrado em inúmeros óleos essenciais, como os dos pinheiros (gênero *Pinus*) ou no bálsamo de copaíba (*Copaifera officinalis*).

• **Os monoterpineóis**

Os monoterpineóis são terpenoides. Têm um esqueleto de 10 átomos de carbono como os monoterpenos, mas possuem a mais um ou vários grupos de álcoois. Por isso, são chamados também "álcoois monoterpênicos".

Suas propriedades

A presença de grupos de álcoois lhes confere propriedades similares às dos fenóis (que são outra família de álcoois), mas são ao mesmo tempo menos potentes e mais suaves. Podem ser:

• **anti-infecciosos**: contra vírus, bactérias, fungos. Assim como os fenóis, eles respeitam a flora intestinal, o que não é o caso dos antibióticos, que destroem a flora intestinal, que precisa ser reconstruída depois de um tratamento antibiótico convencional;

• **imunoestimulantes**;

• **tonificantes**, estimulantes em geral;

• **reequilibrantes nervosos**, sedativos;

• **descongestionantes venosos** e linfáticos e estimulantes da microcirculação cutânea.

Em quais óleos essenciais?

O terpineno-1-ol-4 do tea tree (*Melaleuca alternifolia*) e o tujanol-4 do tomilho com tujanol (*Thymus vulgaris* com tujanol) e da manjerona (*Origanum majorana*) são imunoestimulantes; o linalol da lavanda (*Lavandula angustifolia*) e do pau-rosa (*Aniba rosaeodora*) e o geraniol do gerânio (*Pelargonium x asperum*) são sedativos e reequilibrantes.

• **Os sesquiterpineóis**

Os sesquiterpineóis são primos dos anteriores. São álcoois terpênicos que diferem dos monoterpineóis no número de átomos de carbono: 15 em vez de 10.

Suas propriedades

São antes de tudo tônicos venosos e linfáticos, mas alguns têm uma atividade estrogênica (imitam a ação dos hormônios femininos).

Em quais óleos essenciais?

O OE de niaouli (*Melaleuca quinquenervia*) contém viridiflorol (mimetizador de estrógeno, tônico venoso); o OE de cipreste (*Cupressus sempervirens*), cedrol (tônico venoso); o OE de cenoura (*Daucus carota*), carotol (estimula a regeneração das células do fígado).

Inconvenientes e contraindicações

Os sesquiterpineóis são contraindicados para mulheres grávidas e lactantes,

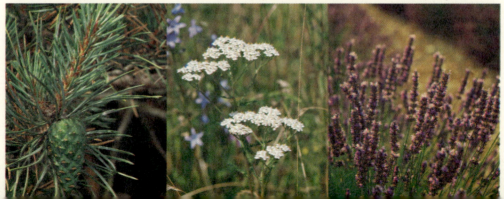

Pinheiro-silvestre
(*Pinus sylvestris*)

Milefólio azul
(*Achillea millefolium*)

Lavanda
(*Lavandula angustifolia*)

e desaconselhados em caso de hiperestrogenismo (produção excessiva de estrogênios) e de cânceres hormonodependentes. Isso se aplica em particular ao óleo essencial de cipreste, porque o óleo essencial de niaouli é, por sua vez, indicado para prevenir as queimaduras de radioterapia, mesmo em caso de câncer de mama.

- **Os terpenais**

São terpenoides, isto é, derivados de terpenos sobre os quais se fixam um ou vários grupos "aldeídos" (CHO). São chamados também de "aldeídos terpênicos".

Suas propriedades

Os aldeídos terpênicos são:
- **desestressantes, calmantes do sistema nervoso central**;
- **anti-inflamatórios**;
- **antioxidantes**;
- **estimulantes das secreções digestivas**;
- **antissépticos**, principalmente por via aérea;
- **litolíticos**, eficazes contra cálculos urinários e biliares (essência da raspa do limão [*Citrus limonum*]).

Em quais óleos essenciais?

Nesta família de terpenais, incluem-se os citrais (geranial, neral) que se encontram nos OE de citronelas (*Cymbopogon citratus*, *C. nardus* e *C. winterianus*). Eles são expectorantes, sedativos, antissépticos, anti-inflamatórios e antivirais. O citronelal, presente na essência de combava (*Citrus hystrix*), é antibacteriano, vermífugo e sedativo.

Inconvenientes e contraindicações

Os terpenais podem ser irritantes para a pele e as mucosas: é o caso da essência de limão (*Citrus limonum*), que é agressiva para a pele. Além disso, os óleos essenciais da raspa dos citrinos, ricos em terpenais (citrais, citronelal), geralmente são fotossensibilizantes: é preciso evitar completamente a exposição ao sol durante seu uso.

- **As terpenonas**

São terpenoides, isto é, derivados de terpenos sobre os quais se fixam um ou mais grupos de "cetonas" (CO). São chamadas também de "cetonas terpênicas". A cânfora, com cheiro tão fácil de reconhecer, é uma terpenona.

Suas propriedades

As terpenonas têm propriedades interessantes, principalmente no uso externo, puras ou em óleos de massagem:
- **imunoestimulantes**;
- **lipolíticas e desesclerosantes**; eficazes principalmente contra a celulite, a doença de Dupuytren etc.;
- **antiparasitárias**, antivirais;
- **mucolíticas**;

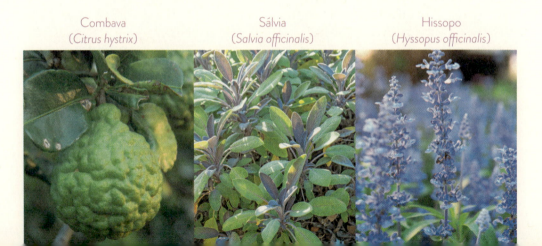

Combava
(*Citrus hystrix*)

Sálvia
(*Salvia officinalis*)

Hissopo
(*Hyssopus officinalis*)

- **vermífugas**;
- **cicatrizantes** e estimulantes da circulação (anti-hematomas): helicriso;
- **estimulantes do sistema nervoso central** em doses baixas, sedativas em doses mais elevadas (e, em excesso, neurotóxicas);
- **emenagogas** (fazem descer a menstruação);
- **colagogas e coleréticas** (ação positiva sobre as secreções biliares);
- **anti-inflamatórias**.

Em quais óleos essenciais?

São encontradas nos OE de sálvia (*Salvia officinalis*; tujona), tuia (*Thuya occidentalis*; tujona), hortelã-pimenta (*Mentha x piperita*; mentona), helicriso (*Helichrysum italicum*; β-dionas) e nos OE de alecrim (*Rosmarinus officinalis*): alecrim canforado (cânfora), alecrim com verbenona (verbenona).

Inconvenientes e contraindicações

As cetonas são moléculas potencialmente tóxicas, o que muitas vezes impede o uso interno (vias oral, anal e vaginal) dos óleos essenciais contidos nelas: são abortivas e neurotóxicas em doses altas e proibidas para mulheres grávidas e lactantes, bebês e crianças pequenas. Entretanto, nem todas são tóxicas, sendo a tujona a que particularmente causa problemas (encontrada nos OE da sálvia e da tuia, o que explica a proibição de venda livre desses dois óleos essenciais). Embora menos tóxica, a cânfora pode ser epileptogênica e neurotóxica. A verbenona do alecrim não apresenta toxicidade real.

• Os óxidos terpênicos

São também terpenoides. Encontradas correntemente nos óleos essenciais, estas moléculas aromáticas são interessantes por tratarem de problemas relacionados ao trato respiratório. O óxido terpênico mais conhecido é o "eucaliptol", ao qual o eucalipto deve sua reputação.

Suas propriedades

Os óxidos terpênicos são principalmente:
- **descongestionantes**, fortemente mucolíticos, expectorantes;
- **antiparasitários**, antifúngicos;
- **estimulantes do estômago** e do intestino;
- **anti-infecciosos**, antivirais;
- **imunomodulantes**.

Em quais óleos essenciais?
- O 1,8 cineol ou eucaliptol (expectorante, colerético e antiespasmódico) está presente nos OE de determinados eucaliptos (*Eucalyptus globulus, E. radiata*), de ravintsara (*Cinnamomum camphora*), niaouli (*Melaleuca quinquenervia*), mandravasarotra ou saro (*Cinnamosma fragrans*) e cajepute (*Melaleuca cajuputi*).
- O linalol óxido (antiasmático) se encontra no OE de hissopo (*Hyssopus officinalis* ou *H. decumbens*), que não tem venda livre.
- O piperitonóxido (antiparasitário, antiviral e anti-inflamatório), no OE de hortelã-silvestre (*Mentha longifolia*).

Inconvenientes e contraindicações

Puros, os OE com forte teor de 1,8 cineol (por exemplo, *Eucalyptus globulus*) são contraindicados em caso de asma e de brônquios congestionados, principalmente em crianças pequenas, pelo risco de convulsões. Por isso, é preferível o OE de *Eucalyptus radiata*, menos carregado de 1,8 cineol.

• As lactonas

Chamadas antigamente de "princípios amargos", estas moléculas derivadas de sesquiterpenos (terpenos com 15 carbonos) têm uma função particular chamada "lactona". As raízes de dente-de-leão (*Taraxacum dens leonis*) e de chicória (*Cichorium intybus*) e a folha de alcachofra (*Cynara scolymus*) devem seu amargor a essas moléculas. Apresentam propriedades aperitivas e depurativas, estimulantes do fígado e do aparelho digestivo.

Suas propriedades

As lactonas sesquiterpênicas são dotadas de propriedades:
• **anti-inflamatórias** (alfa-bisabolona);
• **antibacterianas**, antitússicas, altamente mucolíticas e expectorantes (helenina);
• **colagogas, coleréticas**, estimulantes do fígado;
• **antiparasitárias**, antifúngicas, antipalúdicas (artemisina);
• **antienxaquecas**, calmantes das dores pré-menstruais (partenolídeo).

Em quais óleos essenciais?

As lactonas sesquiterpênicas estão presentes muitas vezes nas plantas da família das asteráceas: a helenina vem do helênio (*Inula helenium*), a alantolactona, da ínula (*Inula graveolens*), a artemisina, da artemísia (*Artemisia annua*), a alfa-bisabolona, da camomila-dos-alemães (*Matricaria recutita*) e o partenolídeo, do tanaceto (*Tanacetum parthenium*).

Inconvenientes e contraindicações

As lactonas sesquiterpênicas podem ser alergênicas em caso de contato com a pele e provocar dermatites de contato.

OS COMPOSTOS FENÓLICOS

Eles reúnem um grande conjunto de compostos químicos oriundos das plantas cuja característica comum é carregar, no mínimo, uma unidade química aromática chamada "fenol".

• **Os fenóis**

Contidos sobretudo nas plantas aromáticas como o tomilho (*Thymus vulgaris*), a segurelha (*Satureja montana*) e o orégano (*Origanum vulgare*), os fenóis são móleculas que têm um radical – OH sobre um núcleo químico aromático –, o que lhes confere uma potência particular e requer um manejo delicado.

Suas propriedades

Os fenóis são principalmente antissépticos e anti-infecciosos, sendo também:
• **imunoestimulantes**;
• **anti-inflamatórios** (o eugenol do cravo [*Syzygium aromaticum*]);
• **antiespasmódicos**.

Em quais óleos essenciais?

Os fenóis encontrados mais frequentemente nas plantas com óleos essenciais são:
• o timol, presente nos OE de tomilho (*Thymus vulgaris*) e ajowan (*Trachyspermum ammi*).
• o carvacrol, nos OE de tomilho (*Thymus vulgaris*), segurelha (*Satureja montana*), serpilho (*Thymus serpyllum*), orégano compacto (*Origanum compactum*) e orégano espanhol (*Corydothymus capitatus*).
• o eugenol do cravo (*Syzygium aromaticum*) e das folhas da canela-do-ceilão (*Cinnamomum zeylanicum*).

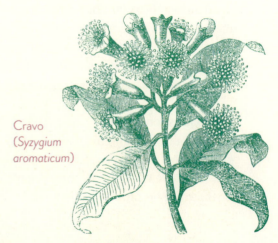

Cravo
(*Syzygium aromaticum*)

Inconvenientes e contraindicações

Os fenóis provocam queimaduras em aplicações externas. O timol e o carvacrol são particularmente potentes, mas agressivos para a pele, e devem ser empregados com cautela. Seu uso é proibido para mulheres grávidas, lactantes, bebês e crianças pequenas. Em doses altas, podem ser também extremamente tóxicos para o fígado e hipertensos. Sua utilização não deve ultrapassar sete dias. É útil associar sua ingestão ao óleo essencial de tomilho (*Thymus vulgaris*) com tujanol ou ao de alecrim (*Rosmarinus officinalis*) com verbenona, ou com plantas que protegem o fígado: *Desmodium adscendens* (*Chrysanthellum indicum*) e cardo-mariano (*Silybum marianum*).

OS FENÓIS METIL-ÉTERES

São moléculas aromáticas aparentadas com os fenóis. Têm notáveis propriedades analgésicas e antiespasmódicas.

Suas propriedades

Os fenóis metil-éteres são dotados de efeitos:
- **antiespasmódicos** no plano intestinal e uterino;
- **tonificantes** em doses baixas;
- **antialérgicos** (estragol do estragão [*Artemisia dracunculus*]);
- **anti-inflamatórios**;
- **anti-infecciosos** (antibacterianos, antivirais);
- **emenagogos e galactógenos**: fazem descer a menstruação e estimulam a produção de leite (trans-anetol do anis [*Pimpinella anisum*] e do funcho [*Foeniculum vulgaris*]).

Em quais óleos essenciais?

Os óleos essenciais de plantas condimentares como o estragão (*Artemisia dracunculus*) e o manjericão (*Ocimum basilicum*) são ricos em estragol (chamado também de chavicol metil-éter).

Inconvenientes e contraindicações

Em doses altas, os fenóis metil-éteres são neurotóxicos e hipnóticos. Além disso, é preciso evitar conservar os OE com trans-anetol (OE de funcho ou do anis) por mais de um ano, porque o trans-anetol se transforma pouco a pouco em cis-anetol e se torna tóxico.

OS ÉTERES-ÓXIDOS

São moléculas oriundas dos fenóis metil-éteres.

Suas propriedades

Os éteres conferem aos OE que os contêm os seguintes efeitos:
- **tônicos**;
- **analgésicos**, antiespasmódicos em uso externo;
- **anti-infecciosos** como os fenóis metil-éteres;
- **antiparasitários**;
- **estimulantes digestivos**.

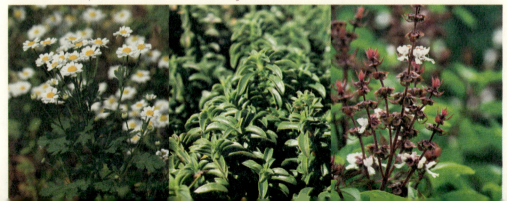

Tanaceto
(*Tanacetum parthenium*)

Segurelha
(*Satureja montana*)

Manjericão
(*Ocimum basilicum*)

Em quais óleos essenciais?

Os éteres-óxidos mais importantes encontrados nas plantas com óleos essenciais são:

• O safrol, nos OE de sassafrás (*Sassafras albidum*), ravintsara (*Cinnamomum camphora*), noz-moscada (*Myristica fragrans*) e manjericão (*Ocimum basilicum*).
• A miristicina, nos OE de salsa-crespa (*Petroselinum crispum*), pastinaca (*Pastinaca sativa*) e noz-moscada (*Myristica fragrans*).
• O apiol, nos OE de salsa e perrexil (*Crithmum maritimum*).

Inconvenientes e contraindicações

A miristicina é neurotóxica e epileptogênica em doses altas. Apresenta também efeitos estupefacientes em doses altas. O safrol, extraído do OE da raiz de sassafrás, não tem os mesmos efeitos, mas é utilizado como precursor para a síntese de anfetaminas com efeito psicotrópico como o ecstasy, evidentemente proibidas e perigosas.

OS ALDEÍDOS AROMÁTICOS

Os aldeídos aromáticos são moléculas que têm um radical aldeído (CHO) como os aldeídos terpênicos, mas são derivados de fenóis e não de terpenos. Isso confere a eles propriedades mais específicas, mais potentes e mais próximas daquelas dos fenóis.

Suas propriedades

Os aldeídos aromáticos podem ser:
• **tonificantes**, imunoestimulantes;
• **antidepressivos** e sedativos do sistema nervoso central, antiespasmódicos;
• **afrodisíacos**;
• **antissépticos potentes** (antivirais e antiparasitários).

Em quais óleos essenciais?

É principalmente o OE extraído da casca de canela (*Cinnamomum zeylanicum*) que os contém. O cinamaldeído é um dos mais potentes anti-infecciosos vegetais.

Inconvenientes e contraindicações

Atenção: essas moléculas são OE que provocam queimaduras quando utilizadas puras na pele.

CUMARINAS E FUROCUMARINAS

São também derivados fenólicos. As cumarinas mais comuns são a cumarina propriamente dita, com cheiro característico de feno cortado, o fraxósido, o esculósido e a umbeliferona; entre as furocumarinas, estão o bergapteno e o psoraleno.

Suas propriedades

As cumarinas são moléculas com efeitos:
• **fluidificantes do sangue**;
• **antiagregantes plaquetários**;
• **anti-inflamatórios** no plano venoso;
• **tônicos das veias** e dos vasos linfáticos;

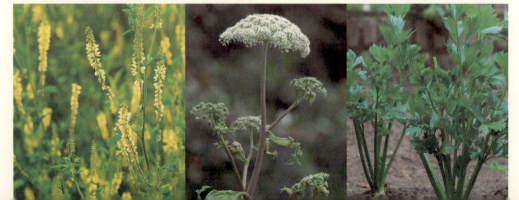

Trevo-cheiroso
(*Mélilotus officinalis*)

Heráclio-do-cáucaso
(*Heracleum mantegazzianum*)

Aipo
(*Apium graveolens*)

- **antiedematosos**;
- alguns atuam como **reguladores dos açúcares**;
- por fim, têm sido feitas pesquisas de uma eventual **ação anticancerígena**.

Em quais óleos essenciais?

Inúmeros vegetais contêm cumarinas, mas elas são encontradas principalmente nas famílias das apiáceas (ex-umbelíferas), sobretudo na khella (*Ammi visnaga*) e na angélica (*Angelica archangelica*), das rutáceas (os citrinos do gênero *Citrus*) e das asteráceas, como a pilosela (*Hieracium pilosella*). Entre as plantas com cumarinas pertencentes a outras famílias botânicas, podemos citar o trevo-cheiroso (*Melilotus officinalis*), o castanheiro-da-índia (*Aesculus hippocastanum*), a aspérula odorífera (*Gallium odoratum*) e, claro, a fava-de-tonca (contida no fruto da *Dipteryx odorata*), que deu seu nome a essa molécula (*cumaru*).

Inconvenientes e contraindicações

O trevo-cheiroso deve ser bem seco para evitar a formação de dicumarol, que é anticoagulante, podendo interagir com medicamentos da mesma classe.

As furocumarinas

Essas moléculas, próximas das cumarinas, das quais derivam, estão presentes em particular no aipo (*Apium graveolens*) e no heracleo-do-cáucaso (*Heracleum mantegazzianum*), e também, em concentração menos forte, nas raspas de citrinos (principalmente a bergamota), na salsa e no endro. É preciso evitar a exposição ao sol depois de sua absorção ou aplicação na pele, porque são altamente fotossensibilizantes.

Esse efeito fotossensibilizante, por outro lado, é benéfico em doenças de pele como psoríase e vitiligo, para aumentar a eficácia dos tratamentos com raios UVA (PUVA-terapia).

AS FTALIDAS

Esses princípios ativos são compostos complexos aparentados com as cumarinas.

Suas propriedades

As ftalidas têm as seguintes propriedades:
- **antioxidantes**;
- **anti-infecciosas**, antiparasitárias;
- **tonificantes ou calmantes** (antiestresse e anti-hipertensivas), de acordo com a dose (ftalidas do aipo);
- **desintoxicantes**: favorecem a drenagem pelo fígado, rins e pele;
- **estomáquicas** em doses baixas; favorecem a digestão;
- **lipolíticas** (anticelulite) **e béquicas** (contra a tosse) em dosagem alta.

Em quais óleos essenciais?

São encontradas nos OE de aipo (*Apium graveolens*), levístico (*Levisticum officinalis*), endro (*Anethum graveolens*) e opopânax (*Opoponax chironium*). As ftalidas estão contidas frequentemente nas raízes.

OS ÁCIDOS ORGÂNICOS

Os ácidos são compostos orgânicos com radical ácido (COOH). Alguns ácidos são moléculas lineares (ácido acético ou ácido cítrico, por exemplo), outros mais complexos são chamados de "aromáticos": são os ácidos fenólicos (classificados também nos compostos fenólicos). O ácido benzoico (encontrado no benjoim), o ácido rosmarínico (no alecrim e na sálvia) e o ácido cinâmico (presente na canela e no benjoim) são alguns exemplos.

Suas propriedades

Os ácidos são dotados de propriedades:
- **anti-inflamatórias**;
- **cicatrizantes**;
- **anti-infecciosas** (principalmente das vias respiratórias, sobretudo os

ácidos aromáticos contidos nas resinas, misturados com ésteres).

Em quais óleos essenciais?
Os ácidos aromáticos estão presentes nos OE obtidos a partir de resinas das árvores que fornecem bálsamos. O bálsamo-do--peru (*Myroxylon balsamum*) é utilizado localmente contra queimaduras, úlceras e feridas. O bálsamo-de-tolu (*Myroxylon toluiferum*) é excelente contra a tosse e as infecções brônquicas. O benjoim (*Styrax benzoe*) contém os ácidos benzoico e cinâmico. É um bom cicatrizante, utilizado também para tratar rachaduras de seio e psoríase.

Inconvenientes e contraindicações
O bálsamo-do-peru pode ser alergênico.

OS ÉSTERES

Os ésteres são formados pela reação de um ácido sobre um álcool. Por exemplo, o ácido salicílico (princípio ativo da aspirina) apresenta-se nas plantas que o contêm (salgueiro, rainha-dos-prados) sob a forma de um éster chamado salicilato de metila, responsável, por outro lado, pelo odor forte e característico da essência de gaulthéria ou wintergreen. Os ésteres são muitas vezes moléculas muito voláteis com odor forte e apreciadas em perfumaria (essência de lavanda, de gerânio).

Suas propriedades
Os ésteres têm também propriedades terapêuticas muito interessantes. Eles podem ser:

• **antiespasmódicos**: são úteis em caso de contraturas e espasmos musculares;

• **poderosamente anti-inflamatórios**, até mais que os aldeídos, principalmente em hematomas, reumatismos, artrose;

• **reequilibrantes nervosos** e calmantes.

Em quais óleos essenciais?
O acetato de linalila (derivado do álcool linalol), reequilibrante nervoso e regulador cardíaco, está presente nos óleos essenciais de lavanda (*Lavandula angustifolia*), lavandin (*Lavandula x burnatii*), bergamota (*Citrus bergamia*) e petitgrain de laranja-amarga (*Citrus aurantium*). O salicilato de metila das gaulthérias (*Gaultheria procumbens* e *G. fragrantissima*) e do helicriso (*Helichrysum italicum*) é anti-inflamatório. O formiato de geranil do gerânio (*Pelargonium x asperum*) é antiespasmódico. Entre os OE ricos em ésteres, inclui-se também o ylang-ylang (*Cananga odorata*).

Inconvenientes e contraindicações
O salicilato de metila é totalmente vedado para pessoas alérgicas aos derivados da aspirina.

ONDE SÃO PRODUZIDOS OS ÓLEOS ESSENCIAIS?

Os primeiros óleos essenciais da história foram destilados certamente no mundo árabe-persa. Tratava-se em especial de plantas aromáticas como a lavanda, o alecrim e a sálvia.

Na sequência, os países produtores desses óleos essenciais foram os mediterrâneos, e foi pelo desenvolvimento da perfumaria, a partir da França e da Itália principalmente, que os óleos essenciais e as águas florais ficaram conhecidos em toda a Europa.

No século xx, o desenvolvimento da aromaterapia como ciência permitiu a destilação de plantas com essências do mundo inteiro. Cada continente oferece uma variedade incrível de óleos essenciais com propriedades excepcionais.

OS MAIORES PRODUTORES DE ÓLEOS ESSENCIAIS

As principais regiões de produção atualmente são as seguintes:
- Países mediterrâneos (França, Itália, Espanha, Marrocos e Egito, principalmente);
- Ásia: Índia, China, Vietnã;
- Américas do Norte e Central: México, Costa Rica;
- América do Sul: Peru, Brasil (Amazônia);
- Oceania: Austrália e Tasmânia, Nova Zelândia, Nova Caledônia;
- África do Sul;
- Madagascar, Comores.

A produção, para a perfumaria, do óleo essencial de rosa-damascena, o mais exclusivo de todos, é privilégio de alguns países que fizeram dele uma especialidade (Irã, Turquia, China, Índia, Bulgária). Em inúmeros outros países, principalmente no oceano Índico (Maiote, Ilhas Maurício) e no Pacífico, encontram-se pequenas destilarias tradicionais, cuja produção é mais sigilosa.

• Madagascar e Austrália: um potencial excepcional

Nesta lista, Madagascar e Austrália (com a Tasmânia) são, sem dúvida, as zonas geográficas que apresentam a maior diversidade botânica e óleos essenciais dignos de nota. Destacam-se os OE de ravintsara (*Cinnamomum camphora* qt 1,8 cineol) e de mandravasarotra ou saro (*Cinnamosma fragrans*) em Madagascar, e os OE de tea tree (*Melaleuca alternifolia*), fragônia (*Agonis fragrans*) e kunzea (*Kunzea ambigua*) na Austrália e na Tasmânia.

Nos últimos anos, novos óleos essenciais chegaram ao mercado oriundos dessas duas regiões, e provavelmente logo virão da Amazônia. Muitos pesquisadores, que poderíamos qualificar como verdadeiros "caçadores de óleos essenciais", percorrem o mundo à procura de novas essências e novos quimiotipos.

• Para uma gestão durável desse recurso

Levando em conta o benefício dessas moléculas para a saúde, é da máxima importância que tais recursos sejam preservados do desmatamento que arrasa superfícies consideráveis da América do Sul, da Ásia e de Madagascar e da cobiça de uma porção de grandes empresas que exploram as riquezas do planeta em proveito próprio. A destruição irreversível de tais riquezas para desenvolver a monocultura do dendezeiro e fornecer óleo de palma para a indústria cosmética ou alimentar, ou a cultura de soja em grande escala para alimentar o gado dos países do Norte, é uma situação lamentável.

Infelizmente, só podemos nos afligir com a inércia dos responsáveis pelas decisões políticas, pelo fracasso das conferências internacionais, pela ausência de um questionamento profundo de nosso modo de vida e pela vaidade das grandes frases que jamais são acompanhadas de algum efeito. A casa pega fogo mais que nunca, para parafrasear Jacques Chirac em seu discurso feito em setembro de 2002, em Johannesburgo, durante a Cúpula Mundial sobre Desenvolvimento Sustentável ("Nossa casa pega fogo e nós olhamos para o outro lado").

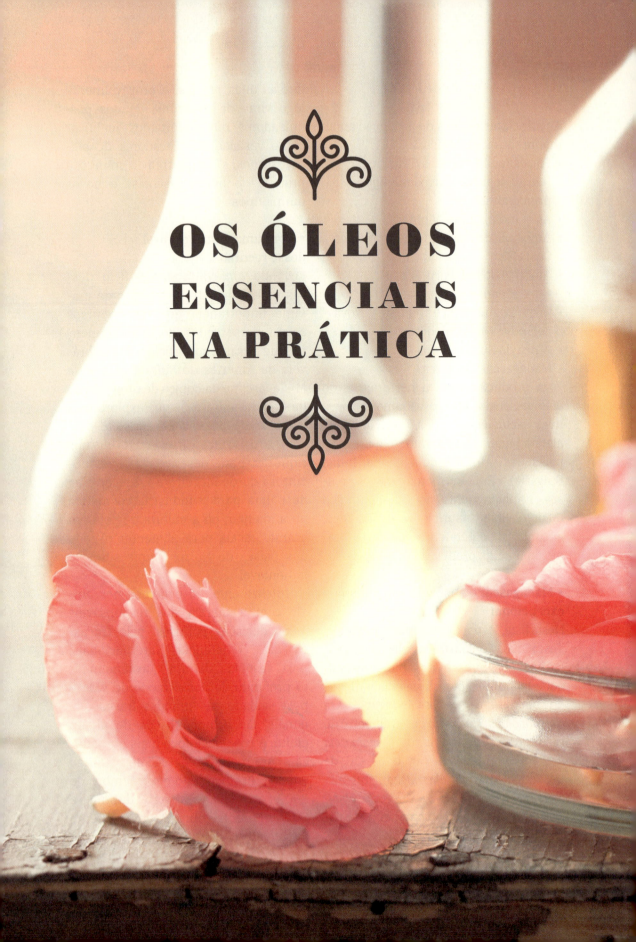

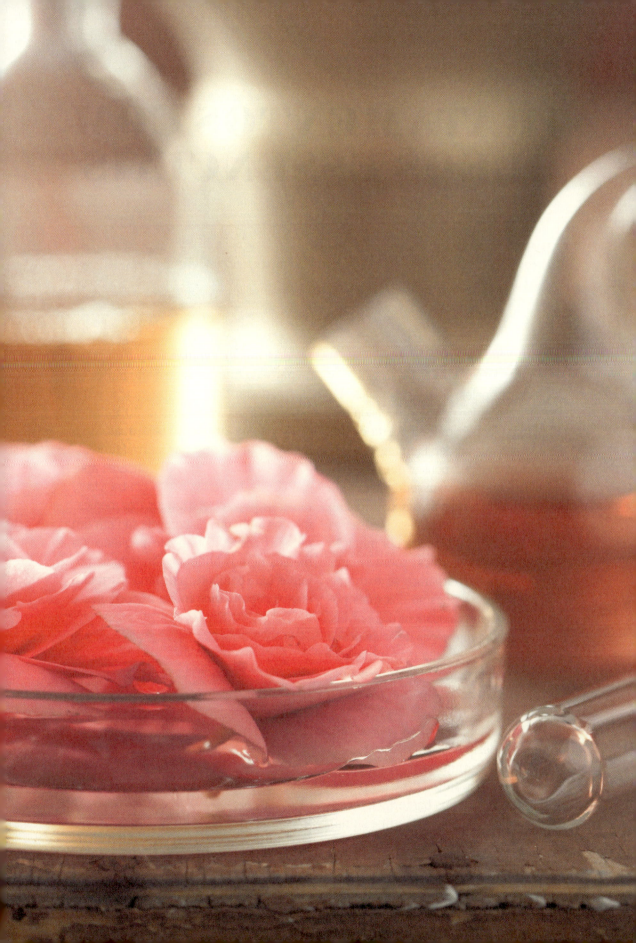

TRATAMENTOS COM ÓLEOS ESSENCIAIS

Com a condição de que se tomem certas precauções, principalmente para os preparados destinados a uso interno, os óleos essenciais são fáceis de usar. Nestas páginas, você vai saber como preparar alguns de seus remédios. Não hesite, entretanto, em pedir conselhos a um especialista.

POR QUE SE TRATAR COM ÓLEOS ESSENCIAIS?

O interesse pelos óleos essenciais no campo terapêutico é real. A chegada dos antibióticos, depois da descoberta da penicilina por Alexander Fleming (prêmio Nobel de 1945), fez pensar que as doenças infecciosas poderiam ser rapidamente erradicadas. Nos dias atuais, o otimismo diminuiu. Desenvolveram-se inúmeras resistências aos antibióticos: por mutação genética, alguns germes sobreviventes a um tratamento tornaram-se extremamente resistentes, mesmo aos mais potentes tratamentos alopáticos disponíveis. Existem atualmente cepas de estafilococo dourado ou de colibacilo (*Escherichia coli*) de uma virulência incomum, que ocuparam os noticiários sem, todavia, até agora, gerar uma verdadeira epidemia.

Muitos falsos alertas sanitários, por outro lado, desencadearam verdadeiras psicoses, e surgiram campanhas de vacinação *a priori* inúteis. Mas o risco existe, o de uma epidemia bacteriana ou sobretudo viral (gripe aviária, gripe suína), cujo caráter contagioso, favorecido pela globalização (viagens internacionais), poderia causar a contaminação de grande parte da humanidade e alto índice de mortalidade. Vale lembrar que a gripe espanhola de 1919 causou 20 milhões de mortes na Europa, ou seja, duas vezes mais do que a Primeira Guerra Mundial.

Os antibióticos (que são eficazes apenas contra bactérias e não contra vírus) mostram hoje os seus limites, e os medicamentos antivirais disponíveis são em um número assustadoramente pequeno. Os medicamentos antiparasitários mais potentes para combater a malária acarretam efeitos secundários muito importantes e

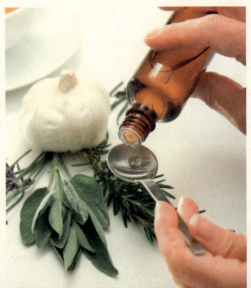

A aromaterapia oferece um complemento muito útil aos tratamentos convencionais.

têm um custo nada desprezível, o que não os torna acessíveis às populações interessadas, isto é, aos habitantes dos países emergentes da África negra em particular. Apesar de os óleos essenciais poderem ter, eles também, um custo elevado, inúmeros deles são acessíveis, apresentando notáveis propriedades anti-infecciosas, principalmente antivirais e antiparasitárias: mencionamos mais uma vez o tea tree (*Melaleuca alternifolia*) e a ravintsara (*Cinnamomum camphora* qt cineol).

Os óleos essenciais oferecem muitas vantagens. Em primeiro lugar, **eles respeitam a flora endógena** (dita saprófita): não destroem os germes que vivem em simbiose com nossa mucosa intestinal. **Eles não acarretam o desenvolvimento de resistências** porque sua composição química é muito mais complexa do que a dos antibióticos e antivirais da medicina convencional. Em seguida a uma mutação eventual, um vírus ou uma bactéria adquirem uma sólida resistência diante de um princípio ativo único. Por outro lado, é impossível para esses microrganismos resistir a um coquetel de moléculas aparentadas mas diferentes, dotadas de propriedades similares ou complementares, que eles não conseguem neutralizar.

Bem utilizados, com a condição de que sejam testados e escolhidos de antemão aqueles que terão maior eficácia (realização de um aromatograma), os óleos essenciais são muitas vezes notavelmente eficientes na eliminação de uma infecção bacteriana, viral ou fúngica (micose).

Os óleos essenciais podem ser também **complementares de tratamentos convencionais**, sem interferir de nenhum modo com eles. A difusão atmosférica de óleos essenciais foi experimentada algumas vezes com sucesso no setor hospitalar e em consultórios médicos, seja para relaxar os pacientes, seja para desinfetar o ar do ambiente.

Além disso, os óleos essenciais diluídos podem ser empregados no tratamento de culturas contra parasitas (fungos, vermes, lagartas etc.). Trata-se, nem mais nem menos, de encontrar sua função original dentro das plantas aromáticas, o que consiste em criar uma barreira química de proteção contra as pragas. Os óleos essenciais oferecem uma vantagem a mais em relação aos pesticidas, ao repelir os insetos sem os matar. Ainda precisam ser feitas inúmeras pesquisas nesse campo.

PRECAUÇÕES A TOMAR

O uso interno dos óleos essenciais só pode ser indicado legalmente por médicos (ou farmacêuticos) habilitados, isto é, que sejam formados na área (aromaterapeutas). Tendo em conta a forte concentração de princípios ativos dos óleos essenciais e a potência de sua ação, eles devem ser utilizados com muito mais cuidado do que a planta inteira (em infusão, tintura ou cápsula). É indispensável o bom conhecimento de sua composição e suas propriedades.

Em casos de uso externo, um naturopata formado no uso de óleos essenciais pode ser chamado aromatólogo e dará

IMPORTANTE

É preciso não se esquecer de que o uso interno apresenta sempre risco. Seja prudente e, em caso de dúvida, peça sempre orientação a um aromaterapeuta ou um aromatólogo.

também uma boa orientação. Assim, recomendamos a consulta com um aromaterapeuta ou um aromatólogo experiente.

O uso dos óleos essenciais por via interna é proibido para mulheres grávidas, lactantes, bebês e crianças menores de 7 anos. Mulheres grávidas e lactantes devem ser prudentes também com a utilização dos óleos essenciais por via externa, particularmente com os que contêm cetonas, que elas devem evitar sempre. Já a utilização de hidrossóis ou de águas florais não apresenta nenhuma contraindicação importante, mesmo para crianças pequenas.

Quando o uso interno é prescrito pelo médico aromaterapeuta, **é preciso não ultrapassar a posologia de 1 a 2 gotas, 3 vezes por dia, para um adulto**, sobre um suporte (mel, óleo, pasta de amêndoa, miolo de pão, cápsula neutra etc.), **e de 1 a 2 gotas por dia, apenas para crianças com mais de 7 anos**. Os óleos essenciais com fenóis só são usados internamente numa diluição a 10%, por exemplo, e por não mais do que 7 dias seguidos.

Os óleos essenciais **nunca devem ser aplicados puros sobre as mucosas** (nasal, vaginal, retal) e **jamais aplicados nos olhos**. Em caso de acidente, lave o olho imediatamente com óleo vegetal (azeite), depois enxágue com água. Em caso de ingestão acidental, beba imediatamente várias colheres de sopa de óleo vegetal e entre em contato com a unidade antienvenenamento mais próxima. Consulte rapidamente um médico.

Depois de ter tocado um óleo essencial com os dedos, lave-os bem com sabão, para evitar o menor contato acidental posterior, principalmente com os olhos.

PREPARAÇÃO DE UM REMÉDIO NATURAL À BASE DE ÓLEOS ESSENCIAIS

Uma mistura de óleos essenciais pode ser preparada e absorvida de diferentes formas, respeitando-se as precauções resumidas anteriormente.

PREPARADOS PARA USO EXTERNO, SOBRE A PELE

A aplicação na pele permite a absorção pela rede capilar, evitando a barreira do fígado e estimulando a microcirculação cutânea de acordo com os óleos essenciais empregados.

- **DILUÍDO EM ÓLEO VEGETAL** (de amêndoa doce, caroço de damasco etc.), para uma aplicação na pele, eventualmente em massagem.
– OE diluído a 20% para o corpo (exceto para óleos essenciais dermoagressivos,

CONSULTE UM AROMATERAPEUTA OU UM AROMATÓLOGO

De maneira geral, é recomendável procurar terapeutas habilitados, sérios e reconhecidos, para evitar qualquer uso impróprio dos óleos essenciais. O ideal é consultar um médico aromaterapeuta. Antes de mais nada, ele poderá estabelecer ou confirmar um diagnóstico. Em seguida, seu conhecimento da aromaterapia vai permitir que você mande preparar sua receita em uma farmácia especializada.

É possível também consultar naturopatas aromatólogos que têm formação séria em aromaterapia e que poderão orientá-lo, mas apenas no que se refere ao uso externo dos óleos essenciais.

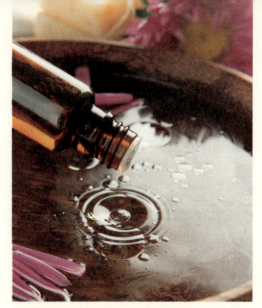

Não despeje óleos essenciais puros na água do banho; eles flutuam na superfície e irritam a pele.

como orégano, tomilho, canela etc., diluídos a 10%, no máximo).
– OE diluído a 5% para o rosto, evitando o contorno dos olhos.
– OE apenas em proporção de 30% para uma ação profunda sobre a circulação ou contra celulite.
– Para as mucosas, a proporção de OE (obrigatoriamente não agressivos) deve ser de 3%, no máximo.

• **NO BANHO**, graças a uma base emulsionante, um gel para banho neutro, encontrado em lojas especializadas. Pingue 30 gotas em um recipiente de base neutra para adulto, misture e derrame a mistura sob o jato da torneira. Para uma criança maior de 3 anos, pingue 10 gotas de um óleo essencial pouco agressivo em um recipiente de base neutra. **Sobretudo, não derrame óleos essenciais puros na água do banho, eles flutuam e irritam a pele** (principalmente o de tomilho, canela, orégano e segurelha, todos muito agressivos para a pele).

DIFERENTES PREPARADOS PARA USO INTERNO

• **POR VIA ORAL**: **prepare uma emulsão de OE diluído a 10% em um** dispersante hidrolipídico (*ver o quadro sobre os dispersantes na p. 44*). Esse preparado pode ser absorvido na dosagem de 10 gotas, 3 vezes por dia. Não tome por mais de 7 dias seguidos, principalmente quando os óleos essenciais contiverem fenóis (tomilho, segurelha e orégano, por exemplo), princípios ativos agressivos para o fígado. Sob a orientação de um aromaterapeuta, e com óleos essenciais mais suaves, uma cura de 20 dias poderá ser programada e retomada depois de uma semana de pausa.

• **POR VIA ORAL**: **tome 1 a 2 gotas de OE, 3 vezes por dia, durante 7 dias, em cápsula neutra**, por exemplo, de carvão ativado ou de acerola, encontrada em lojas especializadas ou farmácias. O açúcar é **desaconselhável**, mas pode-se usar uma bolinha de arroz ou de pão.

• **POR VIA ORAL**: **mande preparar cápsulas gastrorresistentes contendo cerca de 100 mg de óleos essenciais**. Elas são preparadas em farmácias. A posologia é geralmente de 2 cápsulas por dia, durante 7 dias, e são prescritas por médico aromaterapeuta, para adultos.

IMPORTANTE

Para a via oftálmica, nunca use óleo essencial, mesmo diluído. Para os olhos, somente podem ser empregadas águas florais.

- **POR VIA VAGINAL: mande preparar óvulos de 1 g, contendo 50 mg de óleos essenciais**, ou óvulos de 4 g, contendo até 300 mg de óleos essenciais. A posologia geralmente é de 2 óvulos por dia, durante 7 dias. São feitos em farmácias e prescritos por médico aromaterapeuta.

- **POR VIA ANAL: mande preparar supositórios de 3 g, contendo até 300 mg de óleos essenciais**, para adultos. Os supositórios são dosados com 150 mg, no máximo, para crianças com mais de 7 anos, 100 mg entre 3 e 7 anos, 75 mg para bebês de 12 a 30 meses e 50 mg para bebês de menos de 12 meses. São preparados em farmácias e prescritos por médico aromaterapeuta. A posologia é geralmente de 2 a 3 supositórios por dia, durante 7 dias.

- **POR VIA NASAL: dilua óleos essenciais pouco agressivos a 1%, no máximo, em óleo vegetal** de caroço de damasco (*Prunus armeniaca*) ou de macadâmia (*Macadamia integrifolia*). Instile 2 gotas, 2 vezes ao dia, em cada narina.

- **POR VIA AURICULAR** (no conduto auditivo): **dilua óleos essenciais pouco agressivos a 3%, no máximo, em óleo vegetal** de caroço de damasco (*Prunus armeniaca*) ou de macadâmia (*Macadamia integrifolia*). Instile 2 gotas, 3 vezes ao dia.

- **EM INALAÇÃO OU DIFUSÃO**: os **difusores elétricos** são preferíveis aos queimadores com pavio, que esquentam muito pouco e consomem os óleos essenciais pelo calor, o que torna tóxica a sua difusão. É preciso evitar óleos essenciais agressivos (tomilho, segurelha, orégano, canela) em quarto de criança. Pingue 3 gotas para cerca de 2 horas de difusão. Para inalação, pingue 5 gotas de óleo essencial pouco agressivo em água fervente.

OS ÓLEOS VEGETAIS

Os óleos vegetais não devem ser confundidos com os óleos essenciais. Eles não evaporam, têm pouco ou nenhum odor e deixam vestígios de gordura em tecidos ou em papel. São misturas de lipídios líquidos em temperatura ambiente, extraídos por pressão a partir de um produto vegetal oleaginoso (sementes, frutas, caroços etc.). Alguns óleos (hipérico, calêndula) são macerados oleosos de flores (ao longo da maceração, as substâncias lipossolúveis presentes nas flores evoluem para solução em óleo vegetal).

Os óleos vegetais utilizados em cosméticos constituem uma base de diluição dos óleos essenciais, especialmente para aplicação externa, na pele. Eles permitem estender a superfície de absorção da pele, por meio de uma película lipídica. A isso se acrescentam suas próprias propriedades hidratantes, nutritivas e

---

ONDE MANDAR PREPARAR AS MISTURAS DE ÓLEOS ESSENCIAIS?

Óvulos, supositórios e cápsulas só podem ser preparados em farmácias. Infelizmente, poucas farmácias, na prática, são capazes de fazer preparados à base de óleos essenciais. Os preparados sobre base de óleo vegetal ou de dispersante podem ser feitos também em determinados herbanários ainda em atividade.

regenerativas da pele. Apenas um número reduzido de óleos vegetais é utilizado regularmente.

OS PRINCIPAIS ÓLEOS VEGETAIS

• **ABACATE** (*Persea gratissima*), óleo vegetal. Muito gorduroso e **notavelmente hidratante**, é indicado para peles secas. Antirrugas e antiestrias, ele nutre e regenera a pele em profundidade, e pode ser aplicado também em cabelos secos.

• **AMÊNDOA DOCE** (*Prunus dulcis*), óleo vegetal. **Bom óleo de massagem** que se presta bem à mistura com óleos essenciais. Nutritivo e hidratante, muito suave para a pele, principalmente de bebês. Ele é indicado contra rachaduras nos seios ou cieiros, mas nesse caso pode ser substituído pelo óleo de calêndula (*Calendula officinalis*). Tende a ficar rançoso.

• **ARGAN** (*Argania spinosa*), óleo vegetal. O **óleo antirrugas por excelência**. Tem ação regenerativa e hidratante e pode ser aplicado puro no rosto em cuidados diários. Ele protege a pele do frio e da secura. Seu cheiro, ainda que geralmente discreto, nem sempre é apreciado.

• **ARNICA** (*Arnica montana*), maceração oleosa de flores. **Indicada para batidas, contusões** e hematomas, essa maceração oleosa é notável na absorção de roxos; particularmente indicada em associação com o óleo essencial de helicriso (*Helichrysum italicum*). Ela estimula a circulação sanguínea. É uma excelente base de massagem aquecedora contra cãibras e dores musculares, em associação com óleos essenciais anti-inflamatórios (gaulthéria, katrafay, eucalipto citriodora etc.).

• **AVELÃ** (*Corylus avellana*), óleo vegetal. É uma **boa base para misturas de óleos essenciais**, principalmente para estimular a circulação venosa e linfática. Penetra bem na pele sem deixá-la oleosa.

• **BORRAGEM** (*Borago officinalis*), óleo vegetal. É, com o óleo de onagra, o **óleo da beleza da pele e do equilíbrio hormonal**. Nutre a pele e é indicado, principalmente em uso interno, contra a secura. Aplicado no local, é regenerador. Indicado também na primeira parte do ciclo menstrual (juntamente com o de onagra na segunda parte), com dosagem de 3 cápsulas por dia entre o 1º e o 14º dia.

• **CALÊNDULA** (*Calendula officinalis*), maceração oleosa de flores de calêndula. O óleo e o bálsamo de calêndula são **grandes remédios para cieiros e pele seca ou irritada**. A calêndula é um **anti-inflamatório excelente**. O óleo de calêndula pode ser misturado com óleos essenciais da pele, como gerânio bourbon, pau-rosa, ho wood e lavanda.

• CALOFILA ou Tamanu (*Calophyllum inophyllum*), óleo vegetal. É um **óleo de referência para todas as misturas à base de óleos essenciais circulatórios e descongestionantes** (cipreste, lentisco, patchuli), porque ele próprio ativa a circulação. Tem

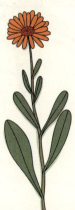

41

efeito regenerador e cicatrizante e é indicado contra dermatoses como eczema, psoríase, queimaduras e picadas de insetos. Ele busca um efeito anti-inflamatório. Associa-se bem aos óleos essenciais de Madagascar, de onde ele próprio se origina.

- CÂNHAMO (*Cannabis sativa*), óleo vegetal. **Muito hidratante**, é um óleo indicado para peles secas. Penetra bem na epiderme e também pode ser **empregado nos cabelos**. Indicado ainda em uso interno por seu **equilíbrio de gorduras poli-insaturadas** (ômegas-3, 6 e 9).

- CAROÇO DE DAMASCO (*Prunus armeniaca*), óleo vegetal. **Óleo de massagem excelente e barato**, sua cor ligeiramente alaranjada pode provocar uma leve coloração que dá efeito bronzeante. Nutritivo e hidratante, ele retarda o envelhecimento da pele.

- CENOURA (*Daucus carota*), óleo vegetal. De cor ligeiramente alaranjada, o óleo de cenoura é **regenerador e antioxidante** e confere uma leve coloração. Pode ser usado como **bronzeador**.

- ESPINHEIRO-CERVAL-MARINHO (*Hippophae rhamnoides*), óleo vegetal. Um excepcional **óleo antioxidante**, mas que, ele mesmo, é sensível à oxidação. É indicado para a hidratação das mucosas e da pele, mais particularmente em uso interno: 2 cápsulas por dia para pele seca, ou 2 de manhã e à noite para pele extrasseca, depois da menopausa, por exemplo.

- FIGO-DA-ÍNDIA (*Opuntia ficus-indica*), óleo vegetal. Notável **antirrugas**, porém tem a desvantagem de ser caro.

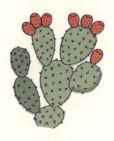

- GERGELIM (*Sesamum indicum*), óleo vegetal. Excelente base para massagem, **protege a pele de agressões externas** (raios solares, poluição).

- GERME DE TRIGO (*Triticum vulgare*), óleo vegetal. Rico em vitamina E e **particularmente antioxidante**, é recomendado para os cuidados antirrugas e estrias. É hidratante e nutritivo.

- HIPÉRICO (*Hypericum perforatum*), maceração oleosa de extremidades floridas. Remédio para queimaduras de sol, batidas e contusões. É cicatrizante e anti-inflamatório. **Não se exponha ao sol depois de aplicá-lo, porque ele é fotossensibilizante.**

- JOJOBA (*Simmondsia chinansis*), óleo vegetal. De grande poder **hidratante**, o óleo de jojoba é indicado para pele seca, mas também é útil para pele oleosa, principalmente contra a acne. Tem

Óleo de gergelim

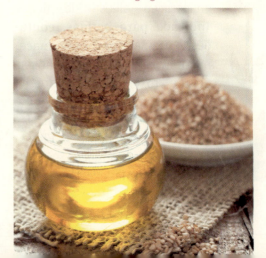

efeito antienvelhecimento na pele e ele mesmo se conserva muito bem com o passar do tempo.

• **LÍRIO** (*Lilium candidum*), maceração oleosa de flores. Recomendado como **cicatrizante e anti-inflamatório.**

• **MACADÂMIA** (*Macadamia integrifolia*), óleo vegetal. **É particularmente apropriado para massagem**. Penetra facilmente na pele e não a deixa oleosa. Hidratante e nutritivo, ele constitui uma boa base para misturas de óleos essenciais para os cuidados com a pele e a circulação venosa e linfática.

• **MARGARIDA** (*Bellis perennis*), óleo vegetal. Conhecido atualmente por sua ação **firmadora dos seios** ("tensora do busto"), é indicado também para mastites (inflamações das mamas) e ainda contra equimoses, abscessos, dermatoses, furonculoses, eczema e vitiligo. Pode ser associado a óleos essenciais como base de mistura.

• **NIGELA** (*Nigella sativa*), óleo vegetal. Chamado também de cominho-preto, este óleo notável tem **efeito antialérgico** e **também estimula as defesas imunológicas** (1 colher, 1 a 2 vezes por dia, durante 20 dias). É recomendado em aplicação local sobre o eczema e a psoríase.

• **NOZ** (*Juglans regia*), óleo vegetal. Empregado sobretudo em **uso interno por seu equilíbrio em ácidos graxos poli-insaturados**, principalmente em ômega 3. Na alimentação, é aconselhável associar uma metade de azeite de oliva a um quarto de óleo de noz e um quarto de óleo de canola.

• **OLIVA** (*Olea europaea*), óleo vegetal. **Excelente óleo alimentício**, cujos ácidos graxos poli-insaturados em ômega-9 protegem os ômegas-3. É indicado para absorver os óleos essenciais internamente, porque estes se misturam bem a ele.

• **ONAGRA** (*Oenothera biennis*), óleo vegetal. Como o óleo de borragem, ele também é indicado para a **beleza da pele e o equilíbrio hormonal**. É hidratante, regenerador e tem efeito antirrugas. Em uso interno, para o equilíbrio hormonal, na dosagem de 3 cápsulas por dia durante a segunda parte do ciclo menstrual (do 14º ao 24º dia), em associação ao óleo de borragem na primeira parte do ciclo.

• **RÍCINO** (*Ricinus communis*), óleo vegetal. Ele deve ser aplicado somente em uso externo, porque é purgativo. **Regenerador de cabelos e unhas, favorece o nascimento de cabelos** e tonifica o couro cabeludo. Regenerador da pele, pode ser usado em úlceras varicosas e em casos de cicatrização difícil. Foi comprovado seu uso no Egito Antigo.

• **ROSA-MOSQUETA DO CHILE** (*Rosa rubiginosa*), óleo vegetal. **Regenerador e cicatrizante notável**, ele previne estrias durante a gravidez, desfaz cicatrizes, mesmo as antigas (reaplique por algumas semanas, até mesmo alguns meses) e reduz rugas. É o **grande óleo das misturas de óleos essenciais para tratar as doenças de pele**. É, no entanto, mais caro que a média.

• **SEMENTES DE UVA**
(*Vitis vinifera*), óleo vegetal. Rico em polifenóis como todas as partes da vinha, o óleo extraído das sementes é um **antioxidante excepcional**, principalmente como antirrugas e antienvelhecimento.

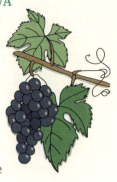

PROPRIEDADES GERAIS DOS ÓLEOS VEGETAIS

Cada óleo tem uma reação diferente ao ar, de acordo com sua composição. Eles se distinguem em dois grandes tipos.

• Óleos "secos" (secativos)
Os óleos **mais ricos em ácidos graxos de qualidade** (poli-insaturados a mais de 60%: ômegas-6 e 3) são também os mais facilmente oxidados e formam rapidamente um filme seco sobre a pele. São os seguintes: espinheiro-cerval-marinho, borragem, cânhamo, onagra, sementes de uva e rosa-mosqueta do Chile. **São óleos frágeis** e oxidam facilmente. Uma vez aberto o frasco, é difícil conservá-lo por mais de 2 semanas. Guarde-o em local fresco, embrulhado em papel-alumínio.

• Óleos "graxos" (não secativos)
Aqueles que contêm menos ácidos graxos poli-insaturados (abaixo de 20%), mas sobretudo os monoinsaturados. São os seguintes óleos: oliva, e também amêndoa doce, abacate, canola, jojoba, macadâmia, avelã, caroço de damasco. São **ideais para massagem e resistem bem à oxidação**. O óleo de amêndoa doce pode ficar rançoso.

Existem óleos intermediários, que contêm entre 20% e 60% de ácidos graxos poli-insaturados que oxidam menos rapidamente que os óleos secativos: gergelim e calofila (ou tamanu), principalmente.

AS ÁGUAS FLORAIS

A água floral, ou hidrolato, é o remanescente do produto da destilação *(ver esquema na pág. 16)*. Depois de aberto o frasco, ela não é tão volátil quanto o óleo essencial, pois antes de tudo se trata de água, mas é mais frágil porque pode ser contaminada gradativamente por micróbios. Ela não contém todos os princípios

---

OS DISPERSANTES OU EMULSIONANTES

Existem à venda muitos dispersantes que permitem emulsionar os óleos essenciais para obter-se uma mistura líquida, na proporção de 10% (ou 20%) de óleos essenciais para 90% (ou 80%) de dispersante.
A vantagem dos dispersantes é que requerem menos preparo do que as cápsulas.
São eles o disper, o solubol e o labrafil. O disper pode eventualmente se misturar à água, enquanto o solubol e o labrafil são mais solúveis em 1 colher (chá) de azeite de oliva ou mel. A posologia é geralmente de 10 gotas, 3 vezes por dia.

ativos presentes no óleo essencial, e os encontrados nela são muito diluídos. A água floral constitui uma alternativa interessante, mais suave, principalmente para crianças pequenas e mulheres grávidas, e não apresenta contraindicações.

O óleo essencial e a água floral, apesar de resultarem do mesmo processo de destilação, não têm entretanto as mesmas propriedades e o mesmo odor. As águas florais têm uma utilização mais particularmente psicoemocional ou energética, mas elas também têm ação sobre o corpo físico. As mais conhecidas são as águas florais de lavanda, rosa, laranjeira e gerânio.

- **ÁGUA FLORAL DE ESCOVINHA** (*Centaurea cyanus*). Usa-se em compressas sobre os olhos em caso de fadiga ou irritações.

- **ÁGUA FLORAL DE FLOR DE LARANJEIRA** (*Citrus aurantium,* flores). É calmante e pode ser consumida por bebês na dose de 1 colher (chá) na mamadeira, ou por adultos, em dose de 1 colher (sopa) em 1 copo de água, meia hora antes de deitar.

- **ÁGUA FLORAL DE HELICRISO ITA-LIANO** (*Helichrysum italicum*). Age localmente em problemas de pele (rosácea, queimadura de sol, irritações), sendo também uma espécie de "arnica emocional" que age sobre marcas roxas da alma, como sofrimento antigo, choques psíquicos e traumas. Tome 1 colher (sopa) misturada em 1 copo de água diariamente por 20 a 40 dias, ou como *spray* no peito.

- **ÁGUA FLORAL DE HISSOPO** (*Hyssopus officinalis*). É uma alternativa ao óleo essencial, que é neurotóxico em uso interno, em caso de tosse asmática (1 colher (sopa) por dia em 1 copo de água). No plano psicoemocional, ela ajuda a pessoa a se realizar, a seguir adiante na vida.

- **ÁGUA FLORAL DE LAVANDA** (*Lavandula angustifolia*). Em crianças pequenas, pode ser utilizada em *spray* nos cabelos para afastar piolhos ou mosquitos. É também calmante em caso de raiva ou agressividade: aplique no peito, ou dê 1 colher (chá) para beber. Ela exerce ação sobre a acidez gástrica e o peso no estômago provocados por um fígado sobrecarregado.

- **ÁGUA FLORAL DE ROSA** (*Rosa damascena*). Muito mais econômica do que seu óleo essencial. Além do uso externo contra as irritações da pele, é indicada, no plano psicoemocional, para superar uma perda ou uma ruptura. Ela ajuda a recuperar a alegria de viver.

- **ÁGUA FLORAL DE SÁLVIA** (*Salvia officinalis*). Pode ser usada internamente sem perigo, ao contrário do seu óleo essencial, que é neurotóxico, contra a hipersudorese, ondas de calor da menopausa, síndrome da tensão pré-menstrual quando a menstruação demora a descer, gengivites e aftas, e para bronquite. No plano emocional, modera o apetite e equilibra o temperamento.

COMO COMPRAR ÓLEOS ESSENCIAIS

É possível comprar óleos essenciais em inúmeras lojas de produtos naturais, casas de ervas e farmácias. Certifique-se de que o óleo essencial esteja claramente identificado na etiqueta do frasco, que tenha qualidade biológica e que sua composição seja informada com precisão (componentes majoritários).

ONDE ENCONTRAR ÓLEOS ESSENCIAIS?

É melhor comprar óleos essenciais em lojas físicas do que em *sites* da internet, principalmente se o vendedor for treinado na recomendação desses produtos, o que nem sempre é o caso, mesmo em farmácias. Ainda assim, de modo geral um farmacêutico será capaz de orientá-lo.

Existem inúmeros *sites* na internet que permitem a busca de óleos essenciais às vezes difíceis de encontrar, e geralmente por um preço menor, já que os *sites* de venda não têm as despesas do comércio estabelecido. Mas esteja ciente dos seguintes riscos:

• os sites sérios não são muitos;
• as informações relativas às propriedades e ao uso dos óleos essenciais nem sempre são confiáveis;
• se o preço for baixo, a qualidade nem sempre será garantida;
• existe sempre risco de falsificação;
• você não terá ninguém para orientá-lo no uso por vezes delicado de determinados óleos essenciais.

Também é possível procurar óleos essenciais por correspondência, necessitando-se de um telefone para receber orientação.

COMO AVALIAR A QUALIDADE DE UM ÓLEO ESSENCIAL?

Local da plantação, condições de cultura das plantas, momento da colheita e qualidade da água de destilação são parâmetros importantes para obter óleos essenciais de qualidade. Alguns fornecedores defendem o princípio de um óleo essencial definido sistematicamente por seu nome botânico e sua composição química, o que é válido e corresponde a algumas legislações em vigor.

O QUE É PRECISO SABER

Cada vez mais os fornecedores de óleos essenciais dão livre acesso à

LENDO A ETIQUETA NO FRASCO DE ÓLEO ESSENCIAL

Antes de tudo é preciso se assegurar de que o frasco traz as seguintes informações:

① nome botânico da planta, isto é, o nome latino, associado a seu nome corrente;
② partes utilizadas para a extração (flores, folhas, sementes etc.);
③ forma de cultivo e sua qualificação (agricultura orgânica, planta selvagem etc.);
④ método de extração (destilação, prensagem a frio etc.);
⑤ nº de lote e data de validade;
⑥ principais componentes químicos;
⑦ conforme o caso, seu quimiotipo (qt), noção que definiremos mais adiante.

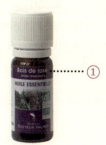

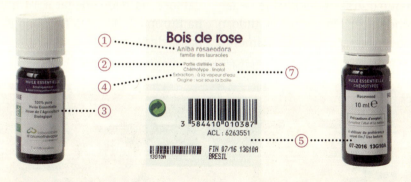

composição química do lote, por exemplo, pela internet. O que permite conhecer seu teor nessa ou naquela molécula e garantir particularmente que o teor de cetonas, moléculas que devem ser empregadas com muito cuidado, seja baixo.

A qualidade do óleo essencial é importante, porque metais pesados como o chumbo e o mercúrio podem passar para o produto, assim como pesticidas e fertilizantes sintéticos que frequentemente são lipossolúveis, solúveis em óleo. O melhor é escolher óleos essenciais provindos de cultivo orgânico (na etiqueta, a menção a esse cultivo deve ser acompanhada de certificação), o que praticamente garante a ausência de contaminação por pesticidas. É preciso observar que algumas plantas são colhidas em meio selvagem não poluído, mas não têm etiqueta orgânica.

A medição de radioatividade pode ser recomendada para certas plantas em risco, com tendência a acumular radionuclídeos (o tomilho, por exemplo). Em princípio, elementos radioativos não passam para o óleo essencial, mas podem, por outro lado, concentrar-se na água floral.

O PREÇO DOS ÓLEOS ESSENCIAIS

O preço do óleo essencial depende às vezes da raridade da fonte (algumas plantas são colhidas em estado selvagem e, por isso, têm quantidade limitada, enquanto outras são cultivadas e são mais abundantes). Mas, antes de tudo, o preço é determinado pelo rendimento da destilação. Para se obter 1 litro de óleo essencial, são necessários apenas 6 kg de cravo-da-índia, enquanto são necessários 150 kg de extremidades floridas de lavanda e mais de 4 t de pétalas de rosa damascena! É preciso estar bem consciente do impacto ambiental da extração de um óleo essencial, que pode pôr em perigo uma fonte, como por exemplo o caso da ravintsara se houver uma epidemia de gripe, ou do pau-rosa com o crescimento da perfumaria.

Por outro lado, o rendimento da obtenção de hidrolatos é muito superior ao dos óleos essenciais extraídos da mesma planta: por exemplo, enquanto o preço do litro de óleo essencial de rosa damascena pode chegar a 14 mil euros na Europa, o da água floral da rosa não passa de 50 euros.

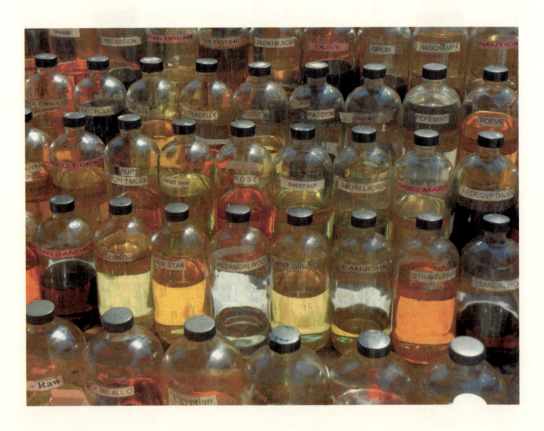

COMO ESCOLHER UM BOM ÓLEO ESSENCIAL?

Com base nas propriedades da família química majoritária em um óleo essencial, ou da combinação das famílias presentes, se houver muitas (como monoterpenos e aldeídos), é possível conhecer as propriedades desse óleo. Por exemplo, os aldeídos ou monoterpenais são anti-inflamatórios, os monoterpenos são tônicos e estimulantes das suprarrenais, e assim por diante.

ALGUNS PRINCÍPIOS SIMPLES PARA O INICIANTE

É possível para um iniciante partir de alguns princípios simples, baseando-se nas propriedades principais do óleo essencial e relacionando-as com as necessidades da pessoa a ser tratada, ou, mais precisamente, com o "campo" dela. Vejamos três exemplos:

• para uma pessoa sujeita a alergias, escolhe-se o óleo essencial de estragão (*Artemisa dracunculus*), camomila-dos-alemães (*Matricaria recutita*) ou tanaceto-azul (*Tanacetum annuum*);

• para uma pessoa sujeita a inflamações, como tendinite (campo inflamatório), a escolha deve incidir sobre um óleo essencial rico em aldeídos anti-inflamatórios, como o eucalipto citriodora (*Eucalyptus citriodora*) ou a citronela (*Cymbopogon nardus*);

• para tratar uma pessoa hiperativa ou ansiosa, o indicado é um óleo essencial rico em ésteres e sesquiterpenos, ou em monoterpineóis, para acalmá-la, como petitgrain de laranja-amarga (*Citrus aurantium*, folhas) ou lavanda (*Lavandula angustifolia*).

Cada campo, ou seja, aquilo que define as predisposições fisiológicas da pessoa em termos de saúde ou de doença, pode ser equilibrado por seu oposto complementar que ele encontra no óleo essencial adequado. Basta para isso conhecer bem as propriedades das famílias químicas de princípios ativos ou do óleo essencial que os contém.

Em resumo, para retomar os preceitos da medicina chinesa, um campo *yin*, frio e úmido, é equilibrado por um óleo essencial *yang*, quente e seco. Essa lógica, que pode parecer binária, constituiu os fundamentos da medicina medieval, das medicinas orientais (a chinesa, portanto, mas também a aiurvédica e a tibetana) e das medicinas aborígenes da América do Sul, América do Norte, Austrália e África, muitas vezes baseadas em um referencial desse tipo, com oposições de princípios complementares.

A ABORDAGEM HIPOCRÁTICA DA AROMATERAPIA

Os aromaterapeutas modernos, como os naturopatas, utilizam frequentemente um referencial um pouco mais elaborado baseado em uma lógica quaternária, que é inspirada na do médico grego Hipócrates, que segue a estrutura dos quatro elementos básicos nas duplas quente/frio e seco/úmido.

OS QUATRO ELEMENTOS

ÚMIDO	Água	Ar
SECO	Terra	Fogo

Hipócrates, considerado o pai da medicina ocidental (os médicos prestam o Juramento de Hipócrates antes de exercer a profissão), pode ter se inspirado na filosofia oriental dos cinco elementos da medicina chinesa (ar, fogo, terra, metal, água) ou das três *doshas* (elementos) da medicina aiurvédica (Vata: ar/éter, Pitta: fogo/água, Kapha: água/terra).

Ele definiu assim quatro humores ditos hipocráticos, ou seja, quatro campos fisiológicos, sobre a base de cada um dos quatro elementos que são próprios da cultura ocidental: ar, fogo, água, terra. Esses elementos foram fundamentais em toda a cultura da Idade Média e na medicina até o século XVIII.

Para cada um dos quatro elementos, ele associa uma personalidade a um campo particular, a uma qualidade, e lhe atribui órgãos fracos e órgãos fortes. Os sistemas fracos são os órgãos constituídos de pontos fracos. Por outro lado, certos emunctórios (órgãos encarregados de eliminação) são os mais dinâmicos nessa pessoa.

OS QUATRO HUMORES	FRIO	QUENTE
ÚMIDO	Linfático	Sanguíneo
SECO	Nervoso	Bilioso

Mais tarde, o médico Galeno retomou esse referencial acrescentando-lhe a definição dos quatro humores associados a cada temperamento:

• **O BILIOSO** é musculoso e ativo. Mas também é colérico. Ele rumina, sofre de contrariedades e raiva reprimidas, e tem uma clara tendência à acidose causada por estresse, o que acarreta tendinites por repetição e dores musculares. Sua constituição é bastante harmoniosa em comprimento e largura, e sua pele é quente e seca.

• **O LINFÁTICO** tem rosto oval, lunar, com pele um pouco mais branca, fria e úmida. Seus rins são preguiçosos e ele tende a reter líquido. Ganha facilmente sobrepeso e sua circulação venosa não é muito boa. É um pouco lento de manhã.

• **O NERVOSO** é angustiado, sujeito a melancolia e até a depressão. Com a pele e o sistema nervoso ficando interdependentes desde a formação embrionária (os dois tecidos têm a mesma origem, proveniente do mesmo folheto embrionário), ele somatiza muitas vezes com a aparição de dermatoses: eczema, psoríase etc. Tem pele fria e constituição pequena e seca.

• **O SANGUÍNEO** é um ser jovial, que aproveita a vida, tem constituição física sólida, boa capacidade pulmonar, mas engorda e lida mal com o coração se não ficar vigilante. Uma atividade esportiva

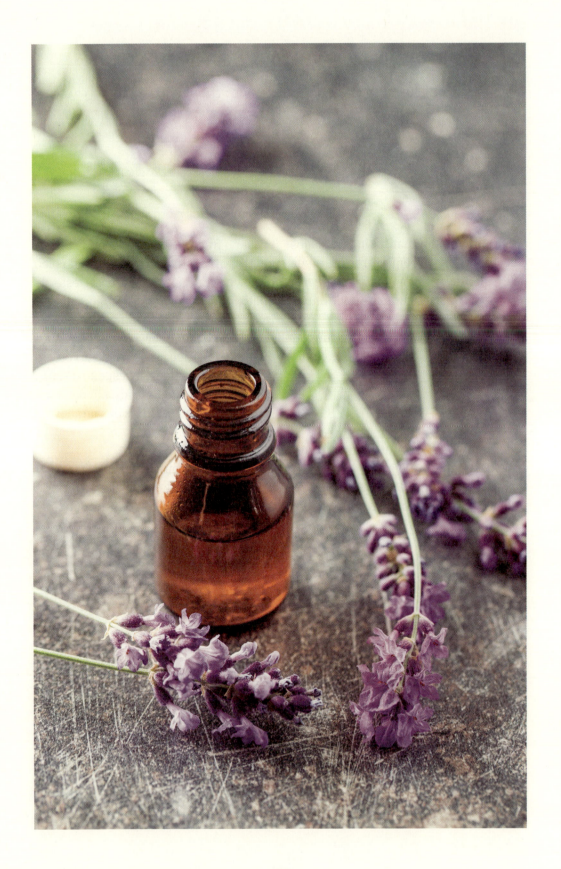

ESTRUTURA DOS QUATRO TEMPERAMENTOS

TEMPERAMENTO	ELEMENTO	HUMOR	QUALIDADE	EMUNCTÓRIO	SISTEMA FRACO
SANGUÍNEO	Ar	Sangue	Quente e úmida	Pulmão	Cardiovascular
BILIOSO	Fogo	Bile amarela	Quente e seca	Fígado/Vesícula biliar	Osteomolecular
NERVOSO	Terra	Bile negra (melancolia)	Fria e seca	Pele	Sistema nervoso central
LINFÁTICO	Água	Linfa	Fria e úmida	Rins	Digestivo + edema

pode ajudar a eliminar toxinas e ácidos pelos pulmões. É bem vermelho e sua pele é quente e úmida.

Cada um desses humores pode entretanto ser equilibrado por plantas – melhor ainda, por óleos essenciais, suscetíveis de drenar o emunctório principal.

OUTRAS ABORDAGENS DA AROMATERAPIA MODERNA
O TESTE SENSORIAL DE OLFATO

Podem também ser utilizados testes sensoriais para a escolha do óleo essencial, sobretudo em casos de problemas psíquicos. O mais simples consiste em passar o frasco aberto sob o nariz do paciente para testar sua percepção do óleo essencial. Em geral, para esse teste de olfato, o paciente sentirá imediatamente, ou não, uma afinidade por esse óleo. O teste de olfato pode se mostrar inadequado para o óleo essencial de árvore do chá (tea tree), porque, a despeito de suas propriedades excepcionais, ele pode ser repelido por seu perfume desagradável.

OS TESTES ENERGÉTICOS

Inúmeros terapeutas utilizam também testes energéticos, que apelam à própria sensibilidade e a outros critérios (extras)

EQUILÍBRIO E CORREÇÃO DOS QUATRO TEMPERAMENTOS

TEMPERAMENTO	EMUNCTÓRIO	ÓLEOS ESSENCIAIS	CONSELHOS
SANGUÍNEO	Pulmão	OE ricos em sesquiterpenos e ésteres (ylang-ylang, petitgrain de laranja-amarga, gaulthéria, louro, lavanda, pimenta, gengibre); OE ricos em óxidos (eucalipto, ravintsara)	Atividade psíquica e respiratória, regime, cura de limão (desintoxicação)
BILIOSO	Fígado/vesícula biliar	OE ricos em aldeídos (citronela, capim-limão, verbena de Yunnan), em ésteres (gaulthéria) ou (somente uso externo) em cetonas	Atividade psíquica e respiratória, relaxamento, sauna, drenagem de ácidos (desintoxicação)
NERVOSO	Pele	OE ricos em monoterpineóis (lavanda, pau-rosa e melaleucas, entre outros), em éteres (manjericão), em fenóis, em sesquiterpineóis, hortelã-pimenta, canela	Controle de estresse: relaxamento, ioga, desapego, massagens, distensão, banhos quentes (revitalização)
LINFÁTICO	Rins	OE ricos em terpenos (pinheiro, abeto, espruce negro) ou em éteres (estragão, cominho ou outro), raspa de citrinos	Atividade psíquica suave, regime (desintoxicação/revitalização)

sensoriais, como a pulsação (Reflexo Aurículo-Cardíaco ou RAC), a cinesiologia ou, ainda, a radiestesia. Todas essas técnicas repousam na detecção da energia circulante nos meridianos de acupuntura, ou dos micromovimentos reflexos.

O AROMATOGRAMA

O aromatograma é uma técnica de laboratório adaptada do antibiograma, exame que permite determinar o antibiótico mais eficaz contra uma dada bactéria. O aromatograma permite determinar o grau de eficácia de diferentes óleos essenciais sobre uma cepa bacteriana específica, da qual foi feita cultura em uma placa de Petri. Coloca-se na placa de cultura pastilhas impregnadas de óleos essenciais diferentes. Se os princípios ativos do óleo essencial forem tóxicos para as bactérias, elas não conseguirão se desenvolver perto da pastilha. Observa-se também um halo circular, desprovido de germes, em torno dela. Quanto maior o halo, melhor a eficácia do óleo essencial contra o germe.

Um código à base de cruzes (de "+" a "++++") permite classificar o grau de eficácia em curto prazo, porque o contato é de cerca de vinte horas. Os óleos essenciais mais potentes evidenciados pelo aromatograma (código ++++) proporcionam um tratamento de ataque, em um período curto. Trata-se mais frequentemente de óleos essenciais com fenóis, muito potentes, mas também muito agressivos para o fígado. Os óleos essenciais menos ativos (+) não devem, entretanto, ser ignorados: usados sob supervisão médica, eles permitem um tratamento de campo, num prazo mais longo e sem riscos.

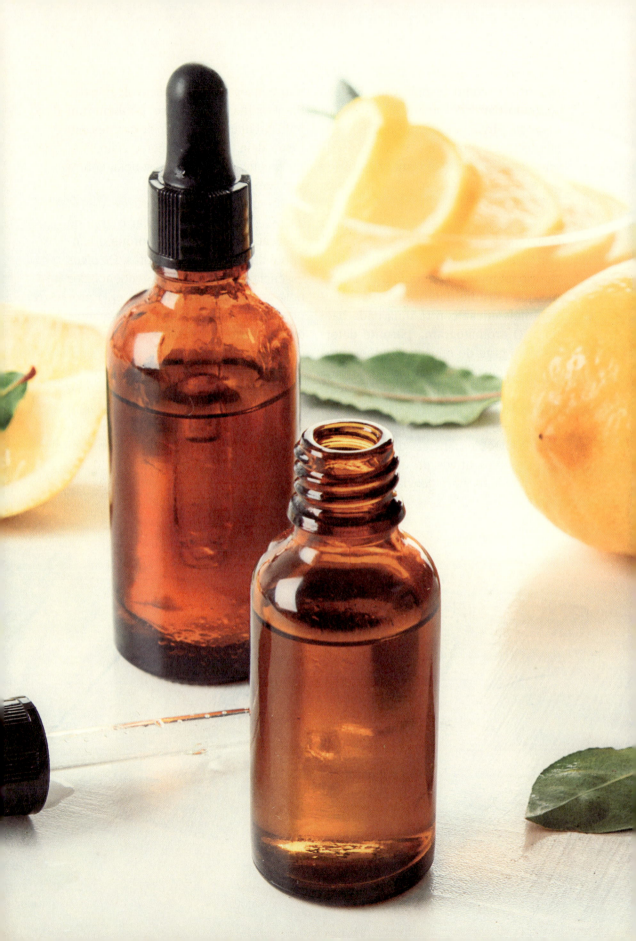

OS PRINCIPAIS ÓLEOS ESSENCIAIS

ALECRIM

O alecrim tem a particularidade de fornecer três óleos essenciais com três quimiotipos diferentes, de acordo com a região onde cresceu. É um excelente óleo essencial para o fígado, assim como relaxante muscular.

SUAS PROPRIEDADES

- **O óleo essencial de alecrim com cânfora** é usado externamente: é relaxante muscular, alivia cólicas e cãibras e é **anti-inflamatório** ativo contra artrose e reumatismo. Também **faz descer a menstruação**, em caso de atraso ou ausência. **Estimula o fígado** e favorece a eliminação de gorduras. Ele previne ainda a formação de cálculos biliares e renais. Finalmente, é **um remédio para zumbido na orelha**.
- **O óleo essencial de alecrim com cineol** é expectorante, **anti-infeccioso das vias respiratórias**, fungicida e digestivo. Também é indicado contra cistites, candidíases, sinusites e otites. Tônico no plano psíquico, ele estimula as funções cognitivas e **previne doenças neurodegenerativas**.
- **O óleo essencial de alecrim com verbenona estimula e descongestiona o fígado.** Serve também como reequilibrante nervoso, regulador cardíaco e hormonal, descongestionante das vias respiratórias e regenerador cutâneo. Anti-infeccioso, é indicado contra gastroenterites virais e infecções vaginais.

COMO UTILIZAR

- **Uso interno:** somente para o alecrim com cineol – ou eventualmente com verbenona –, tomar 1 a 2 gotas, 3 vezes por dia, em 1 colher (chá) de mel, azeite ou pasta de amêndoa, ou em miolo de pão ou cápsula de acerola, durante 7 dias.
- **Uso externo:** aplique puro sobre as regiões doloridas ou dilua a 20% em óleo de massagem para aplicação local. Utilize-o em inalação como antisséptico do ar e descongestionante das vias respiratórias.

CONTRAINDICAÇÕES E CUIDADOS NO USO

O uso do OE de alecrim com cânfora é proibido para uso interno. Os três quimiotipos do OE de alecrim são, além disso, desaconselhados para bebês, epilépticos, durante a gravidez e o aleitamento, assim como para pessoas hipertensas. Pode-se eventualmente tomar os OE dos alecrins com cineol e com verbenona para tratamento de problemas digestivos.

NOME LATINO *Rosmarinus officinalis*

FAMÍLIA *Lamiaceae*

OUTROS NOMES alecrinzeiro, rosmarinho, alecrim ABV (para o quimiotipo verbenona)

PROPRIEDADES
- Anti-inflamatório (OE de alecrim com cânfora)
- Anti-infeccioso das vias respiratórias, estimulante psíquico e antifadiga (OE de alecrim com cineol)
- Estimulante do fígado, regulador cardíaco e hormonal (OE de alecrim com verbenona)

OUTROS USOS
Para estimular o fígado, aplique na região desse órgão 1 gota de OE de alecrim com verbenona em 1 colher (chá) de azeite, 2 vezes por dia.

A PLANTA E SUA HISTÓRIA
O alecrim é um arbusto de 50 cm de altura, típico dos maquis mediterrâneos. Tem folhas perenes, estreitas, verdes em cima e cinza-prateado embaixo, e flores azuis ou brancas. É uma erva aromática utilizada há muito tempo como condimento na culinária, assim como em chá para o fígado. Planta melífera, dá um mel muito bom. O alecrim era conhecido dos egípcios, dos gregos e dos romanos, e os seus ramos eram frequentemente associados a cultos ou utilizados em fumigação.

PARTES DESTILADAS
As extremidades floridas

PRINCÍPIOS ATIVOS
OE de alecrim com cânfora (França e Espanha): cetona 20%, 1,8 cineol (óxido 20%)

OE de alecrim com cineol (Marrocos): 1,8 cineol (óxido 40%)

OE de alecrim com verbenona (França e Córsega): cetona 6%, acetato de bornila (éster 10%)

Os outros componentes são monoterpenos (α-pineno 10-30%, canfeno 5-10%, β-pineno 2-8%), sesquiterpenos (β-cariofileno 2-4%), monoterpineóis (cânfora-de-bornéu 3%, α-terpineol 1-2%), ésteres (acetato de bornila) etc.

PAÍSES PRODUTORES
França, Córsega, Marrocos

COR
Incolor ou amarelo-claro

ODOR
Fresco, canforado ou cineolado (eucaliptol)

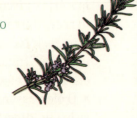

ASSOCIAÇÕES POSSÍVEIS
Para uma massagem relaxante dos músculos, é possível associar ao alecrim canforado os OE de junípero (*Juniperus communis*), katrafay (*Cedrelopsis grevei*), chá-montês (*Gaultheria procumbens*) e eucalipto citriodora (*Eucalyptus citriodora*).

ANGÉLICA

É a forma alada de seu fruto que dá a essa planta o nome de anjo protetor, além da ação que lhe era atribuída antigamente contra a magia negra e epidemias. Suas propriedades calmantes e antiespasmódicas confirmam hoje seu papel protetor dos órgãos digestórios e do sistema nervoso.

SUAS PROPRIEDADES

• **O óleo essencial da raiz tem ação equilibrante e calmante**, reguladora do sistema nervoso. Ele combate eficazmente os estados de estresse, angústia e fadiga, assim como **problemas de sono ligados à ansiedade**.
• **Tônico** no plano físico, é recomendado também para convalescentes.
• Graças à sua ação antiespasmódica sobre o sistema neurovegetativo, ele pode **aliviar problemas menstruais**.
• Em uso externo, tem efeito **anti-inflamatório e circulatório**, e pode ter impacto positivo para pernas agitadas. No plano emocional, ajuda a pessoa muito emotiva a se firmar, a recuperar a confiança em si mesma e a tomar boas decisões.
• **O óleo essencial das sementes é aperitivo e digestivo:** acalma problemas digestivos e intestinais com sua ação antiespasmódica e carminativa (contra gases e estufamentos). Reduz também inflamações do cólon (colite, enterite ou diarreia). No plano emocional, em doses mais altas, tem ação relaxante e ansiolítica, indicada em caso de problemas de sono ou de fadiga por excesso de trabalho.

COMO UTILIZAR

• **Uso interno:** antes das refeições, tome 1 a 2 gotas, 3 vezes por dia (em 1 colher (chá) de azeite, pasta de amêndoa ou de gergelim ou mel, ou em cápsula, miolo de pão ou outro suporte), durante 7 dias.
• **Uso externo:** aplique 1 a 2 gotas de óleo essencial de raiz de angélica na região do plexo solar ou nos pulsos e esfregue por alguns segundos em caso de estresse. Durante o período de convalescença, aplique 1 a 2 gotas nas plantas dos pés e massageie 1 a 2 vezes por dia, durante 7 dias.

CONTRAINDICAÇÕES E CUIDADOS NO USO

Expressamente vedado durante a gravidez. Não se exponha ao sol depois de aplicação ou absorção, porque as furocumarinas são fotossensibilizantes. Aplique de forma bem localizada (lado interno dos pulsos, arco do pé).

OUTROS USOS

Para facilitar a digestão, pingue em 1 colher (sopa) de azeite ou molho de salada de acordo com a receita abaixo:
• 1 gota de OE de sementes de angélica
• 1 gota de OE de hortelã-pimenta
• 1 gota de OE de manjericão

NOME LATINO *Angelica archangelica*

FAMÍLIA *Apiaceae*

OUTROS NOMES erva-do-espírito-santo, raiz-do-espírito-santo

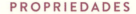

PROPRIEDADES
- Digestivo, estimulante do apetite (sementes)
- Sedativo, equilibrante, relaxante (raiz)

É possível temperar saladas ou entradas cruas com essa mistura por 7 dias.

A PLANTA E SUA HISTÓRIA

Reconhecível por suas pequenas flores brancas, dispostas em grandes bolas, a angélica é cultivada nos jardins medicinais dos mosteiros desde o século XIII. No século XVI, recebeu a alcunha de erva-do-santo-espírito, porque naquela época se atribuía a ela grande eficácia na prevenção de epidemias, principalmente da peste. Os médicos a prendiam em volta do pescoço para se protegerem da contaminação. Tornou-se popular novamente a partir do século XVIII, quando as irmãs do convento Visitation de Sainte-Marie, em Niort, criaram a receita da famosa conserva.

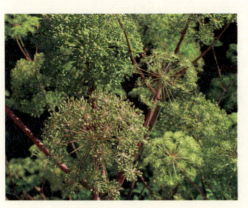

PARTES DESTILADAS
A raiz e as sementes

PRINCÍPIOS ATIVOS
Raiz: monoterpenos (α-pineno, sabineno, δ-3 careno, α- e β felandreno, mirceno, limoneno), ésteres, furocumarinas (bergaptenos)
Sementes: monoterpenos (α-pineno, β-felandreno), cumarinas

PAÍSES PRODUTORES
Europa (França, Alemanha, Holanda etc.), norte da Índia (Himalaia)

COR
OE da raiz: amarelo-claro
OE das sementes: incolor

ODOR
OE da raiz: amadeirado, condimentado, com uma nota de turfa
OE das sementes: anisado

ASSOCIAÇÕES POSSÍVEIS
Com os OE de manjericão (*Ocimum basilicum*), cominho (*Cuminum cyminum*), hortelã-pimenta (*Mentha x piperita*), manjerona (*Origanum majorana*) e estragão (*Artemisia dracunculus*).

CAJEPUTE

O cajepute é uma Melaleuca, *da mesma família da tea tree e do niaouli, mas menos conhecido. É também, entretanto, um bom óleo anti-infeccioso, com eficácia em particular sobre as vias respiratórias e as esferas intestinal e genital.*

SUAS PROPRIEDADES

• O óleo essencial de cajepute é antisséptico, **desinfetante das vias respiratórias e expectorante.** Ele é indicado para todos os problemas otorrinolaringológicos.

• É também descongestionante nasal e pode ser usado para **aliviar varizes e hemorroidas.** Além disso, ajuda a combater infecções intestinais ou urinárias. Ao contrário dos óleos essenciais de outras plantas do gênero Melaleuca, o óleo essencial de cajepute é **antiviral eficaz** e antigripal em caso de epidemia.

• É indicado também **para proteger a pele em tratamento de radioterapia** (com a condição de que a pele esteja bem seca no momento das sessões) ou como tratamento contra herpes (principalmente herpes genital), herpes-zóster, infecções por papilomavírus (verrugas genitais, papiloma do colo do útero), e também contra psoríase e pitiríase. É um óleo essencial mais suave para a pele do que o da tea tree, principalmente por seu perfume mais próximo do eucalipto.

• Como também é analgésico, pode ser indicado contra **nevralgias dentárias,** neurites em geral ou, ainda, contra **dores articulares e musculares.**

COMO UTILIZAR

• **Uso interno:** fora das refeições, tome 1 a 2 gotas, 3 vezes por dia, em um suporte (1 colher (chá) de azeite, pasta de amêndoa ou mel, ou em cápsula neutra), durante 7 dias.

• **Uso externo:** aplique localmente (na área afetada pelo herpes) puro ou diluído em uma base de massagem (óleo de jojoba, por exemplo) para descongestionar o sistema venoso ou as vias respiratórias.

CONTRAINDICAÇÕES E CUIDADOS NO USO

Nenhuma contraindicação, mas deve ser evitado na gravidez, principalmente nos três primeiros meses. Também é desaconselhado para asmáticos.

OUTROS USOS

Aplique 1 gota do OE de cajepute em 1 colher (chá) de óleo vegetal de hipérico nas hemorroidas.

A PLANTA E SUA HISTÓRIA

Menos famoso do que seus primos – o niaouli e a tea tree, ou árvore do chá –, o cajepute é entretanto conhecido desde o século XVII pela eficácia antisséptica e a suavidade de seu óleo essencial. Originária do Sudeste Asiático, essa

NOME LATINO *Melaleuca cajuputii* e *M. leucadendron* (cajepute-do-vietnã)

FAMÍLIA *Myrtaceae*

OUTROS NOMES árvore-de-óleo--de-cajepute, melaleuca, sete-capotes)

PROPRIEDADES
- Antiviral e antibacteriano
- Anti-infeccioso das vias respiratórias
- Analgésico local
- Descongestionante venoso

árvore de bom tamanho tem casca branca (em língua malaia, *kaju putih* significa "madeira branca"), que se desprende em lascas que são recolhidas para ser destiladas. O cajepute, como todas as Mirtáceas, é uma planta com 1,8 cineol (antigamente chamado "eucaliptol"), cuja eficácia contra afecções respiratórias dispensa demonstração. É o cajepute-do-vietnã (*Melaleuca leucadendron*) o mais frequentemente comercializado; sua composição e suas propriedades são muito próximas das do *Melaleuca cajuputii*.

PARTES DESTILADAS
As folhas

PRINCÍPIOS ATIVOS
Óxidos majoritários (*1,8 cineol 60%*), monoterpineóis (*α-terpineol 11%, linalol 3%, terpineno-1-ol-4*), monoterpenos (*limoneno 5%, α-pineno, α-thujeno, β-pineno*), sesquiterpenos (*β-cariofileno, α-humuleno, α- e β-selinenos*)

PAÍSES PRODUTORES
Originário da Indonésia e da Malásia (Molucas, Celebes), é produzido hoje nas Filipinas, na Austrália, na China e no Vietnã

COR
Verde-claro

ODOR
Fresco, amadeirado, próximo do eucalipto

ASSOCIAÇÕES POSSÍVEIS
Como antiviral, com os OE da tea tree (*Melaleuca alternifolia*), de niaouli (*Melaleuca quinquenervia*), de ravintsara (*Cinnamomum camphora* qt 1,8 cineol), de mandravasarotra ou saro (*Cinnamosma fragrans*), ou com OE antibacterianos, como o orégano (*Origanum compactum*) e a canela (*Cinnamomum zeylanicum*).

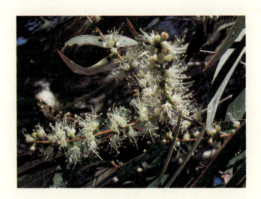

61

CAMOMILA-ROMANA

Esta planta cresce facilmente em solos secos e arenosos – sobretudo no oeste da França – e é reconhecida por suas flores brancas, das quais se extrai seu óleo essencial, que é excelente anti-inflamatório e antialérgico.

SUAS PROPRIEDADES

• O óleo essencial de **camomila-romana** é um **anti-inflamatório que pode ser usado em aplicação local.** Por via interna, serve como antiparasitário **contra vermes intestinais** (oxiúros ou ascárides, por exemplo).

• Tem também **poderosas propriedades ansiolíticas e antiespasmódicas** e acalma eficazmente o sistema nervoso central em caso de estresse, angústia, ansiedade e insônia. Pode até mesmo ser indicado em caso de depressão leve.

• É muito eficaz em caso de **distonia neurovegetativa**, principalmente no plano da digestão (contra a alternância de diarreia e constipação, peso no estômago, estufamentos e enjoos), espasmos nervosos ou ainda asma, seja ela de origem nervosa ou alérgica. Pode também regularizar o **ritmo cardíaco** em caso de arritmia.

• No plano dermatológico, é particularmente recomendado contra **eczema, psoríase, acne,** coceiras e inflamações cutâneas, e ainda rosácea. Também é **ótimo cicatrizante.**

COMO UTILIZAR

• **Uso interno:** tome 1 a 2 gotas, 3 vezes por dia, em um suporte (mel, óleo, miolo de pão ou outro), durante 7 dias, principalmente contra parasitoses.

• **Uso externo:** pode ser diluído a 20% em óleo vegetal para aplicação local contra dores inflamatórias ou espasmos. Contra o estresse, aplique 1 a 2 gotas puras na planta dos pés de crianças pequenas, ou nos pulsos e na região do plexo solar em adultos.

CONTRAINDICAÇÕES E CUIDADOS NO USO

Nenhuma contraindicação conhecida, mas deve ser evitado durante os três primeiros meses de gravidez.

OUTROS USOS

A água floral ou hidrolato de camomila-romana é um remédio para inflamações oculares e irritações da pele, que pode ser usado localmente em compressas ou em *spray*.

NOME LATINO *Anthemis nobilis*
(= *Chamaemelum nobile*)

FAMÍLIA *Asteraceae*

OUTROS NOMES camomila-nobre, camomila-odorante, matricária

PROPRIEDADES
- Anti-inflamatório
- Ansiolítico, antiespasmódico, relaxante
- Antiparasitário

A PLANTA E SUA HISTÓRIA

A camomila-romana é uma planta medicinal emblemática do Maine-et-Loire, de Chemillé-Melay em particular. Ela fez a fama da localidade, principalmente pela cultura de sua variedade com capítulo duplo que tem a aparência de uma grande bola branca, formada de caules finos e deitados, com folhas muito recortadas e um capítulo dotado de um cone amarelo no centro e uma coroa de lígulas brancas na periferia. É muito disseminada na Europa. A planta e seu óleo essencial têm propriedades próximas às da camomila-dos-alemães (*Matricaria recutita*), mas atualmente é a camomila-romana a mais utilizada na fabricação de produtos cosméticos, e sua colheita cada vez mais mecanizada pode enfraquecê-la.

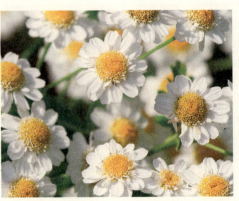

PARTES DESTILADAS

As flores, chamadas alternativamente "capítulos"

PRINCÍPIOS ATIVOS

Ésteres (*angelatos de isobutilo 30-4%, de metilalila 10%, de 2-metilbutila, de isoamila 20%, isobutirato de isobutila e de isoamila 5% etc.*), cetonas (*pinocarvona 3%*), terpineóis (*trans-pinocarveol 4%*), monoterpenos (*α-pineno 3%*)

PAÍSES PRODUTORES

França, Bélgica e países mediterrâneos

COR

Amarelo-claro

ODOR

Suave e floral, com uma nota metálica

ASSOCIAÇÕES POSSÍVEIS

Com os OE de néroli (*flores de Citrus aurantium*), olíbano (*Boswellia carterii*), manjericão (*Ocimum basilicum*) e petitgrains (*combava, tangerina, laranja-amarga, entre outros*) contra problemas de estresse e de ansiedade.

CANELA

Tal como o orégano-compacto, a casca da canela fornece sem dúvida o óleo essencial anti-infeccioso mais potente contra bactérias. Seu perfume suave e açucarado é particularmente agradável, mas o óleo precisa ser manejado com cuidado, porque pode ser agressivo para a pele.

SUAS PROPRIEDADES

• O óleo essencial da casca é **anti-infeccioso**, muito eficaz contra bactérias, vírus, fungos responsáveis por micoses e até mesmo contra parasitas, principalmente vermes intestinais. Analgésico e antisséptico, é **imbatível em caso de abscesso dentário**. Sua ação antisséptica pode ser usada contra infecções urinárias (cistite), ginecológicas (vaginites), intestinais (diarreia e gastroenterites) e pulmonares (bronquites).

• O óleo essencial da casca é também **tônico geral e sexual**, com um lado bem *yang*. Estimula também a imunidade. **Em caso de fadiga psíquica**, ele se revela antidepressivo. **Fluidifica o sangue** e se mostra levemente emenagogo (ação positiva sobre a menstruação). De acordo com alguns, faz baixar a glicemia.

• O óleo essencial das folhas também é **anti-infeccioso**, antibacteriano, antiviral e antifúngico (mas um pouco menos forte que o OE da casca). É ainda **tônico e estimulante**. Sua composição é próxima da do cravo, porque tem o mesmo elemento essencial: o eugenol.

COMO UTILIZAR

• **Uso interno:** dilua o óleo essencial, sobretudo o da casca, em óleo vegetal: 1 gota em 1 colher (chá) de azeite, 3 vezes por dia, durante 7 dias, no máximo, e de preferência sob orientação de um aromaterapeuta. Não hesite em associá-lo a uma infusão (misture em partes iguais *Desmodium adscendens* e cardo-mariano, *Silybum marianum*) ou aos óleos essenciais de tomilho com tujanol ou de orégano Kaliteri, porque os dois protegem o fígado.

• **Uso externo:** dilua a 5% ou 10%, no máximo, em óleo vegetal (de jojoba, macadâmia ou outro), sobretudo o OE da casca, para uma base de massagem tônica (não aplique no rosto, mesmo depois da diluição).

CONTRAINDICAÇÕES E CUIDADOS NO USO

O óleo essencial da casca da canela pode queimar a pele, e é preciso diluí-lo a 10%, no máximo. Seu uso é proibido para crianças com menos de 7 anos, mulheres grávidas e lactantes. Oferece riscos eventuais de alergia (ao benzoato de benzila, principalmente).

OUTROS USOS

Em difusão, uma mistura de OE de laranja (*Citrus sinensis*) e de canela cria uma atmosfera tônica e condimentada.

NOME LATINO *Cinnamomum verum*
(= C. zeylanicum)

FAMÍLIA *Lauraceae*

OUTRO NOME canela-de-ceilão

PROPRIEDADES
• Anti-infeccioso excepcional: antibacteriano, antiviral, antifúngico e antiparasitário
• Tônico geral e sexual

A PLANTA E SUA HISTÓRIA

Planta emblemática da rota das especiarias e utilizada desde a Idade Média na Europa, a canela já fazia parte da medicina chinesa há 5 mil anos. A caneleira é uma árvore que cresce em florestas tropicais e atinge 10 m de altura. Sua casca é recolhida a cada 2 anos na estação das chuvas. Como todas as Lauráceas, ela tem folhas longas e robustas, de um verde lustroso, e cachos de flores brancas, que dão pequenas bagas vermelhas. Existe uma canela-da-china (*Cinnamomum cassia*), mais barata, mas que é contraindicada para quem toma anticoagulantes, porque contém cumarinas.

PARTES DESTILADAS

A casca e as folhas

PRINCÍPIOS ATIVOS

OE da casca: aldeído aromático (*cinamaldeído 50-70%*), fenóis (*eugenol 10%*), ésteres (*acetato de cinamila, benzoato de benzila*), monoterpineóis (*linalol*), sesquiterpenos (*β-cariofileno*), cumarinas (*fracas*)

OE das folhas: fenóis (*eugenol 70-80%*), ésteres (*acetato de cinamila, benzoato de benzila*), sesquiterpenos (*β-cariofileno, α-felandreno*), aldeídos

PAÍSES PRODUTORES

Sri Lanka (ex-Ceilão), Madagascar, Indonésia

COR

OE da casca: marrom-avermelhado
OE das folhas: amarelo-claro

ODOR

OE da casca: condimentado, adocicado
OE das folhas: apimentado, próximo ao do cravo

ASSOCIAÇÕES POSSÍVEIS

Com outros anti-infecciosos potentes, como os OE de orégano-compacto (*Origanum compactum*) e tomilho com timol (*Thymus vulgaris* qt timol), sem se esquecer de associar um OE que proteja o fígado (ver *Como utilizar*, na pág. ao lado).

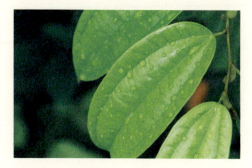

CAPIM-LIMÃO

O capim-limão é uma planta herbácea tropical da família das citronelas. Equilibrante do sistema nervoso autônomo – principalmente do sistema nervoso simpático –, regulariza a distonia neurovegetativa.

SUAS PROPRIEDADES

- O óleo essencial de capim-limão ajuda a **reequilibrar o sistema neurovegetativo** (parte do sistema nervoso que modula a atividade dos órgãos vitais) em caso de distonia neurovegetativa ou de fadiga crônica. É sedativo no plano psíquico.
- **Estimulante do fígado e da vesícula biliar**, favorece a digestão. No plano circulatório, tem ação vasodilatadora e linfotônica, além de ser indicado **contra a celulite** (ver receita ao lado).
- Ele é também **anti-inflamatório** e se utiliza (após diluição) em caso de tendinites, reumatismo, nevralgias, dores do ciático e artrite. Diluído na massagem, teria uma ação remineralizadora e agiria contra a artrose.
- É um óleo essencial anti-infeccioso, antifúngico, antiviral, antibacteriano e contra mosquitos. No plano cutâneo, é indicado **contra diversas dermatoses**, tais como eczema, herpes labial ou genital (atenção: dilua no mínimo a 5%) e micoses, além de ser calmante em picadas de mosquitos.

COMO UTILIZAR

- **Uso interno:** colocar 1 a 2 gotas em 1 colher (chá) de mel, azeite de oliva ou pasta de amêndoa, ou em miolo de pão ou cápsula de acerola. Tomado 1 vez por dia (1 a 2 gotas somente), traz um efeito calmante. Três vezes por dia (isto é, 6 gotas), produz um efeito tonificante.
- **Uso externo:** dilua a 50% num óleo vegetal para aplicar localmente contra celulite, problemas circulatórios e dores articulares e musculares. Para as mucosas (labial ou genital), é recomendado diluir a 5%, no mínimo, em óleo vegetal.

CONTRAINDICAÇÕES E CUIDADOS NO USO

Não utilizar puro porque é irritante para a pele e as mucosas. É bastante vasodilatador.

OUTROS USOS

- Contra a osteoporose, diluir a 50% em óleo vegetal e besuntar ao longo da coluna vertebral.
- Contra a celulite, siga a receita abaixo: Prepare um óleo de massagem anticelulite e circulatório com 20% de óleos essenciais:

    4 ml de OE de cedro-do-atlas
    4 ml de OE de cipreste
    4 ml de OE de capim-limão
    Óleo vegetal de amêndoa doce para completar um frasco de 60 ml

NOME LATINO *Cymbopogon flexuosus, C. citratus*

FAMÍLIA *Poaceae*

OUTROS NOMES capim-santo, lemongrass

PROPRIEDADES
- Reequilibrante neurovegetativo
- Vasodilatador
- Anticelulite
- Anti-inflamatório e remineralizante

A PLANTA E SUA HISTÓRIA

Chamado também de verbena-da-índia ou citronela-da-índia, o capim-limão é uma planta herbácea perene em que os tufos de folhas atingem 1,50 m de altura. Ele brota em regiões tropicais – Índia, Oriente e Madagascar (*Cymbopogon citratus*), e América do Sul e Haiti (*C. flexuosus*). Com seu forte odor cítrico, o capim-limão é muito utilizado na gastronomia oriental (frango à citronela) e na perfumaria, devido ao óleo essencial. Em Madagascar, ele é plantado para estabilizar o solo de terrenos em declive, devido à rede formada por suas raízes.

PARTES DESTILADAS
As partes aéreas

PRINCÍPIOS ATIVOS
OE de *C. citratus*: aldeídos (*citrais: neral 30% e geranial 30%*), monoterpenóis 7% (citronelol, linalol, geraniol), monoterpenos (*mirceno 10%*)

OE de *C. flexuosus*, próximo da verbena de Yunnan (*Litsea citrata*): aldeídos (*citrais: neral 30%, geranial 45%, farnesal*), monoterpenóis 5% (α-terpenol, borneol, nerol, geraniol), sesquiterpenóis 10% (*farnesol*)

PAÍSES PRODUTORES
Madagascar, Indonésia, Nepal, China, Índia (*C. citratus*), América do Sul, África, Haiti (*C. flexuosus*)

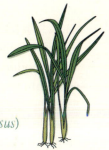

COR
De amarelo denso a verde-claro

ODOR
Cítrico, amargo

ASSOCIAÇÕES POSSÍVEIS
Com os OE de eucalipto citriodora (*Eucalyptus citriodora*), gaulthéria odorata (*Gaultheria fragrantissima*), katrafay (*Cedrelopsis grevei*) e citronela com mirceno (*Cymbopogon citratus* qt mirceno), misturados e diluídos em óleo vegetal de arnica (*Arnica montana*) ou tamanu (*Calophyllum inophyllum*), contra as dores da artrose e a desmineralização.

CEDRO-DO-ATLAS

Grande árvore majestosa da região mediterrânea (Líbano, Marrocos), o cedro é venerado desde a Antiguidade pela qualidade da madeira, que é muito resistente. Seu óleo essencial é um ótimo remédio para a celulite, atuando também como antisséptico respiratório.

SUAS PROPRIEDADES

• O óleo essencial de cedro-do-atlas é um **poderoso antisséptico das vias respiratórias** e do trato geniturinário. É também tônico venoso e linfático, **em caso de congestão ou de estase venosa** ou linfática. Eficaz ainda como redutor de gordura em aplicação local, por exemplo, contra a celulite. Muito indicado para drenagem linfática, como parte da composição de um óleo de massagem (**ver receita ao lado**).

• Ele tem uma **ação benéfica contra a arteriosclerose**, protegendo o sistema arterial e tendo *a priori* ação regeneradora sobre os tecidos vasculares. Favorece também a cicatrização.

• Pode descongestionar a próstata. Em dermatologia, pode-se explorar sua ação antisséptica e anticoceira, **contra psoríase e eczema**, por exemplo. É também um antitraças eficaz.

• Do ponto de vista emocional, são atribuídas a ele propriedades de apoio e de resistência a eventos angustiantes.

COMO UTILIZAR

• **Uso externo:** dilua o óleo essencial de cedro a 20% em óleo vegetal (de jojoba, macadâmia ou outro) para fazer uma base de massagem. Pode ser utilizado em difusão ou inalação (2 gotas em uma vasilha de água quente). Contra traças ou insetos, pingue 1 a 2 gotas sobre um pedaço de pedra-pomes ou de madeira de cedro, que deverá ficar dentro dos armários.

CONTRAINDICAÇÕES E CUIDADOS NO USO

Evite o uso interno, pois o óleo essencial de cedro é neurotóxico e abortivo em doses altas. É, portanto, desaconselhável durante a gravidez e o aleitamento, para bebês, ou em caso de antecedentes de cânceres hormonodependentes. Não confunda com o cedro-da-virgínia (*Juniperus virginiana*) ou com o cedro-branco, que cresce no Canadá (*Thuja occidentalis*) e é altamente neurotóxico.

OUTROS USOS

• Pode-se utilizá-lo diluído a 10% em óleo de rícino (*Ricinus communis*) ou de argan (*Argania spinosa*) para tonificar o couro cabeludo.

• Pode-se associá-lo a outros óleos essenciais para fazer um óleo de massagem contra a celulite, seguindo esta receita:

4 ml de OE de cedro-do-atlas
4 ml de OE de cipreste

NOME LATINO *Cedrus atlantica*

FAMÍLIA *Abietaceae*

OUTRO NOME cedro-atlas

PROPRIEDADES
- Anticelulite e "redutor de gordura"
- Tônico venoso e linfático
- Antisséptico respiratório
- Antitraça

4 ml de OE de limão
Óleo vegetal de amêndoa doce em quantidade suficiente para completar um frasco de 60 ml

Atenção: não aplique essa mistura na pele antes de se expor ao sol, porque ela é fotossensibilizante.

A PLANTA E SUA HISTÓRIA

O cedro-do-atlas é uma árvore enorme que pode chegar a 50 m de altura e à idade venerável de 1.500 anos ou mais. Sua madeira é muito resistente e vermelho-amarronzada, e era utilizada por civilizações do Oriente Médio (Assíria, Egito) para a construção de palácios, embarcações, móveis e sarcófagos. Atribuem-lhe a virtude da incorruptibilidade, o que confirma a resistência de alguns vestígios arqueológicos. É símbolo de longevidade e de solidez. Existem duas outras espécies: o cedro-do-líbano (*Cedrus Libani*) e o cedro-do-himalaia (*Cedrus deodara*), originário do Nepal e da Índia.

PARTES DESTILADAS
A madeira

PRINCÍPIOS ATIVOS
Sesquiterpenos (α-, β-e γ-himacalenos: respectivamente 15-20%, 40-50% e 10%, longifoleno, α-cedreno), sesquiterpenonas (cis-e trans-α-, β-e γ-atlantonas, no total 5-6%), sesquiterpineóis (cedrol, calamenol, atlantol etc.)

PAÍS PRODUTOR
Norte da África (Marrocos)

COR
Amarelo

ODOR
Resinoso, quente, amadeirado, balsâmico

ASSOCIAÇÕES POSSÍVEIS
Por seus efeitos contra gorduras, com os OE de citrinos: raspas de limão (*Citrus limonum*), laranja (*Citrus sinensis*), grapefruit (*Citrus x paradisii*) e tangerina (*Citrus reticulata*). Para fazer um óleo de massagem anticelulite, com o OE de cipreste (*Cupressus sempervirens*), mas evitando a exposição ao sol depois da aplicação.

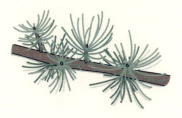

CIPRESTE

Originária da Europa Meridional, essa conífera é identificada por sua ramagem sempre verde, que fornece um óleo essencial que é, sem dúvida, o mais eficaz para tratar problemas da circulação venosa. É também um remédio imbatível contra tosses rebeldes.

SUAS PROPRIEDADES

- O óleo essencial de cipreste tem ação descongestionante sobre a próstata, assim como nos sistemas nervoso e linfático; é indicado também em caso de problemas de **adenoma de próstata, hemorroidas e varizes.**
- Tem ação **vasoconstritora** e facilita a **absorção de edemas dos membros inferiores** e de **celulites**, por exemplo, ao ser incorporado a óleo de massagem destinado a drenagem linfática.
- É anti-infeccioso, antibacteriano e antifúngico para o trato respiratório, e **indicado em caso de problemas otorrinolaringológicos** (bronquite, faringite e laringite). Ele é recomendado principalmente **contra tosses persistentes.**
- Tem também **efeito estrogênico** (imita os efeitos dos hormônios femininos) e pode fazer descer a menstruação.
- Do ponto de vista emocional, o óleo essencial de cipreste permite a quem o usa centrar-se e reforçar sua natureza. Regulariza o sistema neurovegetativo e é **indicado** para crianças **em caso de enurese** (xixi na cama).

COMO UTILIZAR

- **Uso interno:** tome 1 a 2 gotas, 3 vezes por dia, em um suporte neutro, ou seja, 1 colher (chá) de mel, azeite ou pasta de amêndoa, ou ainda em miolo de pão ou cápsula de acerola, durante 7 dias.
- **Uso externo:** unte com ele os trajetos venosos, a região pélvica ou o períneo (em caso de congestões, principalmente), de preferência diluído a 20% em óleo vegetal.

CONTRAINDICAÇÕES E CUIDADOS NO USO

Hiperestrogenia, mastose, cânceres hormonodependentes, gravidez e aleitamento.

OUTROS USOS

Contra a enurese ou o aumento da próstata, dilua de 2 a 3 gotas de óleo essencial de cipreste em 1 colher (chá) de óleo de amêndoa doce e aplique 1 a 2 vezes por dia no baixo-ventre.

NOME LATINO *Cupressus sempervirens*

FAMÍLIA *Cupressaceae*

OUTROS NOMES cedro-bastardo, cipreste-comum, cipreste-da-itália

PROPRIEDADES
- Tônico venoso e linfático
- Anticelulite
- Descongestionante da próstata
- Antitússico

A PLANTA E SUA HISTÓRIA

O cipreste é uma grande conífera que chega a 50 m de altura. Há muitos séculos, ele é cultivado para proteger áreas do vento ou da poluição. Apresenta pequenas folhas verde-escuras e suas flores dão frutos chamados "pinhas", que são utilizados em fitoterapia contra problemas de circulação. É plantado também nos cemitérios dos países mediterrâneos e é, por isso, associado ao luto, à eternidade, à vida depois da morte (*sempervirens*, em latim, significa "sempre verde") e a Plutão, o deus dos infernos.

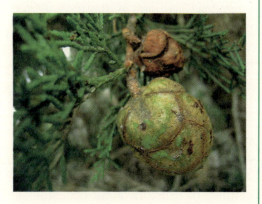

PARTES DESTILADAS
Os ramos e as pinhas

PRINCÍPIOS ATIVOS
Monoterpenos (α-pineno 55%, δ-3-careno 20-25%, terpinoleno, limoneno), sesquiterpineóis (α-terpineol, cedrol, linalol), ésteres (*acetato de terpenila*)

PAÍSES PRODUTORES
Países da bacia do Mediterrâneo, França, Espanha, Marrocos

COR
Marrom-claro

ODOR
Resinoso, amadeirado

ASSOCIAÇÕES POSSÍVEIS
Com os OE de cedro-do-atlas (*Cedrus atlantica*), limão (*Citrus limonum*) e hortelã-pimenta (*Mentha x piperita*), em óleo de massagem, contra insuficiência venosa e celulite.

CITRONELA-DO-CEILÃO

OU CITRONELA-DE-JAVA

A citronela é referência como repelente, porque afasta eficazmente os insetos. Também é um anti-inflamatório notável contra reumatismos e tendinites.

SUAS PROPRIEDADES

- Inseticida eficaz, o óleo essencial de citronela é antes de tudo conhecido por **afastar mosquitos** e outros insetos, passado no corpo ou em difusão. Para aumentar sua ação, pode ser associado a outros óleos essenciais repelentes **(ver ao lado)**.
- Suas propriedades anti-inflamatórias são bem menos conhecidas: ele é um **excelente analgésico percutâneo**, que pode ser indicado contra **tendinites, dores articulares, musculares** (reumatismo, por exemplo) e da artrite. Pode ser usado localmente em casos de picadas de insetos para **aliviar a coceira**.
- Ótimo antiespasmódico, é indicado diluído em aplicação local no baixo-ventre **contra dores pélvicas** (como a congestão da pelve, principalmente).
- É também antisséptico e antifúngico, sobretudo em difusão no ar. Apesar de seu perfume não ser sempre apreciado, pode funcionar como ótimo desodorizante.

COMO UTILIZAR

- **Uso externo:** aplique puro no local da dor da tendinite, por exemplo, ou para afastar mosquitos. Para as peles sensíveis, é preferível diluí-lo a 20% em óleo vegetal de jojoba (*Simmondsia chinansis*), macadâmia (*Macadamia integrifolia*) ou de caroço de damasco (*Prunus armeniaca*), antes da aplicação.

CONTRAINDICAÇÕES E CUIDADOS NO USO

Nenhuma contraindicação conhecida, mas deve-se evitar a aplicação dele puro em peles sensíveis. Não use durante os três primeiros meses de gravidez.

RECEITA DE REPELENTE

Prepare em 1 colher (chá) de óleo de amêndoa doce, para afastar mosquitos e piolhos:
  1 gota de OE de lavanda
  1 gota de OE de gerânio-rosa
  1 gota de OE de citronela

Para adultos, aplique essa mistura várias vezes na nuca e em todas as partes descobertas (ombros, braços e pernas). Para crianças a partir de 3 anos, aplique uma gotinha da mistura atrás das orelhas. Para as menores, a água floral de lavanda ou de gerânio também é eficaz em *spray*.

NOME LATINO *Cymbopogon nardus* (Ceilão) ou *C. winterianus* (Java)

FAMÍLIA *Poaceae*

OUTROS NOMES belgata, capim--cheiroso, capim-de-cheiro

PROPRIEDADES
- Repelente contra insetos
- Anti-inflamatório
- Antisséptico das vias aéreas

A PLANTA E SUA HISTÓRIA

As citronelas são grandes ervas vivazes dos países tropicais, que crescem em maços de longas folhas estreitas, podendo atingir 1 m de altura. Além das citronelas do Ceilão e de Java, existem inúmeras outras espécies do gênero *Cymbopogon*, com propriedades e perfumes um pouco diferentes, entre elas o capim-limão, a palmarosa, a citronela-de-madagascar e a citronela com mirceno. A essência de citronela é utilizada há muito tempo para afastar mosquitos, e seu perfume é próximo ao da erva-cidreira das nossas terras, cujo óleo essencial é muito mais caro. Seu uso remonta ao século XVII, época em que o cirurgião militar Nicolas Grimm a experimentou como antisséptico.

PARTES DESTILADAS
A erva

PRINCÍPIOS ATIVOS
A citronela-do-ceilão contém monoterpineóis (*geraniol, citronelol*), aldeídos (*citronelal*), ésteres, fenóis metil-éteres (*isoeugenol ME*)

A citronela-de-java contém aldeídos (*citronelal 30%*), monoterpineóis (*geraniol 20%, citronelol 18%*), monoterpenos (*limoneno, germacreno, β-elemeno*) e ésteres (*acetato de citronelila*)

PAÍSES PRODUTORES
Java (Indonésia), Sri Lanka, Índia

COR
Amarelo-claro

ODOR
Fresco e cítrico, herbáceo

ASSOCIAÇÕES POSSÍVEIS
Com os OE de gerânio (*Pelargonium x asperum*) e lavanda (*Lavandula angustifolia*) contra os insetos, ou de capim-limão (*Cymbopogon fl exuosus*), eucalipto citriodora (*Eucalyptus citriodora*) e katrafay (*Cedrelopsis grevei*), por suas propriedades anti-inflamatórias.

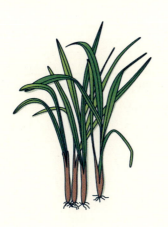

CRAVO

Ótimo remédio para dor de dente, o cravo é também um notável anti-infeccioso – excelente contra inúmeros vírus e bactérias –, anti-inflamatório eficaz e tônico estimulante.

SUAS PROPRIEDADES

• Graças à sua riqueza em eugenol – um anti-infeccioso potente –, o óleo essencial de cravo é **eficaz contra inúmeras infecções virais ou bacterianas**. Indicado contra patologias ligadas às vias respiratórias (bronquite, sinusite, gripe e até tuberculose), aos intestinos (parasitas, diarreia etc.), ao trato urogenital (cistite e salpingite, entre outras) e, ainda, à pele (diluído, contra o herpes-zóster ou herpes, micoses, acne, parasitoses cutâneas e sarna). **Sua poderosa ação anti-infecciosa** pode ser ampliada em associação com tratamentos convencionais, contra infecções graves como amebíase, malária, disenteria, cólera e hepatite viral.

• Ele é **tônico e estimulante** nos planos mental e sexual. Pode ser indicado em **caso de fadiga, cansaço por excesso de trabalho** e queda de tensão arterial (hipotensão).

• O OE de cravo também é tônico para o útero, isto é, **estimula as contrações do músculo uterino** e pode ajudar no parto.

• É ainda um excelente **analgésico dentário** e, diluído, um anti-inflamatório eficaz contra reumatismo, dores artríticas ou até mesmo nevralgias.

COMO UTILIZAR

• **Uso interno:** tome 1 a 2 gotas, 3 vezes por dia, em 1 colher (chá) de mel, azeite ou pasta de amêndoa, ou em miolo de pão ou cápsula de acerola, por 7 dias, no máximo.

• **Uso externo:** dilua em óleo vegetal para aplicação local ou massagem (evite o rosto e não ultrapasse 20% para o corpo).

CONTRAINDICAÇÕES E CUIDADOS NO USO

Ele é desaconselhado durante a gravidez e o aleitamento, assim como para crianças de menos de 7 anos. Não deve ser aplicado puro na pele, porque pode queimar. Tome cuidado se for utilizá-lo. Internamente, não o tome por mais de 7 dias e busque a orientação de um aromaterapeuta.

OUTROS USOS

Em caso de dor de dente ou de abscesso, aplique 1 gota puro localmente, no interior da boca. Lave bem as mãos antes e depois.

NOME LATINO *Eugenia caryophyllata*
(= *E. caryophyllus* = *Syzygium aromaticum*)

FAMÍLIA *Myrtaceae*

OUTROS NOMES cravo-da-índia, giroflê

PROPRIEDADES
- Anti-infeccioso potente
- Anti-inflamatório e analgésico dentário
- Estimulante e tônico

A PLANTA E SUA HISTÓRIA

Como inúmeros condimentos, o cravo chegou a nós no século II pelas rotas do Oriente. Foi objeto de verdadeira guerra comercial nas colônias. Os holandeses caçaram de fato os portugueses das Molucas em 1605 e impuseram um forte monopólio dessa especiaria, até os franceses se posicionarem no oceano Índico, principalmente nas ilhas Maurício e Reunião. Muito usado na cozinha oriental em diversas misturas de condimentos, é empregado também em diversos pratos ocidentais e na receita do pão de especiarias. Os indonésios o utilizam para aromatizar os cigarros *kretek*. Também é conhecido desde o século XVI como analgésico dentário.

PARTES DESTILADAS
O botão floral, chamado "cabecinha de cravo", a folha e o pedúnculo

PRINCÍPIOS ATIVOS
Fenóis (*eugenol 80%*), ésteres (*acetato de eugenila 15%*), sesquiterpenos (*β-cariofileno 5%*). É o pedúnculo que contém mais eugenol (> 90%)

PAÍSES PRODUTORES
Originário das ilhas Molucas e das Filipinas, ele é produzido hoje em muitas regiões tropicais: na Tanzânia, em Zanzibar, em Madagascar, no Brasil e no leste da Índia

COR
Marrom-claro

ODOR
Picante, quente, apimentado

ASSOCIAÇÕES POSSÍVEIS
Com os OE de cúrcuma (*Curcuma longa*), pimenta-preta (*Piper nigrum*) e gengibre (*Zingiber officinale*), principalmente para o trato digestório.

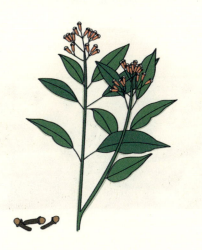

CÚRCUMA

O óleo essencial extraído do rizoma desta planta age principalmente sobre as insuficiências biliares. Recomendado também contra dores localizadas como anti-inflamatório.

SUAS PROPRIEDADES

• O óleo essencial de cúrcuma tem **ação contra o trato digestório**, e mais particularmente sobre o fígado e a vesícula biliar, que ele estimula e regenera. Também facilita a **produção de bile** (ação chamada colerética) em caso de insuficiência. Excelente digestivo, **alivia as inflamações das mucosas** do estômago e dos intestinos. Especialmente indicado em caso de inflamação do cólon, peso no estômago ou estufamentos. É ainda **carminativo** (favorece a eliminação de gases) e **vermífugo** – é eficaz contra os vermes parasitas intestinais.

• É também um **anti-inflamatório** que pode ser usado em aplicação local como analgésico, em caso de dores reumáticas, articulares e musculares, ou de cãibras. Tem **efeito calmante** sobre afecções da pele (acne, eczema).

COMO UTILIZAR

• **Uso interno:** tome 1 a 2 gotas, 2 vezes por dia, em 1 colher (chá) de azeite, pasta de gergelim ou mel, ou em drágea neutra, durante 7 dias.

• **Uso externo:** aplique localmente na pele, de preferência diluído a 20%, em óleo vegetal como o de amêndoa doce (*Prunus dulcis*), por exemplo, na região do fígado, ou em áreas doloridas, eventualmente associado a outros óleos essenciais **(ver a seguir)**.

CONTRAINDICAÇÕES E CUIDADOS NO USO

Desaconselhado para mulheres grávidas, lactantes, bebês e crianças pequenas. Neurotóxico e abortivo em doses altas. Em caso de dúvida, consulte um especialista.

OUTROS USOS

Para estimular o sistema digestório, siga a receita abaixo.
Misture 1 colher (chá) de azeite com:
    1 gota de OE de cúrcuma fresca
    1 gota de OE de pimenta-preta
    1 gota de OE de canela
Tome 2 vezes por dia, durante 7 dias.

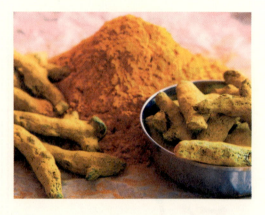

NOME LATINO *Curcuma longa*

FAMÍLIA *Zingiberaceae*

OUTROS NOMES açafrão-da-índia, açafrão-da-terra

PROPRIEDADES
- Estimulante digestivo e hepático
- Anti-inflamatório
- Vermífugo
- Analgésico

A PLANTA E SUA HISTÓRIA

Utilizado como condimento, tintura e planta medicinal há quase 3 mil anos, a cúrcuma é uma planta aparentada com o gengibre. Sua longa história segue a da rota das especiarias. Nos nossos dias, ela é usada na cozinha sob a forma de pó, principalmente na Índia, assim como nas ilhas do oceano Índico (Reunião, Madagascar). É ingrediente do famoso *curry*, que reúne diversos condimentos orientais. Suas propriedades digestivas são conhecidas há muito tempo, mas hoje ela adquiriu popularidade também por suas propriedades antioxidantes, e ao provar que é benéfico para a prevenção do câncer e de doenças neurodegenerativas.

PARTES DESTILADAS
O rizoma seco. Existe um OE extraído do rizoma fresco, que é mais potente

PRINCÍPIOS ATIVOS
Sesquiterpenos (*zingibereno*), monoterpenos, cetonas sesquiterpênicas (*α-, β- e ar-turmeronas até 60%*)

PAÍSES PRODUTORES
Índia, Madagascar

COR
Amarelo

ODOR
Adocicado, um pouco amadeirado

ASSOCIAÇÕES POSSÍVEIS
Com outros óleos essenciais anti-inflamatórios, como os de katrafay (*Cedrelopsis grevei*), pimenta-preta (*Piper nigrum*), eucalipto citriodora (*Eucalyptus citriodora*) e gaulthéria odorata (*Gaultheria fragrantissima*), em uma base de óleo vegetal de arnica (*Arnica montana*) ou de tamanu (*Calophyllum inophyllum*), por exemplo.

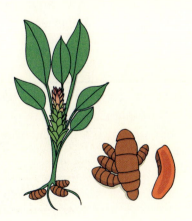

ESPRUCE NEGRO

Como todos os óleos essenciais extraídos de coníferas, o de espruce negro é estimulante das glândulas suprarrenais. É também, sem dúvida, o que oferece o melhor efeito "cortisônico" contra estados de fadiga e esgotamento. Além disso, é anti-infeccioso respiratório, antiparasitário e anti-inflamatório.

SUAS PROPRIEDADES

• O óleo essencial de espruce negro é **antes de tudo tônico e estimula as defesas imunológicas**, assim como as glândulas suprarrenais (por seu efeito cortisônico) **em caso de fadiga e de astenia**, ou seja, esgotamento. Em especial, **em caso de problemas da tireoide**, as glândulas corticossuprarrenais revezam-se para resistir à fadiga resultante, e é preciso fortalecê-las, principalmente com o óleo essencial de espruce negro.

• Ele é **anti-infeccioso das vias respiratórias** (bronquite, sinusite etc.). É também **antisséptico intestinal**, com ação antiparasitária e antifúngica (contra candidíases, principalmente). Indicado ainda **para problemas de pele**, como acne, psoríase, micoses e eczema.

• É anti-inflamatório em aplicação local **contra dores musculares e articulares**, podendo ser empregado também **contra inflamações da próstata**, em caso de congestão (aplicado no baixo-ventre ou no períneo). É, enfim, um **ótimo antiespasmódico**.

COMO UTILIZAR

• **Uso externo:** aplique puro ao longo da coluna vertebral ou na região do plexo solar, bem como em dores reumáticas. Em peles sensíveis, é preferível diluí-lo a 20%, em sinergia com outros óleos essenciais anti-inflamatórios ou tônicos **(ver abaixo)**, em uma base de massagem, como, por exemplo, óleo de arnica (*Arnica montana*). É benéfico também em difusão para purificar o ar.

CONTRAINDICAÇÕES E CUIDADOS NO USO

Nenhuma contraindicação conhecida, mas deve ser evitado durante os três primeiros meses de gravidez e no aleitamento, e para crianças de menos de 7 anos.

OUTROS USOS

Em caso de fadiga ou de esgotamento por excesso de trabalho, o óleo essencial de espruce negro permite tomar um novo fôlego com a aplicação de 1 a 2 gotas na lombar (mais precisamente na altura dos rins), friccionando essa região com os punhos fechados. Também pode-se pingar 10 gotas em uma bucha de gel neutro para banho a fim de obter um banho tônico e particularmente revigorante.

NOME LATINO *Picea mariana*

FAMÍLIA *Abietaceae*

PROPRIEDADES
- Tônico, estimulante, antifadiga
- Anti-inflamatório
- Anti-infeccioso das vias respiratórias
- Antiparasitário

A PLANTA E SUA HISTÓRIA

Esta pequena conífera, com cerca de 15 m de altura, é uma árvore típica do norte do Canadá, crescendo em zonas turfeiras. Os índios da América do Norte sempre a utilizaram contra o escorbuto e friagens, e em unguento contra dores e feridas. Nessa região, existem muitas espécies de espruces. De composição bem próxima, é no plano energético que seu uso difere. Além do espruce negro, o mais conhecido, existe o espruce branco (*Picea alba* ou *P. glauca*), o espruce azul (*P. pungens*) e o espruce vermelho (*P. rubens*), as duas últimas espécies dotadas de propriedades analgésicas superiores.

PARTES DESTILADAS
As agulhas

PRINCÍPIOS ATIVOS
Monoterpenos (α-pineno 15%, β-pineno 3%, δ-3 careno 7%, canfeno 20%, mirceno 3%, limoneno 4%), ésteres (*acetato de bornila 30%*), monoterpineóis (*borneol*), óxidos, sesquiterpenos

PAÍSES PRODUTORES
América do Norte

COR
De incolor a âmbar

ODOR
Fortemente resinoso

ASSOCIAÇÕES POSSÍVEIS
Com os OE de outros espruces (branco, vermelho ou azul), de pinheiro-silvestre (*Pinus sylvester*) ou ainda de pinheiro-bravo (*P. pinaster*), para se obter uma sinergia tônica.

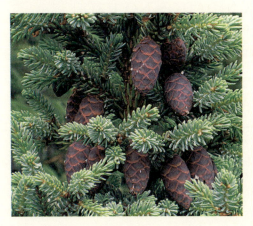

ESTEVA

Arbusto característico da flora córsica, a esteva produz um óleo essencial raro, particularmente indicado para estancar sangramentos e cicatrizar ou regenerar a pele. Além disso, tem se mostrado útil no tratamento de doenças autoimunes.

SUAS PROPRIEDADES
• **O óleo essencial de esteva** é anti-hemorrágico e cicatrizante: é o remédio dos primeiros socorros a que se pode recorrer **para estancar rapidamente sangramentos**. É notável também para **facilitar a regeneração da pele** (contra rugas e estrias, por exemplo) e para tratar diferentes problemas cutâneos, como acne, intertrigo e psoríase. Por seu **efeito antienvelhecimento**, ele também previne contra arterites.

• É **antiviral**, por isso indicado no tratamento de doenças como varicela, gripe e sarampo. Ele apresenta outras propriedades dignas de nota para a saúde do sistema imunológico: a esteva tem efeito imunomodulante, isto é, **modera as reações inflamatórias e imunitárias do organismo**. Estão em curso pesquisas científicas para avaliar sua eficácia no tratamento de patologias autoimunes (poliartrite reumatoide, doença de Crohn, esclerose múltipla etc.) em que o sistema imunológico se volta contra o organismo.

• **Enfim, o óleo essencial de esteva regula o sistema nervoso autônomo**: é eficaz em caso de distonia neurovegetativa, isto é, distúrbios de funções vitais – problemas digestivos, palpitações etc. – de origem nervosa. É também neuroestimulante: indicado em caso de insônia ou de esgotamento.

COMO UTILIZAR
• **Uso interno:** durante 7 dias, tome 1 a 2 gotas, 3 vezes por dia, em suporte neutro como 1 colher (chá) de pasta de amêndoa, mel ou azeite, ou em miolo de pão ou cápsula de acerola.

• **Uso externo:** aplique 2 gotas puras sobre o local do corte, 2 a 4 vezes por dia. Pode ser diluído a 20% (a 5% para cuidados com o rosto) em óleo vegetal para obter um óleo para cuidar da pele.

CONTRAINDICAÇÕES E CUIDADOS NO USO
Nenhuma contraindicação conhecida, mas deve-se evitá-lo durante os três primeiros meses de gravidez. Não usar em casos de tratamentos com anticoagulantes.

OUTROS USOS
Como para o óleo essencial de pau-rosa (*Aniba rosaeodora*) ou de ho wood (*Cinnamomum camphora* qt linalol), é possível pingar 1 gota de óleo essencial de esteva no seu creme diurno para obter um antirrugas.

NOME LATINO *Cistus ladaniferus*
(= *C. ladanifer*)

FAMÍLIA *Cistaceae*

OUTRO NOME cisto

PROPRIEDADES
- Anti-hemorrágico
- Cicatrizante e regenerador da pele
- Imunomodulador

A PLANTA E SUA HISTÓRIA
Na paisagem córsica, a esteva é um arbusto típico da flora mediterrânea. Atinge 2,50 m de altura, tem folhas lanceoladas de um verde brilhante, com a parte inferior esbranquiçada, e grandes flores brancas (que chegam a 10 cm de diâmetro) com cinco pétalas, com uma mancha rosa ou vermelha na base. A esteva era muito utilizada na Antiguidade em certos rituais religiosos, e também em produtos de beleza. Apesar do preço elevado, seu óleo essencial tornou-se hoje um dos remédios insubstituíveis da aromaterapia.

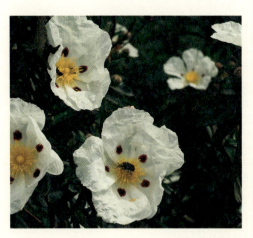

PARTES DESTILADAS
Os ramos folhosos

PRINCÍPIOS ATIVOS
Monoterpenos (α-pineno 35-40%, canfeno, limoneno, paracimeno etc.), monoterpineóis (*cânfora-de-bornéu 3%, viridiflorol, transpinocarveol*), ésteres (*acetato de bornila 3%, de linalila etc.*), aldeídos, fenóis, cetonas (*isopinocanfona, pinocarvona*), ácidos

PAÍSES PRODUTORES
Originária da Córsega e portanto mediterrânea, a esteva é plantada hoje na França, em Portugal e na Espanha

COR
Incolor

ODOR
Forte, apimentado, condimentado, ambarado

ASSOCIAÇÕES POSSÍVEIS
Com os OE de ho wood (*Cinnamomum camphora* qt linalol), rosa-damascena (*Rosa damascena*), gerânio-rosa (*Pelargonium x asperum*) e rosa-mosqueta do Chile (*Rosa rubiginosa*), para obter um óleo de massagem para retardar o envelhecimento da pele.

ESTRAGÃO

Próximo do manjericão por sua composição, o estragão fornece um óleo essencial cujas propriedades são similares: digestivo, carminativo, anti--infeccioso e sobretudo antiespasmódico. Também é recomendado para pessoas predispostas a alergias.

SUAS PROPRIEDADES

• O óleo essencial de estragão é conhecido antes de tudo como digestivo, e é **indicado em caso de colite, estufamentos e dispepsia. Estimula o fígado e a digestão.** Por outro lado, é antibacteriano e antiviral, e recomendado contra infecções intestinais e fermentações.

• É **antialérgico e antiespasmódico. Regulariza o sistema neurovegetativo** (que controla as funções vitais) e age desse modo eficazmente sobre a distonia neurovegetativa, atenuando sintomas digestivos (constipação, diarreia, espasmos intestinais, aerofagia) e agindo contra enjoo de movimento (náuseas e vômitos), espasmofilia e espasmos associados à síndrome da tensão pré-menstrual.

• Suas propriedades antiespasmódicas produzem um bom efeito anti-inflamatório, que **acalma espasmos e cãibras musculares**, contraturas e dor ciática ou neurite.

• No plano emocional e psíquico, seu efeito é relaxante e ansiolítico, **útil em caso de estresse e nervosismo.**

COMO UTILIZAR

• **Uso interno:** tome 1 a 2 gotas, 3 vezes por dia, em um suporte neutro, isto é, 1 colher (chá) de mel, azeite ou pasta de amêndoa, ou em miolo de pão ou cápsula de acerola, durante 7 dias.
Pode-se também pingar 1 a 2 gotas no molho de salada.

• **Uso externo:** aplique puro na região do plexo solar ou passe-o no abdome, de preferência diluído a 20% para evitar qualquer irritação.

CONTRAINDICAÇÕES E CUIDADOS NO USO

Nenhuma contraindicação conhecida, mas deve ser evitado durante os três primeiros meses de gravidez. Às vezes é irritante quando aplicado puro, e aconselha-se nesse caso a diluição a 50% ou, ao menos, a 20%.

OUTROS USOS

Em caso de alergia, faça a difusão do óleo essencial de estragão no recinto, use-o em inalações ou aspire um frasco do produto. Com o polegar, aplique 1 gota no céu da boca.

NOME LATINO *Artemisia dracunculus*

FAMÍLIA *Asteraceae*

OUTROS NOMES erva-dragão, erva-de-dragão

PROPRIEDADES
- Digestivo e antiestufamentos
- Antiespasmódico potente
- Antienjoo
- Antialérgico

A PLANTA E SUA HISTÓRIA

O estragão é conhecido desde a Idade Média na Europa como aperitivo, digestivo e antiespasmódico. É relatado na mesma época por grandes médicos árabes. É uma planta herbácea vivaz, com cerca de 1 m de altura, que apresenta cachos de flores nas extremidades. As folhas lanceoladas são usadas na cozinha como condimento (em molhos, sobretudo), mas antigamente ele era empregado também para melhorar o sono – por suas propriedades sedativas – e até mesmo contra a epilepsia. Tinha além disso a fama de curar picadas de cobras e era chamado às vezes de erva-de-dragões, derivado de seu nome latino (*A. dracunculus*).

PARTES DESTILADAS
As extremidades floridas

PRINCÍPIOS ATIVOS
Monoterpenos (*limoneno 3%, cis- e trans-β-ocimeno 10% cada*), fenóis metil-éteres (*chavicol ME até 80%*), cumarinas (*fracas*)

PAÍSES PRODUTORES
Originário da Ásia Central, é produzido hoje no mundo inteiro (Europa, Norte da África, Oriente Médio, Ásia)

COR
Incolor

ODOR
Anisado

ASSOCIAÇÕES POSSÍVEIS
Em sinergia contra problemas digestivos, com os OE de manjericão (*Ocimum basilicum*), de sementes de angélica (*Angelica archangelica*) e de hortelã-pimenta (*Mentha x piperita*).

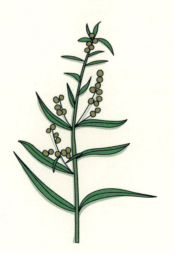

EUCALIPTO CITRIODORA

O óleo essencial de eucalipto citriodora goza de uma reputação crescente, sendo, juntamente com a gaulthéria, muito utilizado para aliviar dores articulares musculares. É também um antifúngico eficaz.

SUAS PROPRIEDADES

- O óleo essencial de eucalipto citriodora é antes de tudo um excelente **anti-inflamatório**: eficaz **contra dores musculares e articulares**, reumatismo, artrite e poliartrite reumatoide, em sinergia com outros óleos essenciais **(ver ao lado)**.
- Suas propriedades anti-inflamatórias são também eficazes **contra coceiras cutâneas** (herpes-zóster, prurido e picadas de insetos). O óleo essencial de eucalipto citriodora é, além disso, antifúngico e age contra micoses.
- Repelente, **afasta os mosquitos** como o óleo essencial de citronela – com perfume semelhante –, assim como outros insetos indesejáveis.
- Como acontece com os outros eucaliptos, sua ação anti-inflamatória e anti-infecciosa é especialmente eficaz no **trato urogenital (cistites, vaginites** ou flores-brancas).
- Do ponto de vista emocional, ele é mais **relaxante**, enquanto no plano psíquico é um tônico cerebral e estimulante. É **sedativo e hipotensivo** (reduz problemas cardíacos: hipertensão, pericardite e doença coronariana).

COMO UTILIZAR

- **Uso interno:** tome 1 a 2 gotas, 3 vezes por dia, em suporte neutro, isto é, 1 colher (chá) de mel, azeite ou pasta de amêndoa, ou em miolo de pão ou cápsula de acerola.
- **Uso externo:** é sobretudo em uso externo que ele desempenha um papel importante. Aplique puro sobre a dor local, massageando ligeiramente. Ou em óleo de massagem para o corpo, por exemplo, óleo de arnica (*Arnica montana*), com 20% de outros óleos essenciais.

CONTRAINDICAÇÕES E CUIDADOS NO USO

Nenhuma contraindicação conhecida, mas deve ser evitado durante os três primeiros meses de gravidez.

OUTROS USOS

Para óleo de massagem anti-inflamatório contra equimoses, siga a receita abaixo:

5 ml de OE de eucalipto citriodora
6 ml de OE de gaulthéria
1 ml de OE de helicriso italiano
Óleo vegetal de arnica qsp 60 ml

NOME LATINO *Eucalyptus citriodora*
(= *Corymbia citriodora*)

FAMÍLIA *Myrtaceae*

PROPRIEDADES
- Anti-inflamatório e antiespasmódico
- Repelente
- Anticoceiras
- Antifúngico

A PLANTA E SUA HISTÓRIA

O eucalipto citriodora, originário do nordeste da Austrália, mas amplamente espalhado pelo mundo (Europa Meridional, China, América do Sul), é uma árvore grande (50 m) de silhueta esguia, com folhas verdes longas e estreitas, que nascem em ramos avermelhados e liberam um perfume cítrico quando esfregadas. Ele se distingue dos outros eucaliptos por suas flores creme e seus frutos (semelhantes a pimenteiros em miniatura) agrupados em buquês radiados. Os eucaliptos têm sido usados desde épocas remotas pelos aborígenes contra febre ou resfriados, ou para curar feridas.

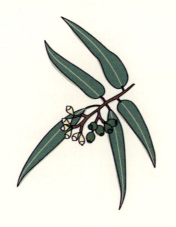

PARTES DESTILADAS
As folhas

PRINCÍPIOS ATIVOS
Monoterpenais (*citronelal até 70%*), monoterpineóis (*citronelol 5-10%, isopulegol 10%*), ésteres (*acetato de citronelila*), sesquiterpenos (*β-cariofileno*)

PAÍSES PRODUTORES
Originário da Austrália, é produzido hoje em Madagascar, na Índia e no Vietnã

COR
De incolor a amarelo-claro

ODOR
Cítrico, fresco

ASSOCIAÇÕES POSSÍVEIS
Com os OE de gaulthéria odorata (*Gaultheria fragrantissima*), helicriso italiano (*Helichrysum italicum*) e citronela (*Cymbopogon winterianus*), em sinergia anti-inflamatória, e também com gerânio-rosa (*Pelargonium x asperum*) para afastar mosquitos.

EUCALIPTO GLOBULUS

Muito conhecido por sua eficácia em problemas do trato respiratório, o eucalipto globulus aclimata-se muito bem na região mediterrânea, onde prospera desde sua implantação no século XVIII para drenar áreas pantanosas. Seu óleo essencial é expectorante e anti-infeccioso.

SUAS PROPRIEDADES

• O óleo essencial de eucalipto globulus age sobretudo na esfera otorrinolaringológica **contra patologias de inverno**. É **remédio fundamental para laringite**, amidalite, bronquite, otite, sinusite e, ainda, rinofaringite. **Expectorante e descongestionante das vias respiratórias** (é mucolítico). Entretanto, é preciso observar seu efeito secante nas mucosas em pessoas sensíveis **(ver as contraindicações ao lado)**.

• Sua ação resulta também de suas propriedades antivirais (contra a gripe, por exemplo), antibacterianas e antifúngicas: é **ativo contra o colibacilo que causa cistites, o estafilococo dourado**, o pneumococo e o estreptococo, e ainda contra fungos como o *Candida albicans*.

• Suas propriedades anti-infecciosas têm efeito também na pele – **contra dermatites** (inflamações cutâneas de origem bacteriana ou micótica). De forma mais moderada, ele é antiparasitário do intestino. Enfim, é repelente, apesar de o eucalipto citriodora ser mais eficaz para afastar insetos.

COMO UTILIZAR

• **Uso interno:** pingue 1 a 2 gotas, 3 vezes por dia, em 1 colher (chá) de mel, azeite ou pasta de amêndoa, durante 7 dias.

• **Uso externo:** faça a difusão para purificar o ar (com um difusor ou um umidificador). Ou dilua em óleo vegetal (a 5%, no máximo, para o rosto, a 20% para o corpo).

CONTRAINDICAÇÕES E CUIDADOS NO USO

Asma (deve-se evitar o uso com os brônquios congestionados), gravidez, aleitamento e crianças pequenas (*Eucalyptus radiata* é mais adaptado para crianças, de preferência passado no peito). Como contém traços de cetonas, o eucalipto globulus pode às vezes provocar ressecamento das mucosas e sintomas asmáticos; é preciso utilizá-lo com cautela.

OUTROS USOS

Em caso de resfriamento, pingue 3 gotas em 1 colher (chá) de óleo de amêndoa doce (*Prunus dulcis*) para aplicação no tórax, nas costas, na garganta ou em volta das orelhas, segundo a necessidade.

NOME LATINO *Eucalyptus globulus*

FAMÍLIA *Myrtaceae*

OUTRO NOME eucalipto comum

PROPRIEDADES
- Expectorante e antisséptico respiratório
- Antibacteriano e antiviral
- Antifúngico

A PLANTA E SUA HISTÓRIA

Esta grande árvore (50 m de altura) é identificada por sua casca cinza-azulada e as longas folhas lanceoladas, cinza-azuladas, aromáticas. As flores, solitárias, dão frutos em forma de caixinhas cônicas. Originário da Austrália, este eucalipto foi introduzido na Europa Meridional no século XVIII para combater a malária. Como ele absorve muita água, isso permitiu que drenasse inúmeras áreas pantanosas, reduzindo assim a população de mosquitos. Desde essa época, a madeira do eucalipto passou a ser destinada à indústria de papel. Mas seu desenvolvimento se fez em detrimento de espécies nativas. O óleo essencial já era utilizado no século XIX como desinfetante, e entra na formulação de muitos produtos de higiene, graças à sua eficácia antisséptica associada ao custo baixo.

PARTES DESTILADAS
As folhas

PRINCÍPIOS ATIVOS
Óxidos (*1,8 cineol ou eucaliptol 70%-90%*), sesquiterpenos (*aromadendreno*), monoterpenos (*paracimeno 5-10%, α-pineno 5-10%, limoneno 5-10%*), monoterpineóis, sesquiterpineóis, cetonas (*traços apenas*)

PAÍSES PRODUTORES
Originário da Austrália, é produzido hoje no mundo inteiro, mais particularmente na Espanha, Portugal, China, África, Madagascar e América do Sul (Equador)

COR
De incolor a amarelo-claro

ODOR
Fresco (*eucaliptol*)

ASSOCIAÇÕES POSSÍVEIS
Com outros OE respiratórios, como ravintsara (*Cinnamomum camphora* qt 1,8 cineol), saro (*Cinnamosma fragrans*) e eucalipto radiata (*Eucalyptus radiata*).

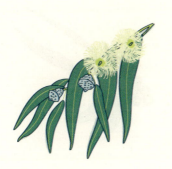

EUCALIPTO RADIATA

Muito conhecido por sua ação no trato respiratório, o eucalipto radiata é um antiviral eficaz contra a gripe e a bronquite; mais suave e menos expectorante que o eucalipto globulus, é mais adaptado para crianças, em uso externo ou em difusão.

SUAS PROPRIEDADES

- O óleo essencial de eucalipto radiata **age no conjunto das vias respiratórias**, em problemas como laringite, bronquite, otite, sinusite e rinofaringite. **Contra otites infantis**, recomenda-se passá-lo em volta do pavilhão da orelha.
- Tem **ação expectorante** (mais suave que a do eucalipto globulus, o que o torna mais fácil de empregar), principalmente nas **tosses produtivas**. Suas **propriedades anti-infecciosas são extensas**: ele é eficaz contra vírus (gripe), bactérias e fungos; também lhe é atribuída ação estimulante sobre as defesas imunológicas. É recomendado em difusão para desinfetar o ambiente, principalmente em período de epidemia.
- Além disso, é ativo **contra infecções urogenitais**, como flores-brancas e cistites.
- Estimulante no plano psíquico, ele permite recuperar energia em caso de fadiga, mesmo profunda. É um **ótimo tônico**.

COMO UTILIZAR

- **Uso interno:** tome 1 a 2 gotas, 3 vezes por dia, em 1 colher (chá) de mel, azeite ou pasta de amêndoa, ou em suporte neutro como cápsula de acerola, durante 7 dias.
- **Uso externo:** em difusão para desinfetar o ambiente (com um difusor ou um umidificador). Ou, em aplicação diluída em óleo vegetal, aplique, no máximo, a 5% para o rosto e a 20% para o corpo.

CONTRAINDICAÇÕES E CUIDADOS NO USO

Nenhuma contraindicação conhecida, mas deve ser evitado durante os três primeiros meses de gravidez. O eucalipto radiata é mais conveniente para crianças pequenas, sobretudo em caso de asma, do que o eucalipto globulus, que pode ressecar demais as mucosas.

OUTROS USOS

Para crianças, misture 3 gotas em 1 colher (chá) de óleo de amêndoa doce (*Prunus dulcis*) e massageie o arco do pé.

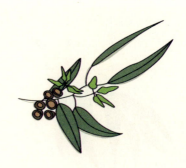

NOME LATINO *Eucalyptus radiata*

FAMÍLIA *Myrtaceae*

OUTRO NOME eucalipto australiano

PROPRIEDADES
- Expectorante e antisséptico respiratório
- Antibacteriano e antiviral
- Imunoestimulante
- Tônico psíquico

A PLANTA E SUA HISTÓRIA

Originário do sudeste da Austrália, o eucalipto radiata não ultrapassa 30 m de altura (tamanho modesto para um eucalipto). Suas folhas de um verde-oliva claro, relativamente largas, emanam perfume de hortelã-pimenta quando esfregadas, e os frutos, semelhantes a pimentas pequenas, são característicos. São conhecidas mais de setecentas espécies de eucalipto, na maior parte endêmicas da flora australiana, exceto alguns do Sudeste Asiático. Inúmeras espécies fornecem óleos essenciais dignos de nota: além do eucalipto citriodora (pág. 84) e do eucalipto globulus (pág. 86), podemos citar o eucalipto polibractea qt criptona (pág. 185) – que é antipalúdico –, o eucalipto-hortelã (pág. 183) – mais eficaz contra as infecções respiratórias – e o eucalipto staigeriana (pág. 186) – que age no plano psíquico.

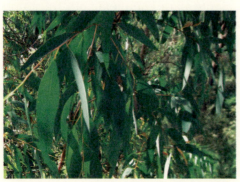

PARTES DESTILADAS
As folhas

PRINCÍPIOS ATIVOS
Óxidos (*1,8 cineol ou eucaliptol a 60-70%*), monoterpineóis (*α-terpineol 10%, terpineno-4-ol*), monoterpenais (*geranial, mirtenal etc.*), monoterpenos (*α-pineno 5%, β-mirceno, sabineno*), ésteres (*acetato de α-terpenila 7%*)

PAÍSES PRODUTORES
Originário da Austrália, é produzido hoje no mundo inteiro, mais particularmente na Espanha, Portugal, China, África do Sul, Madagascar e América do Sul (Equador)

COR
Incolor

ODOR
Fresco (*eucaliptol*)

ASSOCIAÇÕES POSSÍVEIS
Com os OE respiratórios, como o de ravintsara (*Cinnamomum camphora* qt 1,8 cineol), mandravasarotra ou saro (*Cinnamosma fragrans*) e eucalipto globulus, para criar sinergia em difusão no ambiente em caso de epidemia.

GAULTHÉRIA

Originária tanto da América do Norte quanto do Nepal, a gaulthéria, também chamada wintergreen, dá um óleo essencial que sem dúvida é o anti-inflamatório mais conhecido do mundo. Com cheiro característico de couro da Rússia, é ideal contra cãibras e tendinites.

SUAS PROPRIEDADES

• O óleo essencial de gaulthéria é um **anti-inflamatório muito eficaz e analgésico percutâneo**. É um instrumento indispensável para aliviar um largo espectro de dores, como as dos espasmos musculares, cãibras, tendinites, de artrose e mesmo de poliartrite reumatoide. Pode também aliviar dores de cabeça (cefaleias e enxaquecas), principalmente quando se originam de problemas hepáticos.

• A gaulthéria odorata (*G. fragrantissima*) **tem efeito drenante nos rins e na vesícula biliar**, e é indicada para prevenir cálculos. O chá-montês (*G. procumbens*) tem **ação regeneradora sobre o fígado**.

• **Antiespasmódico potente**, o chá-montês (*G. procumbens*) pode agir também **em problemas cardiovasculares** (hipertensão arterial, arteriosclerose, doença coronariana, pericardite etc.), enquanto a gaulthéria odorata (*G. fragrantissima*) **pode aliviar particularmente as cólicas renais**.

COMO UTILIZAR

• **Uso externo:** aplique de preferência diluído em óleo vegetal (20% para o corpo), especialmente óleo de hipérico (*Hypericum perforatum*) – evitando exposição ao sol –, ou óleo de arnica (*Arnica montana*).

CONTRAINDICAÇÕES E CUIDADOS NO USO

Alergia aos salicilatos (aspirina e equivalentes). Evite aplicar puro, porque pode irritar peles sensíveis. Desaconselhado também para mulheres grávidas e crianças com menos de 7 anos. Só deve ser usado internamente sob orientação de um aromaterapeuta experimentado.

OUTROS USOS

Para óleo de massagem antitendinite, siga a receita abaixo, com os seguintes óleos essenciais:

  3 ml de OE de gaulthéria
  3 ml de OE de eucalipto citriodora
  3 ml de OE de junípero
  Óleo de arnica, em quantidade suficiente para completar um frasco de 60 ml

Aplique localmente 2 vezes ao dia, durante 7 dias.

NOME LATINO *Gaultheria procumbens* (América do Norte) e *G. fragrantissima* (Nepal)

FAMÍLIA *Ericaceae*

OUTROS NOMES wintergreen, chá-montês

PROPRIEDADES
- Anti-inflamatório potente
- Antirreumático
- Antiespasmódico
- Estimulante do fígado

A PLANTA E SUA HISTÓRIA

O chá-montês (*Gaultheria procumbens*) era uma planta bem conhecida dos ameríndios, que a utilizavam tradicionalmente contra dores e febres. A gaulthéria odorata (*G. fragrantissima*), originária do Nepal, tem propriedades similares. Estes arbustos rastejantes (15-20 cm), próximos de urzes e mirtilos, gostam de regiões úmidas e terrenos ácidos. Suas folhas são perenes, verdes, ovais, e as flores são brancas, em forma de guizos, e dão frutos de um vermelho vivo. O cheiro de aspirina que as folhas exalam quando são quebradas é o mesmo da rainha-dos-prados em flor: ele vem da molécula de salicilato, da qual deriva esse medicamento, também presente nas cascas do salgueiro-branco (*Salix alba*) e da bétula-amarela (*Betula alleghaniensis*) da América do Norte.

PARTES DESTILADAS
As folhas

PRINCÍPIOS ATIVOS
Ésteres (*salicilato de metila a 99%*)

PAÍSES PRODUTORES
Nepal (*G. fragrantissima*), América do Norte (*G. procumbens*)

COR
De amarelo-claro a vermelho

ODOR
Fenólico e medicinal, couro da Rússia

ASSOCIAÇÕES POSSÍVEIS
Para uma sinergia anti-inflamatória, com os OE de katrafay (*Cedrelopsis grevei*), eucalipto citriodora (*Eucalyptus citriodora*), helicriso italiano (*Helichrysum italicum*) e junípero (*Juniperus communis*), em óleo de arnica (*Arnica montana*) ou hipérico (*Hypericum perforatum*).

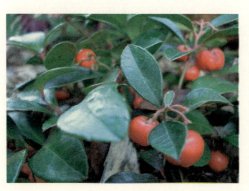

GERÂNIO-ROSA

O gerânio-rosa produz o rei dos óleos essenciais, que associa uma ação circulatória, uma ação dermatológica protetora da pele – o que o torna um antifúngico excepcional – e uma ação repelente para afastar piolhos e mosquitos.

SUAS PROPRIEDADES

- O óleo essencial de gerânio-rosa é um **tônico circulatório** eficaz na **prevenção de varizes**, até mesmo flebite (mas não para flebite instalada!). Hemostático e adstringente, pode **estancar sangramentos**.
- Tem ação anti-inflamatória e pode ser aplicado em **dores tendinomusculares**, em caso de reumatismo ou de artrite. Oferece também propriedades descongestionantes **em hemorroidas, linfoedemas e, ainda, em hipertrofia da próstata**.
- Suas notáveis propriedades antifúngicas e regeneradoras são úteis para **inúmeros problemas de pele**: rugas, micoses, eczema, estrias, acne, queimaduras e cortes. Internamente, também é indicado contra micoses ginecológicas.
- Regulariza o sistema nervoso por seus efeitos calmantes **contra o estresse e o nervosismo**, ou em caso de fadiga nervosa.
- Enfim, é conhecido como **repelente**, porque afasta eficazmente pulgas, piolhos e mosquitos.

COMO UTILIZAR

- **Uso interno:** tome 1 a 2 gotas, 3 vezes por dia, em 1 colher (chá) de mel, azeite ou pasta de amêndoa, ou em cápsula de acerola, durante 7 dias.
- **Uso externo:** dilua em óleo vegetal (a 5%, no máximo, para o rosto, a 20% para o corpo) para aplicação local ou massagem. Pode-se pingar 1 gota na roupa ou na fronha, para afastar insetos.

CONTRAINDICAÇÕES E CUIDADOS NO USO

Nenhuma contraindicação conhecida, mas não é aconselhável durante os três primeiros meses de gravidez. Atenção: em caso de flebite instalada, não aplique nada e procure um médico com urgência.

OUTROS USOS

Aplique 1 gota pura em um corte pequeno para estancar o sangramento, eventualmente com 1 gota de óleo essencial de esteva (*Cistus ladaniferus*).

NOME LATINO *Pelargonium x asperum*

FAMÍLIA *Geraniaceae*

OUTRO NOME gerânio bourbon

PROPRIEDADES
- Eficaz contra problemas de pele
- Antifúngico
- Calmante e antiespasmódico
- Tônico circulatório

A PLANTA E SUA HISTÓRIA

Existem quase quinhentas espécies de gerânios não rústicos (na realidade, pelargônios), que desenvolvem perfumes muito variados – que vão da citronela à hortelã ou ao chocolate. O gerânio-rosa é originário da África. Se a planta selvagem chega a atingir 1,20 m de altura, em mais de trezentas variedades cultivadas algumas não ultrapassam 20 a 30 cm. As folhas são denteadas, as flores têm cinco pétalas rosa, vermelhas ou brancas. Só algumas espécies de gerânios são destiladas por seu óleo essencial – em particular a variedade "bourbon" do gerânio-rosa, originária de Reunião. Mas muitas outras espécies são utilizadas em perfumaria e em cosméticos.

PARTES DESTILADAS
As folhas

PRINCÍPIOS ATIVOS
Monoterpineóis (*citronelol 25-30%, geraniol 10-15%*), ésteres (*25%: formiato e acetato de citronelila, de geranila etc.*), aldeídos (*citrais 1%: geranial, neral*), monoterpenos, sesquiterpenos (*β-cariofileno*), cetonas

PAÍSES PRODUTORES
Ilha Reunião e Madagascar para a variedade "bourbon". É também produzido no Egito e na China

COR
Amarelo, verde-claro

ODOR
De rosa, com um toque de lichia

ASSOCIAÇÕES POSSÍVEIS
Para cuidar da pele, com os OE de ho wood (*Cinnamomum camphora* e linalol), esteva (*Cistus ladaniferus*), patchuli (*Pogostemon cablin*) e palmarosa (*Cymbopogon martinii*), em óleo vegetal de rosa-mosqueta do Chile (*Rosa rubiginosa*).

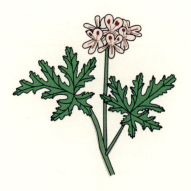

GRAPEFRUIT

Como a da laranjeira-doce, a raspa de grapefruit fornece um óleo essencial muito relaxante e também um bom antisséptico do ar. As duas variedades comuns de grapefruit (a branca e a rosa) são na realidade pomelos (híbridos da verdadeira laranjeira-natal e da laranjeira-doce). Elas apresentam propriedades similares.

SUAS PROPRIEDADES

- **O óleo essencial extraído da raspa** por prensagem a frio é um **ótimo antisséptico do ar** – como os da laranjeira-doce e do limão –, que pode ser amplamente **utilizado em difusão para purificar o ar**. Ele tem ação estimulante sobre o fígado e drenante sobre os rins, além de facilitar a digestão. Tomado internamente, é um **eficaz redutor de gordura**.
- No plano emocional, tem ação bastante estimulante do sistema nervoso e é tônico do ponto de vista da psique. Permite **combater dependências**. Em difusão, é **relaxante**. É um reequilibrante psicológico que aumenta a produção de endorfinas. Ele auxiliaria até mesmo a **amenizar os efeitos do** *jet lag*.
- **Na pele**, é usado como **adstringente e firmador** (é preciso, contudo, evitar a exposição ao sol após a aplicação), e atua em profundidade, principalmente sobre os músculos e os tendões.
- **O óleo extraído das sementes de grapefruit** é um antibiótico natural, anti-infeccioso e tônico dos sistemas venoso e linfático.

COMO UTILIZAR

- **Uso interno:** tomar 1 a 2 gotas do OE da raspa 3 vezes por dia, em 1 colher (chá) de mel, azeite ou pasta de amêndoa, ou em miolo de pão ou cápsula de acerola, durante 7 dias.
- **Uso externo:** dilua a 20% em óleo de massagem, evitando o sol após utilizá-lo. Como estimulante da psique, aplicar puro localmente na região do plexo solar, no lado interno dos pulsos ou no arco do pé. Colocar 2 gotas do OE puro em um difusor para sanear a atmosfera e para relaxar.

CONTRAINDICAÇÕES E CUIDADOS NO USO

Espere 48 horas para se expor ao sol após a aplicação do óleo essencial da raspa de grapefruit, já que ele é fotossensibilizante. Ele é desaconselhado durante os três primeiros meses de gravidez. Por outro lado, evite tomar o óleo extraído das sementes de grapefruit caso esteja fazendo uso de medicamentos.

OUTROS USOS

O óleo extraído das sementes de grapefruit é usado como antibiótico em doses de 20 gotas, 3 vezes por dia, em 1 copo de água, durante 7 dias, ou em aplicação local sobre abscessos, 2 vezes por dia.

NOME LATINO *Citrus grandis* (= *C. maxima*) e *Citrus x paradisii*

FAMÍLIA *Rutaceae*

OUTRO NOME toranja

PROPRIEDADES
- Antisséptico do ar
- Reequilibrante psicológico
- Redutor de gordura
- Firmador da pele

A PLANTA E SUA HISTÓRIA

Como os outros cítricos, a toranjeira é uma árvore de folhas verdes perenes, coriáceas e ovais, e com flores cheirosas. A toranjeira verdadeira (*Citrus maxima*) produz frutos grandes piriformes (10 a 30 cm de diâmetro), com casca muito espessa. O interior deles, amarelo-claro ou esverdeado, é bastante amargo e tem pouco suco. Na Europa, consome-se sobretudo o pomelo (erroneamente chamado de grapefruit), híbrido da toranjeira e da laranjeira-doce. Nativa do Sudeste Asiático, a planta é lamentavelmente sensível a parasitas e é com frequência tratada no país em que é cultivada. Por essa razão, recomenda-se o uso de óleo essencial de grapefruit colhido da agricultura orgânica. Os óleos essenciais das raspas dos cítricos são quimicamente muito próximos, mas cada um tem um perfume específico que, em difusão, pode produzir um efeito que varia de uma espécie para outra.

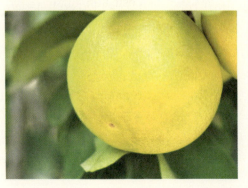

PARTES DESTILADAS
A raspa e as sementes (óleo) por prensagem a frio

PRINCÍPIOS ATIVOS
OE da raspa: monoterpenos (*limoneno > 95%, mirceno 2%*), cetonas sesquiterpênicas, sesquiterpenos (*valenceno*), traços de cumarinas e de furocumarinas, monoterpineóis, aldeídos, ésteres

Óleo extraído das sementes: naringenina, citroflavonoides

PAÍSES PRODUTORES
Região mediterrânea, Israel, América do Sul, Estados Unidos

COR
Amarelo-esverdeado

ODOR
Fresco, açucarado, frutado

ASSOCIAÇÕES POSSÍVEIS
Em associação a outros OE de raspas de cítricos no tratamento da obesidade **(ver receita redutora de gordura, pág. 268)**. Em difusão no ar, associar aos OE de lavanda verdadeira (*Lavandula angustifolia*), pinheiro (*Pinus sylvestris*) e de saro (*Cinnasmoma fragrans*), para uma mistura tranquilizante, agradavelmente perfumada e antisséptica.

HELICRISO ITALIANO

O óleo essencial de helicriso italiano é o grande medicamento para pancadas, manchas roxas e hematomas. Sua eficácia é quase milagrosa. Apesar de caro, ele é indispensável e merece encontrar seu lugar no armário de remédios.

SUAS PROPRIEDADES

- É o óleo essencial por excelência para **pancadas, roxos, contusões, hematomas, equimoses e, ainda, rosácea.** Ele é anticoagulante, circulatório, cicatrizante e anti-inflamatório. Indicado também contra reumatismo, artrite, poliartrite e síndrome do túnel do carpo. Previne **riscos de flebite** e tem ação descongestionante dos sistemas venoso e linfático.
- Anti-infeccioso e antiviral, tem **ação fluidificante nas mucosas pulmonares** (é antibronquítico).
- Internamente, ele age contra **doenças autoimunes, doenças do fígado e colesterol.** Estimula as funções hepáticas e pancreáticas.
- No plano emocional, absorvido em inalação, pode ser considerado como um tipo de arnica contra as "marcas roxas na alma" ou **bloqueios psicológicos**, especialmente os que surgiram na infância.

COMO UTILIZAR

- **Uso interno:** tome 1 a 2 gotas, 3 vezes por dia, em 1 colher (chá) de mel, azeite ou pasta de amêndoa, ou em miolo de pão ou cápsula de acerola, durante 7 dias, no máximo, e sob orientação de um aromaterapeuta. Não faça uso prolongado sem acompanhamento.
- **Uso externo:** dilua em óleo vegetal (a 5%, no máximo, para o rosto, a 20% para o corpo) para aplicação local ou massagem. Contra dores de dente, aplique 1 gota pura. Como tranquilizante, basta inalar o frasco 1 a 2 vezes por dia.

CONTRAINDICAÇÕES E CUIDADOS NO USO

Uso interno sob supervisão médica. Jamais aplique o óleo essencial em uma flebite já presente, porque esta precisa de assistência médica imediata. Deve ser utilizado com cuidado em mulheres grávidas, lactantes e bebês. Não faça uso prolongado.

OUTROS USOS

Para um remédio anti-hemorroidas, siga a receita abaixo, com os seguintes óleos:

    3 gotas de OE de helicriso italiano
    3 gotas de OE de gerânio-rosa
    Em 1 colher (chá) de óleo de hipérico, para aplicação local

NOME LATINO *Helichrysum italicum*

FAMÍLIA *Asteraceae*

OUTRO NOME immortelle

PROPRIEDADES
- Anti-hematoma
- Descongestionante venoso e linfático
- Fluidificante dos brônquios
- Estimulante do fígado e do pâncreas

A PLANTA E SUA HISTÓRIA

O helicriso italiano é uma erva vivaz, atinge 40 a 50 cm de altura e tem folhas estreitas – recobertas de uma penugem prateada – e cachos de flores amarelo-alaranjadas, agrupadas em corimbo. Cresce em solos arenosos no Leste Europeu e na região mediterrânea, particularmente na Córsega e na Sicília. Era tradicionalmente usado pelos herboristas para drenar as vias biliares e desintoxicar eficazmente o fígado, mas atualmente é pouco empregado em infusão. Hoje, é conhecido sobretudo por seu óleo essencial.

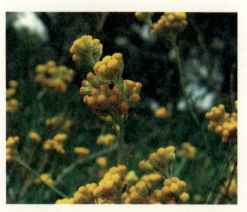

PARTES DESTILADAS
As extremidades floridas

PRINCÍPIOS ATIVOS
Cetonas 10% (*β-diones, italidionas I, II e III*), ésteres (*acetato de nerila 30-40%, isobutirato de nerila, propionato de nerila 5%*), sesquiterpenos (*β-cariofileno, γ-curcumeno*), monoterpineóis (*α-terpineol, terpineno-4-ol, nerol*), monoterpenos (*limoneno 5%, α-pineno, γ-terpineno, italiceno*)

PAÍSES PRODUTORES
Originário da região mediterrânea, é colhido sobretudo na Sicília, na Córsega e na Croácia

COR
De límpido a amarelo-claro

ODOR
Floral, condimentado, com uma nota de cúrcuma

ASSOCIAÇÕES POSSÍVEIS
Contra pancadas, machucados e contusões, misture com os OE de esteva (*Cistus ladaniferus*), chá-montês (*Gaultheria procumbens*) e katrafay (*Cedrelopsis grevei*), em óleo vegetal de arnica (*Arnica montana*).

HORTELÃ-PIMENTA

O óleo essencial destilado a partir das folhas da hortelã-pimenta tem inúmeras propriedades: ele é anti-inflamatório, antibacteriano e antiviral. Além disso, estimula a digestão.

SUAS PROPRIEDADES

- O óleo essencial de hortelã-pimenta é **tônico**: ele atua sobre os sistemas cardiovascular (é hipertensivo), nervoso (é estimulante) e digestivo (contra enjoos, peso no estômago, fadiga do fígado, mau hálito ou estufamentos). No plano psíquico, favorece a **concentração mental**.
- Ele **estimula o fígado** (ao ativar a produção da bile e auxiliar sua saída pelo intestino) e o pâncreas. Além disso, é **antibacteriano e antiviral**, e é indicado em caso de hepatites virais ou de gastroenterites. **Antiespasmódico**, também alivia colites.
- Tem eficácia reconhecida em **problemas de pele** de origem viral ou outra (herpes-zóster, varicela, eczema, ferida e urticária). É um analgésico e um **anti-inflamatório notável**, recomendado contra pancadas, enxaquecas, herpes-zóster oftálmica, neurites, pruridos, artrite, tendinites, prostatite, dor ciática e reumatismo.
- Por fim, ele é **descongestionante das vias otorrinolaringológicas**, e indicado contra constipação, rinites e sinusites.

COMO UTILIZAR

- **Uso interno:** tomar 2 gotas, 3 vezes por dia, em 1 colher (chá) de mel, azeite ou pasta de amêndoa, ou em miolo de pão ou cápsula de acerola, durante 7 dias, no máximo (não faça uso prolongado).
- **Uso externo:** dilua a 10% ou 20% em óleo de massagem para uma aplicação prolongada. Pode também ser aplicado puro, mas sobre pequenas superfícies.

CONTRAINDICAÇÕES E CUIDADOS NO USO

Ele é desaconselhado para crianças com menos de 7 anos e mulheres grávidas e em aleitamento. Não pode ser aplicado sobre uma superfície muito grande do corpo, nem ser utilizado por período prolongado em hipertensos. Como ocorre com todos os óleos essenciais carregados em cetonas, deve-se evitar o uso interno e é aconselhável verificar o teor de mentona antes de sua utilização.

OUTROS USOS

Passando o dedo sobre a borda do frasco, de modo a coletar uma quantidade bem pequena do óleo, é possível usá-lo sobre a língua, simplesmente contra mau hálito ou no caso de uma refeição pesada.

NOME LATINO *Mentha x piperita*

FAMÍLIA *Lamiaceae*

OUTROS NOMES hortelã-das--cozinhas, hortelã-pimenta-bastarda

PROPRIEDADES
- Tônico
- Anti-inflamatório
- Estimula o fígado
- Antiviral

A PLANTA E SUA HISTÓRIA

A hortelã-pimenta é um híbrido natural da hortelã aquática (*Mentha aquatica*) e da hortelã-verde (*M. spicata*). É uma planta vivaz, medindo menos de 1 m de altura, de folhas verdes, dentadas e opostas. Ela tem pequenas flores lilases agrupadas em espigas. Conhecida desde a Antiguidade pela sua ação digestiva, só foi cultivada na Europa a partir do século XVII. Existem inúmeras espécies de hortelãs com óleos essenciais, como a hortelã dos campos (*M. arvensis*), a hortelã-bergamota (*M. citrata*), o poejo (*M. pulegium*) – muito rico em cetonas, daí ser neurotóxico e abortivo – e a hortelã-silvestre (*M. longifolia*).

PARTES DESTILADAS
As folhas

PRINCÍPIOS ATIVOS
Monoterpineóis (*mentol 50%*), monoterpenonas (*mentona 20%, pulegona, piperitona*), óxidos (*1,8 cineol 5%*), ésteres (*acetato de mentila 5%*), monoterpenos (α- e β-*pinenos*)

PAÍSES PRODUTORES
Toda a Europa, América do Norte, Marrocos, Egito, Índia, China

COR
Verde-claro

ODOR
Apimentado, anisado, mentolado

ASSOCIAÇÕES POSSÍVEIS
Para a digestão, com os OE de manjericão (*Ocimum basilicum*), sementes de angélica (*Angelica archangelica*), estragão (*Artemisia dracunculus*) e gengibre (*Zingiber officinale*).

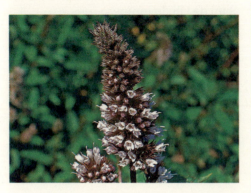

JUNÍPERO

Arbusto bem conhecido por suas bagas azuis que perfumam o chucrute, o junípero fornece um óleo essencial com notáveis propriedades analgésicas e anti-inflamatórias. Além disso, é anti-infeccioso e estimula as funções do fígado e do pâncreas.

SUAS PROPRIEDADES

- O óleo essencial de junípero é um **anti-inflamatório muito eficaz e analgésico percutâneo**. Indicado contra todas as dores articulares e musculares, do tipo artrite ou poliartrite, ciática, tendinite, neurite e reumatismo.
- Funciona como antiespasmódico, particularmente no plano do sistema digestório. É também um óleo essencial anti-infeccioso, que tem **ação antisséptica nos campos urinário e intestinal** e age sobre as inflamações do cólon e do intestino delgado (enterocolites com fermentação intestinal, colites espasmódicas).
- É um bom diurético **para drenar as vias urinárias e biliares.** Indicado na **prevenção de cálculos** urinários e biliares, mas não deve ser utilizado por períodos prolongados, porque pode ser irritante a médio prazo.
- Tem, por fim, **efeito estimulante das glândulas suprarrenais**, permitindo assim recarregar a energia em **caso de fadiga** e até mesmo de esgotamento.

COMO UTILIZAR

- **Uso interno:** tome 1 a 2 gotas, 3 vezes por dia, em 1 colher (chá) de mel, azeite ou pasta de amêndoa, ou em cápsula de acerola, durante 7 dias, no máximo.
- **Uso externo:** dilua a 20% em óleo vegetal, como o de arnica (*Arnica montana*), por exemplo, para massagear regiões doloridas, ao longo da coluna vertebral ou na altura dos rins.

CONTRAINDICAÇÕES E CUIDADOS NO USO

Gravidez, nefrite, infecção urinária e insuficiência renal. Não faça uso interno prolongado (é irritante a médio prazo para os filtros renais).

OUTROS USOS

Para um óleo de massagem digestivo contra colite, siga a receita abaixo:
   3 ml de OE de manjericão
   3 ml de OE de sementes de angélica
   3 ml de OE de junípero
   Óleo de amêndoa doce em quantidade suficiente para completar um frasco de 60 ml
Massageie o abdome em volta do umbigo e as costas na altura da lombar.

NOME LATINO *Juniperus communis*

FAMÍLIA *Cupressaceae*

OUTRO NOME zimbro

PROPRIEDADES
- Anti-inflamatório e antirreumático
- Tônico das glândulas suprarrenais
- Previne cálculos

A PLANTA E SUA HISTÓRIA

O junípero é um arbusto de folhas perenes da família do cipreste, encontrado facilmente em solos secos, charnecas, no plano e em altitudes de até 3.000 m. Seu tronco marrom-avermelhado apresenta ramos com folhas cerosas, que terminam em ponta aguçada. As bagas verdes amadurecem em dois anos e ficam azul-escuras. A madeira e as bagas são utilizadas desde a Antiguidade como sudoríficas, depurativas, digestivas, diuréticas e antissépticas para as vias urinárias, assim como contra a gota. Antigamente, preparava-se também um vinho medicinal diurético com as bagas.

PARTES DESTILADAS
Os ramos com bagas

PRINCÍPIOS ATIVOS
Monoterpenos (*sabineno* 5%, *mirceno* 20%, α-*pineno* 35-40%, β-*pineno*, *limoneno*), sesquiterpenos (*germacreno D* 5%, β-*cariofileno*, δ-*cadineno*), ésteres (*acetatos de bornila* e *terpenila*), monoterpineóis (*terpineno-4-ol*, α-*terpineol*)

PAÍSES PRODUTORES
Norte da Europa

COR
Amarelo-esverdeado

ODOR
Amadeirado, resinoso

ASSOCIAÇÕES POSSÍVEIS
Com outros OE anti-inflamatórios, como o de gaulthéria (*Gaultheria procumbens* ou *G. fragrantissima*), eucalipto citriodora (*Eucalyptus citriodora*), katrafay (*Cedrelopsis grevei*) e copaíba (*Copaifera officialis*),
em sinergia em óleo vegetal de arnica (*Arnica montana*) ou tamanu (*Calophyllum inophyllum*).

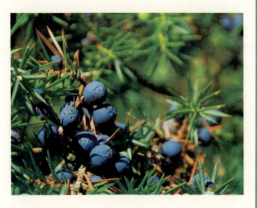

KATRAFAY

Surgido recentemente no pequeno mundo dos óleos essenciais, o katrafay é uma árvore de Madagascar que fornece um óleo essencial anti-inflamatório muito eficaz contra problemas tendinomusculares. É também muito tônico e remédio para enurese infantil (xixi na cama).

SUAS PROPRIEDADES

- O óleo essencial de katrafay é um tônico energizante, que **estimula as glândulas suprarrenais** (por seu efeito cortisônico) e permite **combater os estados de fadiga** ou de esgotamento.
- É também um óleo essencial **anti-inflamatório com potentes propriedades**, analgésico ativo contra dores articulares e musculares, causadas por reumatismo, artrite, poliartrite reumatoide e artrose. Menos conhecido que os óleos essenciais de gaulthéria e de eucalipto citriodora, ele é eficaz como eles, talvez até mais potente. Para otimizar sua eficácia, pode ser associado a esses dois óleos em sinergia.
- Oferece ainda ação dermatológica, a ser explorada para todos os **problemas de inflamação, em peles secas** ou em queimaduras. Além disso, age no combate à enurese infantil, em aplicação local no baixo-ventre **(ver ao lado)**.
- No plano emocional, pode ajudar a pessoa a se firmar ou **fazer vir à tona emoções antigas** (segundo o especialista Simon Lemesle).

COMO UTILIZAR

- **Uso externo:** pode ser aplicado puro localmente, em massagem ou besuntado nas zonas dolorosas, ou diluído a 20% em óleo vegetal, como, por exemplo, óleo de arnica (*Arnica montana*).

CONTRAINDICAÇÕES E CUIDADOS NO USO

Nenhuma contraindicação conhecida, mas deve ser evitado durante os três primeiros meses de gravidez.

OUTROS USOS

- Em caso de enurese infantil, aplique 2 gotas de óleo essencial de katrafay no baixo-ventre na hora de dormir.
- Para uma receita anti-inflamatória, misture os seguintes óleos:
  2 ml de OE de katrafay
  2 ml de OE de gaulthéria
  2 ml de OE de eucalipto citriodora
  Óleo vegetal de arnica qsp 30 ml

NOME LATINO *Cedrelopsis grevei*

FAMÍLIA *Ptaeroxylaceae*

PROPRIEDADES
- Anti-inflamatório notável
- Protetor de peles secas
- Tônico estimulante

A PLANTA E SUA HISTÓRIA

A riqueza da flora endêmica de Madagascar permite a descoberta de novos óleos essenciais, comercializados por empresas jovens que fazem comércio justo e se preocupam com a preservação dos recursos naturais. O katrafay é uma árvore das florestas secas do sul de Madagascar (com 5 a 15 m de altura), identificada pela casca manchada de verde, laranja e cinza. É um velho conhecido dos curandeiros malgaxes: a casca pulverizada era aplicada na testa para diminuir os males da cabeça e em fraturas contra a dor. A decocção da casca também teria propriedades tônicas, até afrodisíacas, e acalma as doenças do ventre.

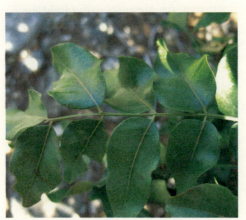

PARTES DESTILADAS
A casca e as folhas

PRINCÍPIOS ATIVOS
Sesquiterpenos (β-elemeno 10%, α-copaeno 8%, α-curcumeno, rotundeno, cipereno etc.), óxidos (*cariofileno óxido*), ishwarano 15%, monoterpenos, sesquiterpineóis

PAÍS PRODUTOR
Madagascar

COR
Amarelo-claro

ODOR
Amadeirado, com uma nota de turfa

ASSOCIAÇÕES POSSÍVEIS
Em sinergia anti-inflamatória, com OE como óleo de arnica (*Arnica montana*), óleo de tamanu (*Calophyllum inophyllum*) e óleo de hipérico (*Hypericum perforatum*), evitando a exposição ao sol, ou com OE como o de chá-montês (*Gaultheria procumbens*), eucalipto citriodora (*Eucalyptus citriodora*), junípero (*Juniperus communis*) ou ainda copaíba (*Copaifera officialis*).

103

LARANJA-AMARGA

Trata-se de fato da laranjeira-amarga, cuja flor, folha e raspa fornecem três óleos essenciais diferentes. O óleo essencial das folhas (ou petitgrain de laranja-amarga), como o da raspa, tem grande poder calmante. O das flores, chamado néroli, é até antidepressivo.

SUAS PROPRIEDADES

- O **óleo essencial da raspa** é calmante, e também um tônico digestivo que **reduz estufamentos** e flatulências causadas por dispepsia e aerofagia. Ele estimula a circulação venosa. **Calmante e sedativo**, é eficaz contra tiques compulsivos.
- O **óleo essencial de petitgrain de laranja-amarga é anti-inflamatório** (donde seu benefício contra o reumatismo), **anti-infeccioso** cutâneo (útil em caso de acne infectada ou de furúnculo) e antisséptico das vias respiratórias, e sobretudo um excelente antiespasmódico e poderoso relaxante. Ele **regulariza o sistema nervoso autônomo** (o ritmo cardíaco principalmente) e é indicado em caso de ansiedade, insônia ou fadiga nervosa. Prescrito também para problemas hepáticos crônicos (hepatismo).
- O **óleo essencial das flores** é **tônico digestivo**, indicado também em caso de hepatismo. É sobretudo um reequilibrante nervoso e antidepressivo, **recomendado em caso de insônia ou de esgotamento psíquico**. Age ainda nas colites espasmódicas de origem nervosa, e como anti-infeccioso nas bronquites e otites. É, por fim, tônico da pele e, especialmente, antisséptico cutâneo em caso de acne.

COMO UTILIZAR

- **Uso interno:** pingue 2 gotas, 3 vezes por dia, fora das refeições, em um suporte (mel, azeite, pasta de amêndoa, miolo de pão ou outro), durante 7 dias, para problemas de sono, principalmente.
- **Uso externo:** aplique 1 a 2 gotas puras de um dos óleos essenciais na região do plexo solar e no lado interno dos pulsos. Em caso de choque emocional ou estresse, aplique 1 gota de óleo essencial de néroli na língua ou na dobra do braço.

CONTRAINDICAÇÕES E CUIDADOS NO USO

Contraindicado durante a gravidez. É preciso evitar completamente a exposição ao sol depois de aplicação local, ou mesmo de absorção do óleo essencial extraído da raspa, porque ele é fotossensibilizante.

OUTROS USOS

A água floral de néroli, ou flor de laranjeira, aromatiza doces e facilita o sono de crianças pequenas (em *spray* no peito, em caso de agitação ou de nervosismo).

NOME LATINO *Citrus aurantium ssp. amara*

FAMÍLIA *Rutaceae*

OUTROS NOMES laranja-cavalo, laranja-da-china, laranja-de-sevilha, pomo-de-ouro, tangerina-morgote

PROPRIEDADES
- Calmante, ansiolítico, relaxante (petitgrain)
- Antiespasmódico, anti-inflamatório (petitgrain)
- Antidepressivo (néroli)
- Tônico hepático e digestivo (raspa)
- Tônico venoso (raspa)

A PLANTA E SUA HISTÓRIA

Árvore originária do Sudeste Asiático, com folhas verde-claras e folhas perfumadas, a laranjeira-amarga é uma árvore introduzida na Europa a partir do século XI. Botões, flores abertas e frutas estão presentes muitas vezes simultaneamente na mesma árvore. O óleo foi destilado pela primeira vez no século XVI, na Itália. Foi a princesa dos Ursinos, Marie-Anne de la Trémoille, que lhe deu o nome. Ela é cultivada atualmente em toda a região mediterrânea e nas zonas tropicais.

PARTES DESTILADAS

Folhas e flores por destilação, a raspa por prensagem

PRINCÍPIOS ATIVOS

Raspa: monoterpenos (*limoneno > 90%, mirceno*), ésteres, aldeídos, furocumarinas
Petitgrain (folhas): ésteres (*acetato de linalila 50%, de geranila*), monoterpineóis (*linalol 20-30%, geraniol, α-terpineol, nerol*), monoterpenos (*mirceno, entre outros*)
Néroli (flores): monoterpineóis (*linalol 30%, α-terpineol, geraniol*), álcoois sesquiterpênicos (*transnerolidol*), monoterpenos (*limoneno, β-pineno etc.*), ésteres (*acetato de linalila*), aldeídos

PAÍSES PRODUTORES

Europa Meridional, Norte da África (Egito, Marrocos, Tunísia), Paraguai

COR

OE da raspa: amarelo
OE de petitgrain: amarelo-claro
OE de néroli: amarelo-claro

ODOR

OE da raspa: levemente acidulado, típico dos citrinos
OE de petitgrain: toque floral
OE de néroli: floral, suave

ASSOCIAÇÕES POSSÍVEIS

Com outros OE calmantes como os de manjericão (*Ocimum basilicum*), ylang-ylang (*Cananga odorata*), olíbano (*Boswellia carterii*) e camomila-romana (*Anthemis nobilis*). Podem ser misturados em partes iguais a 20% em óleo de massagem, como o de jojoba, por exemplo (*Simmondsia chinansis*).

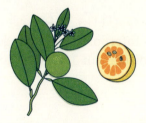

LARANJEIRA-DOCE

Diferentemente da laranjeira-amarga, a laranjeira-doce oferece um óleo essencial destilado a partir de sua raspa única. Ele é bem relaxante. É também um excelente antisséptico do ar.

SUAS PROPRIEDADES

- O óleo essencial da raspa da laranjeira-doce é particularmente **calmante e ansiolítico**. É um sedativo potente e calmante psíquico. Em difusão ou em aplicação local (evitando-se o sol), ele reduz o estresse e o nervosismo, principalmente em crianças, e **induz ao sono** em caso de problemas para adormecimento ou de insônia.
- Como o limão, é um **notável antisséptico do ar**: ele purifica o ar e elimina germes e bactérias, particularmente em períodos de epidemia.
- Ele **auxilia as digestões difíceis** ao atenuar problemas de estufamentos, peso no estômago e espasmos gástricos e intestinais.
- Como todos os cítricos, é também indicado contra estases, edemas e celulite, porque tem **ação descongestionante sobre o sistema linfático.** Ele pode ser associado a um óleo de massagem anticelulite (evitando-se a exposição ao sol) ou ser usado internamente em uma fórmula redutora de gordura **(ver receita ao lado).**

COMO UTILIZAR

- **Uso interno:** tomar 1 a 2 gotas, 3 vezes por dia, em 1 colher (chá) de mel, azeite ou pasta de amêndoa, ou em miolo de pão ou cápsula de acerola, durante 7 dias.
- **Uso externo:** dilua a 20% em óleo de massagem para passar ao longo da coluna vertebral. Ou aplique puro, mais particularmente no lado interno dos pulsos, no arco do pé ou na região do plexo solar, 1 a 2 vezes por dia durante alguns dias para aproveitar o seu efeito calmante. Ele é perfeitamente indicado em difusão para criar uma atmosfera fresca e reconfortante.

CONTRAINDICAÇÕES E CUIDADOS NO USO

Não se exponha ao sol após a aplicação do OE (ele é fotossensibilizante): espere até 48 horas. Evite aplicar puro sobre peles sensíveis. Desaconselhado durante os três primeiros meses de gravidez.

OUTROS USOS

- Para preparar uma mistura agradável para difusão, coloque 2 gotas de OE de canela e de laranjeira-doce em seu difusor.
- Para uma fórmula redutora de gordura, você pode associar as essências das raspas de cítricos, seguindo esta receita (mas, atenção, não se exponha ao sol):

NOME LATINO *Citrus sinensis*

FAMÍLIA *Rutaceae*

OUTRO NOME laranjeira-da-china

PROPRIEDADES
- Calmante, antiestresse
- Antisséptico do ar
- Digestivo
- Redutor de gordura

1 ml de OE da raspa de laranjeira-doce
1 ml de OE da raspa de limão
1 ml de OE da raspa de grapefruit
Dispersante em quantidade suficiente para completar um frasco de 10 ml
Tomar 10 gotas, 2 vezes por dia, durante 7 dias, a repetir. Pode-se, além disso, consultar a fórmula de emagrecimento à base de óleo essencial de grapefruit.

A PLANTA E SUA HISTÓRIA
Originária do Himalaia e do Tibete, a laranjeira-doce foi introduzida na Europa pelos portugueses no século XIV. É uma árvore pequena (5 a 10 m de altura), com folhagem verde perene, que produz flores brancas perfumadas. Atualmente, é cultivada no mundo inteiro. O suco da laranja é, de longe, o suco de fruta mais consumido no mundo. É famoso pelo seu teor de vitamina C, que é, contudo, inferior ao de certos legumes.

PARTES DESTILADAS
A raspa, por prensagem a frio

PRINCÍPIOS ATIVOS
Monoterpenos (*limoneno 95%, mirceno 2%, α-pineno*), monoterpineóis (*linalol*), monoterpenais (*octanol, decanol, geraniol*), sesquiterpenos (*valenceno*), traços de cetonas e de furocumarinas

PAÍSES PRODUTORES
Região mediterrânea, América Central (Costa Rica), América do Sul, Israel

COR
De incolor a laranja-claro

ODOR
Acidulado, frutado, açucarado

ASSOCIAÇÕES POSSÍVEIS
Em difusão, associe aos outros OE cítricos: limão (*Citrus limonum*), grapefruit (*Citrus x paradisii*) e tangerina (*Citrus reticulata*).

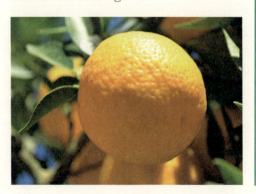

LAVANDA

O óleo essencial de lavanda verdadeira sem dúvida é o mais comum e o mais utilizado, porque foi com ele que a aromaterapia nasceu. Conhecido, sobretudo, por suas propriedades calmantes, também é um remédio notável para a pele.

SUAS PROPRIEDADES

- O óleo essencial de lavanda é excepcional **para tratar todas as situações de estresse**, angústia e ansiedade e todos os problemas vitais de origem nervosa: hipertensão arterial, palpitações, insônia e asma.
- É **calmante e relaxante** nos planos emocional e muscular. É **antiespasmódico potente** e anti-inflamatório eficaz, usado com sucesso **contra cãibras, reumatismo e contrações musculares**. No plano psíquico, é sedativo e calmante, possivelmente antidepressivo.
- **Dotado de excepcionais propriedades cicatrizantes**, é eficaz no tratamento de problemas de pele: eczema, micose, acne, rosácea, queimadura, psoríase, dermatite, corte, coceiras etc.
- As propriedades anti-infecciosas, e principalmente antibacterianas, o tornam muito útil **contra otites e sinusites**, por exemplo. É, além disso, **repelente** e afasta piolhos, pulgas e traças. Utiliza-se, geralmente, o óleo essencial como primeiro tratamento de crianças com **infestação de piolhos**.

COMO UTILIZAR

- **Uso interno:** colocar 1 a 2 gotas, 3 vezes por dia, em 1 colher (chá) de mel, azeite ou pasta de amêndoa, ou em miolo de pão ou cápsula de acerola, durante 7 dias.
- **Uso externo:** diluído a 20% em óleo de massagem, ele pode ser besuntado no corpo, particularmente no peito e nas costas. Também pode ser aplicado puro na região do plexo solar, no lado interno dos pulsos ou no arco do pé para relaxamento, assim como para todos os problemas de pele.

CONTRAINDICAÇÕES E CUIDADOS NO USO

Não há contraindicação conhecida, mas deve ser evitado durante os três primeiros meses de gravidez.

OUTROS USOS

Para crianças, deve-se pensar na água floral de lavanda, mais suave, em *spray* sobre o peito. É muito eficaz também em difusão. Essa mesma água floral pode ser empregada para remover piolhos. Para crianças com menos de 3 anos, pode-se aplicar 1 gota de óleo essencial atrás de cada orelha.

NOME LATINO *Lavandula angustifolia (= L. vera)*

FAMÍLIA *Lamiaceae*

OUTROS NOMES lavanda verdadeira, lavanda das folhas estreitas

PROPRIEDADES
- Ansiolítico, antiespasmódico
- Cicatrizante
- Anti-infeccioso
- Inseticida e repelente

A PLANTA E SUA HISTÓRIA

Antes que seu cultivo se desenvolvesse na Provença, a lavanda brotava espontaneamente nas altitudes de 800 a 1.800 m. Ela se distingue da lavanda aspic pelas suas folhas estreitas e lineares, relativamente curtas (5-6 cm) e pelas flores, malva ou violeta, pouco perfumadas, que formam espigas soltas na extremidade dos caules não ramificados. Hildegarde von Bingen, no século XII, já decantava seus efeitos contra dores do fígado e dos pulmões, para evitar doenças e piolhos e para obter "um conhecimento puro e um espírito puro". René-Maurice Gattefossé descobriu acidentalmente as propriedades cicatrizantes do óleo essencial de lavanda na década de 1910. Foi assim que nasceu a aromaterapia moderna.

PARTES DESTILADAS
As extremidades floridas

PRINCÍPIOS ATIVOS
Ésteres (*acetato de linalila 35-50%, acetato de lavandulila*), monoterpineóis (*linalol 30-40%, terpineno-1-ol-4*), monoterpenos (*trans- e cis-β-ocimeno 4%*), sesquiterpenos 5-10% (*β-cariofileno*)

PAÍS PRODUTOR
Originária do sul da França, a lavanda brota até a altitude de 1.800 m

COR
Amarelo-claro ou transparente

ODOR
Doce, floral

ASSOCIAÇÕES POSSÍVEIS
Com os OE calmantes como o petitgrain da laranja-amarga (*Citrus aurantium*, as folhas), néroli (*Citrus aurantium*, as flores), camomila-romana (*Anthemis nobilis*), manjericão (*Ocimum basilicum*), manjerona (*Origanum majorana*) e gerânio-rosa (*Pelargonium x asperum*), puros ou diluídos e misturados em óleo vegetal.

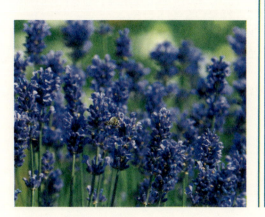

LAVANDA ASPIC

A lavanda aspic é uma lavanda selvagem indispensável no *kit* de primeiros socorros. Ela faz milagres em picadas de insetos, para desinfetar pequenas feridas e aliviar queimaduras.

SUAS PROPRIEDADES

- O óleo essencial de lavanda aspic é menos conhecido do que o de sua irmã – a lavanda verdadeira –, mas tem notáveis propriedades, além de ser mais barato.
- Sua **ação expectorante é excelente**, o que o torna indicado contra catarros (inflamações das mucosas acompanhadas de secreções excessivas). Ele é também **antimicrobiano, em particular no plano das vias respiratórias**, daí sua eficácia contra sinusite, laringite, bronquite e rinite.
- No plano dermatológico, é antifúngico, sendo utilizado **contra micoses cutâneas e genitais**. Bom antisséptico da pele, é indicado contra acne, eczema, psoríase, cortes e úlceras. Seu **poder cicatrizante é excepcional**, superior até ao do OE de lavanda verdadeira: ele age com sucesso **contra queimaduras e venenos de picadas de insetos** e de contato com águas-vivas.
- Ele é, enfim, anti-inflamatório **(para uso contra reumatismo ou cãibra)**. No plano emocional, é conhecido por suas **propriedades ansiolíticas e calmantes**, mas pode-se preferir, no lugar dele, o uso da lavanda verdadeira.

COMO UTILIZAR

- **Uso interno:** tome 1 a 2 gotas, 3 vezes por dia, em 1 colher (chá) de mel, azeite ou pasta de amêndoa, ou em miolo de pão ou cápsula de acerola, durante 7 dias.
- **Uso externo:** aplique puro nas áreas com queimaduras, cortes ou picadas. Diluído a 10% ou 20% em óleo de massagem, pode ser passado no corpo, em particular no peito e nas costas. Pode também ser facilmente difundido em um ambiente, no quarto de uma criança agitada, por exemplo.

CONTRAINDICAÇÃO E CUIDADOS NO USO

Deve-se evitar durante a gravidez e o aleitamento, ou em bebês, devido ao seu teor de cânfora.

OUTROS USOS

Para otite, besuntar 1 a 2 gotas puras ao redor da orelha.

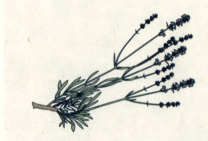

NOME LATINO *Lavandula latifolia*
(= *L. spica*)

FAMÍLIA *Lamiaceae*

OUTROS NOMES aspic, lavanda das folhas largas

PROPRIEDADES
- Cicatrizante
- Antifúngico
- Anti-inflamatório
- Ansiolítico

A PLANTA E SUA HISTÓRIA

Típica da flora da região provençal, a lavanda aspic brota espontaneamente sobre solos calcáreos, onde ela se aclimatou em baixa altitude até 600 m. Os cachos de flores violeta ou azuis, muito cheirosas, nascem nas extremidades de caules delgados, ramificados, mais altos do que os da lavanda verdadeira e com folhas longas um pouco sinuosas (8-10 cm), verde-prateadas, em forma de espátula. O nome "aspic" vem de uma víbora homônima, já que, segundo a lenda, os pastores esfregavam os ramos de lavanda aspic sobre os animais que tinham sido picados por serpentes.

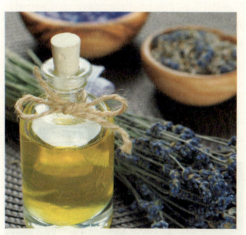

PARTES DESTILADAS
As extremidades floridas

PRINCÍPIOS ATIVOS
Óxidos (*1,8 cineol 30%*), cetonas (*cânfora 10-12%*), monoterpenos, monoterpineóis (*linalol 40%, bornéol*), sesquiterpenos (*β-felandreno*), cumarinas (*traços*)

PAÍSES PRODUTORES
Ela brota de forma silvestre na Provença e em todo o sul da Europa, abaixo de 1.000 m de altitude

COR
Amarelo-claro ou transparente

ODOR
Doce, florido, ligeiramente canforado

ASSOCIAÇÕES POSSÍVEIS
Por suas propriedades dermatológicas e cicatrizantes, com os OE de gerânio-rosa (*Pelargonium x asperum*) e palmarosa (*Cymbopogon martinii*), em óleo vegetal de tamanu (*Calophyllum inophyllum*).

LAVANDIN

O lavandin é um híbrido da lavanda verdadeira. Existem diversas variedades, que são clones com propriedades semelhantes às da lavanda. O seu perfume é menos refinado do que o da lavanda, mas é menos caro.

SUAS PROPRIEDADES

• O óleo essencial de lavandin é **anti-infeccioso**, ativo contra vírus, bactérias e fungos. Ele é, ainda assim, um pouco menos eficaz do que o óleo essencial de lavanda verdadeira. É empregado contra otites e sinusites, besuntado localmente.
• Dotado de **propriedades cicatrizantes notáveis**, é indicado **para tratar queimaduras, feridas leves,** dermatoses infecciosas, alergias cutâneas, úlceras e escaras. O OE pode ser empregado puro ou diluído em óleo vegetal.
• O óleo essencial de lavandin é eficaz **para repelir insetos**, tais como piolhos, pulgas, traças e percevejos. Dentro de casa, derramar 1 a 2 gotas sobre madeira de cedro ou em pedaços de pedra-pomes.
• É **antiespasmódico** e **relaxante muscular,** usado localmente contra cólicas, reumatismos e tendinites.
• Menos sutil que o da lavanda verdadeira, o seu perfume é, contudo, muito tranquilizante, útil em caso de insônia, estresse e depressão, bem como de palpitações e hipertensão (é hipotensivo).

COMO UTILIZAR

• **Uso interno:** usar 2 gotas, 3 vezes por dia, em 1 colher (chá) de mel, azeite ou pasta de amêndoa, ou em miolo de pão ou cápsula de acerola.
• **Uso externo:** diluído a 20% em óleo de massagem, pode ser besuntado no corpo, particularmente no peito e nas costas. Pode também ser aplicado puro na região do plexo solar, no lado interno dos pulsos ou no arco do pé, para relaxar. Em difusão, ele cria uma atmosfera calmante.

CONTRAINDICAÇÕES E CUIDADOS NO USO

Nenhuma contraindicação conhecida, mas deve ser evitado durante os três primeiros meses de gravidez.

OUTROS USOS

Contra nervosismo, colocar 1 ou 2 gotas de lavandin em 1 colher (chá) de mel, consumindo 2 a 3 vezes por dia.

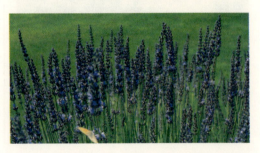

NOME LATINO *Lavandula x burnatii*, principalmente as variedades *abrialis*, *super* ou *grosso*

FAMÍLIA *Lamiaceae*

OUTROS NOMES lavandin híbrido e, segundo a variedade, lavandin abrialis, lavandin super, lavandin grosso

PROPRIEDADES
- Anti-infeccioso
- Cicatrizante
- Repelente
- Relaxante e antiespasmódico

A PLANTA E SUA HISTÓRIA

O lavandin é um híbrido natural da lavanda verdadeira (*L. angustifolia*) e da lavanda aspic (*L. latifolia*). É reconhecido por seus caules ramificados (compreendendo em geral um caule principal e dois caules secundários) ornamentados com flores violeta ou azuis em espigas compactas e estreitas. O rendimento do lavandin é o dobro daquele da lavanda verdadeira, o que explica a sua diferença de preço. Diversos clones muito produtivos foram selecionados, como abrial, super, grosso e reydovan. A essência do lavandin, mais canforada do que a da lavanda, é muito utilizada na indústria de perfumaria. Também é muito eficaz para repelir insetos, por exemplo, colocando pequenos sachês nos armários entre a roupa de cama.

PARTES DESTILADAS
As extremidades floridas

PRINCÍPIOS ATIVOS
Variedade abrial, próxima da lavanda aspic: ésteres (*acetato de linalila 20%, acetato de lavandulila*), monoterpineóis (*linalol 30-40%, terpineno-1-ol-4*), óxidos (*1,8 cineol*) 10%, monoterpenos 5-10% (α-*terpinenos, trans-*β-*ocimeno*), sesquiterpenos 2% (β-*cariofileno*), cetonas (*cânfora 10%*)

Variedades grosso e, principalmente, super, próximas da lavanda fina: até 40% de acetato de linolilo

PAÍS PRODUTOR
Originário do sul da França, o lavandin brota até a altitude de 1.800 m

COR
Amarelo-claro

ODOR
Doce, floral

ASSOCIAÇÕES POSSÍVEIS
Contra piolhos, pode ser associado aos OE de gerânio-rosa (*Pelargonium x asperum*) e citronela-de-java (*Cymbopogon winterianus*), diluídos em álcool para as roupas ou em um óleo vegetal para uma aplicação sobre os cabelos molhados após serem lavados com xampu.

LENTISCO

Arbusto típico dos maquis mediterrâneos, o lentisco oferece um óleo essencial excepcional para descongestionar os sistemas venoso e linfático ou para a próstata.

SUAS PROPRIEDADES

- O óleo essencial de lentisco é, sem dúvida, **um dos melhores descongestionantes venosos e linfáticos**, apesar da inconveniência do seu preço um pouco elevado. É recomendado contra varizes, hemorroidas e edemas, bem como para congestão uterina (principalmente para a congestão da pelve). Em caso de estase venosa ou de má circulação venosa ou linfática (derrame sinovial, hematomas e pernas pesadas), ele **combina efeitos absorventes (auxiliando a reabsorver o edema) e anti-inflamatórios**, e podemos criteriosamente associá-lo a outros óleos essenciais em uma fórmula de óleo de massagem **(ver receita ao lado)**.
- É também um **excelente descongestionante prostático**, fazendo maravilhas em caso de hipertrofia benigna da próstata ou de inflamação dessa glândula (prostatite).
- Pode-se aconselhar seu uso **contra zumbido nas orelhas**, besuntado em torno do pavilhão auricular. No plano emocional, através da inspiração do frasco, permite à pessoa retomar a confiança em si mesma.

COMO UTILIZAR

- **Uso externo:** preferencialmente diluído a 20% em óleo de rosa-mosqueta do Chile ou de tamanu, aplique-o localmente contra problemas de circulação venosa ou linfática. Em mulheres, massageie a área pélvica em caso de congestão nessa região; em homens, massageie a área pélvica ou o períneo, em caso de inflamação da próstata.

CONTRAINDICAÇÕES E CUIDADOS NO USO

Não há contraindicação conhecida, mas deve ser evitado nos três primeiros meses de gravidez. Abstenha-se de aplicá-lo puro sobre a pele.

OUTROS USOS

Para uma mistura descongestionante contra estases venosas ou linfáticas, aumento da próstata e congestão da pelve, siga a receita abaixo:

4 ml de OE de lentisco
4 ml de OE de murta verde
4 ml de OE de cedro-do-atlas
Óleo vegetal de tamanu (*Calophyllum inophyllum*), em quantidade suficiente para completar um frasco de 60 ml

NOME LATINO *Pistacia lentiscus*

FAMÍLIA *Anacardiaceae*

OUTRO NOME aroeira

PROPRIEDADES
- Descongestionante venoso e linfático
- Descongestionante da próstata
- Absorvente e anti-inflamatório

A PLANTA E SUA HISTÓRIA
Arbusto emblemático dos maquis mediterrâneos, o lentisco alcança 5 a 6 m de altura, com folhas perenes, alternadas e folíolos lanceolados. Carrega de março a junho espigas com pequenas flores vermelhas, masculinas ou femininas. Tradicionalmente é empregado na Grécia sob o nome de "mástique" ou "mástique de Quios", que é a resina obtida por incisão na casca. Atualmente é utilizado na perfumaria, e é mascado desde a Antiguidade para higiene bucal ou contra acidez estomacal. Outrora, servia também em fumigação.

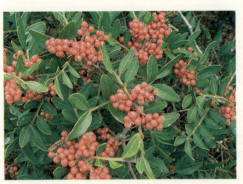

PARTES DESTILADAS
Os galhos com folhas

PRINCÍPIOS ATIVOS
Monoterpenos (α-*pineno 25%*, β-*pineno 5%, mirceno 20%, limoneno 15%, canfeno 3%*), sesquiterpenos 5% (δ-*cadineno, γ-muuroleno, β-cariofileno, β-felandreno*), monoterpineóis (*terpineno-1-ol-4 de 5-10%, α-terpinol*), sesquiterpenóis (α-*cadinol*)

PAÍSES PRODUTORES
Sul do Mediterrâneo, Córsega, Grécia, Marrocos

COR
Amarelo-claro

ODOR
Apimentado, com uma nota de hera trepadeira

ASSOCIAÇÕES POSSÍVEIS
Com os OE de niaouli (*Melaleuca quinquenervia*), cipreste (*Cupressus sempervirens*), cedro-do-atlas (*Cedrus atlantica*), helicriso italiano (*Helichrysum italicum*) e murta verde (*Myrtus communis* qt 1,8 cineol), no óleo vegetal de tamanu (*Calophyllum inophyllum*).

LIMÃO

Originário da Índia, o limão é cultivado há 2 mil anos no Mediterrâneo. Seu óleo essencial tem propriedades ao mesmo tempo anti-infecciosas e circulatórias. É tanto um remédio para a celulite como um drenador de cálculos urinários. Age também como excelente desinfetante do ar.

SUAS PROPRIEDADES

• O óleo essencial da raspa de limão é antisséptico, e particularmente **eficiente em difusão para desinfetar a atmosfera em caso de epidemia.** É também antibacteriano e antiviral.

• No que se refere ao trato digestório, **protege o fígado e o pâncreas**. Pode ser indicado tanto por suas propriedades digestivas, aperitivas, carminativas e drenantes como por seu efeito redutor de gordura.

• Como ele fluidifica o sangue, pode **combater a fragilidade capilar** (tonifica os sistemas linfático e venoso) e a celulite em uso externo, por exemplo, em drenagem linfática feita com massagem (com a condição de não expor a pele ao sol em seguida). Em uso interno, pode ajudar a **dissolver cálculos renais.**

• O óleo essencial das folhas (petitgrain) age **contra alergias respiratórias**. Passado no abdome, ele auxilia a digestão, graças a sua ação depurativa. Capaz de **moderar o sistema neurovegetativo**, é também regulador do ritmo cardíaco.

COMO UTILIZAR

• **Uso interno:** pingue 1 a 2 gotas, 3 vezes ao dia, em 1 colher (chá) de mel, azeite ou pasta de amêndoa ou de gergelim, durante 7 dias.

• **Uso externo:** para passar localmente, dilua a 20% em óleo vegetal, depois aplique na área do fígado ou nas pernas para a circulação, 2 vezes ao dia, durante 7 dias. O óleo essencial de petitgrain pode ser aplicado puro ou diluído, na região do plexo solar, nos pulsos e no abdome.

CONTRAINDICAÇÕES E CUIDADOS NO USO

Interage com anticoagulantes. Puro, o óleo essencial de raspa de limão é agressivo para a pele e é fotossensibilizante (não se exponha ao sol depois da aplicação).

OUTROS USOS

Pingue 1 a 2 gotas de óleo essencial de limão em 1 colher (chá) de azeite durante 7 dias (a repetir), em associação com o de tília (*Tilia cordata*) e o da arenária (*Arenaria rubra*), em infusão, para reduzir cálculos renais.

NOME LATINO *Citrus limonum*

FAMÍLIA *Rutaceae*

PROPRIEDADES
- Antisséptico das vias aéreas
- Antibacteriano
- Contra cálculos urinários
- Tônico venoso
- Anticelulite

A PLANTA E SUA HISTÓRIA

O limoeiro é uma árvore de cerca de 10 m de altura, com folhas verdes brilhantes e flores brancas e perfumadas, cujas frutas ácidas apresentam inúmeras propriedades: do ponto de vista nutritivo, sob a forma de raspa ou para beber, é bom tomar suco de um limão pela manhã (boa fonte de vitamina C) em 1 copo de água morna, para diminuir a acidez do corpo, limpar o fígado, tratar constipação, gripe e angina, além de tonificar os capilares venosos. É um protagonista importante nos cuidados naturais da saúde, valorizado por Raymond Dextreit e o dr. Jean Valnet (conhecidos por sua cura com suco de limão).

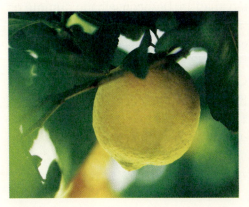

PARTES DESTILADAS
A raspa por prensagem a frio e as folhas (ou petitgrain)

PRINCÍPIOS ATIVOS
OE da raspa: monoterpenos (*limoneno 70%, β-pineno 12%, γ-terpineno 10%*), sesquiterpenos, cumarinas, aldeídos (*geranial 2%*)

OE de folhas (petitgrain): monoterpenos (*limoneno 35%, β-pineno 20%*), monoterpineóis (*geraniol, nerol, linalol*), aldeídos (*citrais 10-20%*), ésteres (*acetatos de geranila e de linalila*)

PAÍSES PRODUTORES
Bacia do Mediterrâneo

COR
Amarelo-vivo

ODOR
Yang, tônico, acidulado

ASSOCIAÇÕES POSSÍVEIS
Contra gorduras nocivas e celulite, com OE de cedro-do-atlas (*Cedrus atlantica*) e cipreste (*Cupressus sempervirens*) e raspas de todos os outros citrinos (laranja, tangerina, grapefruit etc.), em diluição a 20% e para misturar em óleo de massagem. Cuidado, porque todas as raspas de citrinos são fotossensibilizantes.

LÍTSEA

Chamada também verbena de Yunnan – porque seu óleo essencial é muito próximo do óleo da verbena-limão e da erva-cidreira –, a lítsea compartilha com elas as mesmas propriedades calmantes, por um preço muito mais acessível. É também um excelente anti-inflamatório.

SUAS PROPRIEDADES

- O óleo essencial de lítsea apresenta um perfil químico **muito próximo daquele da verbena-limão** (*Lippia citriodora*), embora menos sutil e **menos caro** porque a sua destilação oferece um rendimento melhor. De qualquer maneira, o óleo essencial de lítsea também é incrivelmente calmante, sedativo e antiespasmódico. **Remédio eficaz contra a insônia**, ele prepara para o sono. **Também tem ação no sistema nervoso:** equilibra as emoções e restaura o sorriso.
- Anti-inflamatório, é indicado contra **inflamações intestinais** (colites, por exemplo), **dores articulares e musculares** (tendinites, artrite) e ainda contra **picadas de insetos**, que alivia eficazmente.
- É também um **remédio para a pele**, usado contra micoses e candidíases, ou ainda acne. **Inseticida**, como a citronela, ele afasta os mosquitos.

COMO UTILIZAR

- **Uso interno:** usar 2 gotas, 2 a 3 vezes por dia, em 1 colher (chá) de mel, azeite ou pasta de amêndoa, ou em miolo de pão ou cápsula de acerola, durante 7 dias.
- **Uso externo:** dilua a 20% em óleo de massagem. Pode também ser aplicado sobre a pele, exceto se houver sensibilidade. É muito eficaz contra micoses, sobretudo dos pés. A sua difusão também pode criar uma atmosfera muito repousante.

CONTRAINDICAÇÕES E CUIDADOS NO USO

Ele pode ser irritante quando utilizado puro sobre a pele. Recomenda-se, então, diluí-lo. Desaconselhado durante os três primeiros meses de gravidez e para crianças com menos de 7 anos.

OUTROS USOS

Em caso de dificuldade para adormecer, 1 gota na região do plexo solar, no baixo-ventre, no lado interno dos pulsos ou no arco do pé favorecem o sono.

NOME LATINO *Litsea cubeba*
(= *L. citrata*)

FAMÍLIA *Lauraceae*

OUTRO NOME *verbena exótica*

PROPRIEDADES
• Sedativo (contra a ansiedade e a insônia)
• Antiespasmódico
• Anti-inflamatório
• Antifúngico

A PLANTA E SUA HISTÓRIA

Originária das florestas das regiões tropicais da China, do Vietnã e de Taiwan – onde brota silvestre –, a lítsea, ou verbena de Yunnan, é uma árvore de médio porte (5 a 12 m), perinefólia, com folhas alternadas e lanceoladas. As suas flores creme dão pequenos frutos recobertos de uma casca pouco espessa, em forma de grão de pimenta cubeba, daí o seu outro nome latino, *Litsea cubeba*. Elas recobrem uma polpa cuja destilação oferece um óleo essencial próximo daquele do capim-limão. A China produz cerca 1.000 toneladas por ano. A lítsea também é utilizada como especiaria entre certos povos nativos de Taiwan.

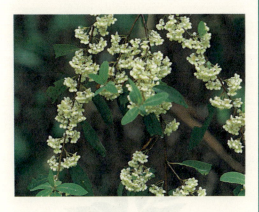

PARTES DESTILADAS
Os frutos

PRINCÍPIOS ATIVOS
Aldeídos (*citrais: neral 30-35%, geranial 40%, citronelal 2%, isocitral*), monoterpenos (*10%: limoneno, mirceno*), monoterpineóis 5-10% (*linalol, geraniol, nerol*), sesquiterpenos, cetonas (*metil--heptanona 3%*), óxidos (*1,8 cineol*), ésteres (*traços*)

PAÍSES PRODUTORES
Ásia tropical, China, Taiwan, Vietnã

COR
Amarelo-claro

ODOR
Fresco, cítrico, característico da verbena-limão ou da erva-cidreira

ASSOCIAÇÕES POSSÍVEIS
Com os OE de citronela (*Cymbopogon nardus*), gerânio-rosa (*Pelargonium x asperum*), capim-limão (*Cymbopogon flexuosus*), eucalipto citriodora (*Corymbia citriodora*) ou gaulthéria odorata (*Gaultheria fragrantissima*), já que têm em comum propriedades antiespasmódicas, antiestresse, anti-inflamatórias, e possivelmente anti-insetos (*exceto a gaulthéria odorata*).

LOURO

O óleo essencial de louro mereceria ser mais bem conhecido pela riqueza de suas propriedades: ele é anti-inflamatório (contra gengivite e artrite), anti-infeccioso, antiviral, digestivo e expectorante.

SUAS PROPRIEDADES

- O óleo essencial de louro tem **poderosas propriedades anti-infecciosas**. É eficaz contra bactérias (como estafilococo e estreptococo), vírus (gripe, sarampo e varicela) e fungos (micoses e candidíases). Na pele, ele age sobre micoses, acne, psoríase, cicatrizes e furúnculos; combate também a candidíase vaginal, fermentação intestinal, estufamentos e colites.
- Também é **expectorante e fluidificante**, em caso de bronquite, sinusite e gripe. Mostra grande eficácia para tratar **problemas bucais** (aftas, gengivite, parodontose e estomatite).
- É anti-inflamatório, eficaz tanto **contra dores articulares e musculares**, cãibras, artrite e reumatismo como contra neurites e nevralgias. Absorve hematomas, sem entretanto se igualar ao helicriso italiano.
- No plano emocional, acalma **em caso de depressão e fadiga**. Regulariza o sistema neurovegetativo. Também ajuda a pessoa a voltar a se centrar e a recuperar a autoconfiança.

COMO UTILIZAR

- **Uso interno:** tome 1 a 2 gotas, 3 vezes por dia, em 1 colher (chá) de mel, azeite ou pasta de amêndoa, ou em miolo de pão ou cápsula de acerola, durante 7 dias.
- **Uso externo:** dilua em óleo vegetal (a 5%, no máximo, para o rosto, a 20% para o corpo) para aplicação local ou massagem. Pode ser aplicado ao longo da coluna vertebral.

CONTRAINDICAÇÕES E CUIDADOS NO USO

Desaconselhado durante a gravidez e o aleitamento. Além disso, quando aplicado puro, às vezes pode provocar uma reação alérgica cutânea.

OUTROS USOS

Pingue 1 gota em 1 colher (chá) de azeite em caso de gengivite ou de parodontose. Bocheche bem antes de cuspir ou massageie a gengiva dolorida.

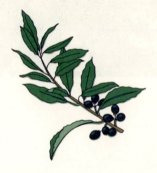

NOME LATINO *Laurus nobilis*

FAMÍLIA *Lauraceae*

OUTRO NOME loureiro

PROPRIEDADES
- Anti-infeccioso e antiviral
- Anti-inflamatório
- Expectorante
- Ansiolítico

A PLANTA E SUA HISTÓRIA

O louro é uma árvore típica da flora mediterrânea, atingindo 10 m de altura. Tem folhas verdes brilhantes, perenes, lanceoladas, aromáticas. As flores, brancas, surgem em cachos, em abril. A fruta é uma cereja preta. Existem muitas variedades de loureiros, algumas das quais são tóxicas e não devem ser confundidas. Na Grécia Antiga, o louro era dedicado ao deus Apolo, e suas propriedades antirreumáticas já eram conhecidas. Além disso, os vencedores de jogos e combates recebiam uma coroa de louros, daí a etimologia da palavra "laureado".

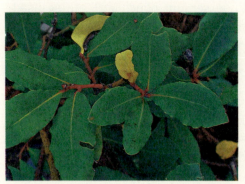

PARTES DESTILADAS
Os ramos folhosos

PRINCÍPIOS ATIVOS
Óxidos (*1,8 cineol 35-45%*), monoterpineóis (*linalol 5-10%, α-terpineol 2%, terpineno-1-ol-4 3%*), ésteres (*acetato de terpenila 10%*), monoterpenos (*α- e β-pinenos 10-15% no total, α-thujeno, sabineno 7%*), fenóis (*eugenol*), fenóis metil-éteres (*eugenol M-éther*)

PAÍSES PRODUTORES
Regiões mediterrâneas (Bósnia, Albânia etc.)

COR
Incolor

ODOR
Fresco, suave, levemente condimentado

ASSOCIAÇÕES POSSÍVEIS
Para a região bucal, pode ser associado aos OE de cravo (*Eugenia caryophyllata*), limão (*Citrus limonum*), tea tree (*Melaleuca alternifolia*), lavanda aspic (*Lavandula spica*) e hortelã-pimenta (*Mentha x piperita*), misturados e diluídos em óleo vegetal de hipérico (*Hypericum perforatum*).

MANJERICÃO

Venerado na Índia, de onde se origina, o manjericão ocupa na Europa um lugar de destaque na culinária por suas qualidades aromáticas e condimentares. Digestivo por excelência e calmante, fornece um óleo essencial de primeira linha, dotado de intensas qualidades antiespasmódicas.

SUAS PROPRIEDADES

- **O óleo essencial de manjericão** é um ótimo **remédio intestinal e para problemas digestivos** em geral. É vermífugo, antiespasmódico e reduz gases e estufamentos (ação carminativa). Acalma enjoos e regulariza o sistema nervoso autônomo (o que comanda as funções vitais). É um bom **tônico digestivo** e **hepático**.
- É também um notável anti-inflamatório e analgésico das articulações: **alivia reumatismo, tendinites**, artrites e dores locais, inclusive as da poliartrite reumatoide.
- Anti-infeccioso, é antibacteriano e antifúngico. Mas é também um antiviral potente: **pode agir nas colites espasmódicas, diarreia e gastroenterites**, além disso, pode ser indicado contra hepatites virais.
- No plano emocional e psíquico, **acalma a ansiedade, a espasmofilia e os problemas alérgicos** (febre do feno, por exemplo).
- Combate a astenia e a fadiga (por excesso de trabalho), e **tem propriedades sedativas e calmantes em caso de angústia**, insônia, choque emocional, até mesmo depressão.
- Age sobre as congestões, como a da pelve em mulheres (problemas pré-menstruais, dismenorreia) ou da próstata **(ver principalmente a variedade "folha-de-alface")**.

COMO UTILIZAR

- **Uso interno:** depois das refeições, tome 1 a 2 gotas em 1 colher (chá) de azeite, pasta de amêndoa ou de gergelim ou mel, ou 1 gota sobre um suporte neutro (cápsula, miolo de pão ou outro), 3 vezes por dia, durante 7 dias.
- **Uso externo:** aplique na região do plexo solar, baixo-ventre e abdome, eventualmente diluído a 20% em óleo vegetal.

CONTRAINDICAÇÕES E CUIDADOS NO USO

Pode ser um pouco irritante se usado puro na pele. Desaconselhado nos três primeiros meses de gravidez.

OUTROS USOS

Em caso de soluço ou crise de alergia, pingue 1 gota pura na língua 1 vez por dia. Em caso de estufamento ou de nó no estômago, aplique 1 gota pura na região do plexo solar.

NOME LATINO *Ocimum basilicum ssp. basilicum*

FAMÍLIA *Lamiaceae*

OUTROS NOMES alfavaca, basilicão, basílico, erva-real

PROPRIEDADES
- Digestivo
- Antiespasmódico
- Anti-inflamatório
- Antisséptico

A PLANTA E SUA HISTÓRIA

Reconhecível por suas folhas ovais de um verde brilhante, o manjericão só pode ser cultivado na Europa no verão. É uma planta anual de 50 cm de altura, tem flores brancas, rosa ou púrpura. O nome "basílico" vem do grego *basilikon* (real), e seu perfume refinado é associado desde a Antiguidade ao poder divino e à proteção, por exemplo, contra a magia, na África. Existem inúmeras variedades de manjericão: na aromaterapia, as mais comuns são 3 subespécies do manjericão comum – folha-de-alface, folha-larga e folha-miúda, com quimiotipos diferentes de acordo com sua origem geográfica. O manjericão-sagrado ou tulsi (*Ocimum sanctus*), também originário da Índia, é uma espécie diferente.

PARTES DESTILADAS
As extremidades floridas

PRINCÍPIOS ATIVOS
Fenóis metil-éteres (*méthylchavicol até 75%*), monoterpineóis (*linalol 20%, até 50% segundo as variedades*)

PAÍSES PRODUTORES
Índia, região do oceano Índico, Vietnã

COR
Amarelo-claro

ODOR
Condimentado, anisado, aromático

ASSOCIAÇÕES POSSÍVEIS
Para facilitar a digestão, misture manjericão com os OE de estragão (*Artemisia dracunculus*), de hortelã-pimenta (*Mentha x piperita*), de manjerona (*Origanum majorana*), de cominho (*Cuminum cyminum*) e de sementes de angélica (*Angelica archangelica*).

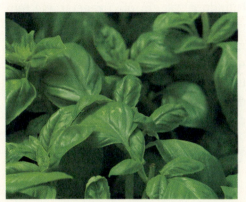

MANJERONA

O óleo essencial de manjerona está entre os remédios mais eficazes para o nervosismo e prontamente traz equilíbrio ao sistema nervoso simpático. Também atua em problemas do coração, da tireoide e do sistema digestivo.

SUAS PROPRIEDADES

- O óleo essencial de manjerona **regulariza o sistema nervoso autônomo** (que controla as funções vitais). É um remédio notável para distonia (contração muscular involuntária e dolorosa), espasmofilia e nervosismo. **Acalma a tireoide** em caso de hipertireoidismo. **Alivia o coração** e se revela útil contra palpitações, extrassístole (contrações cardíacas anormais), hipertensão e taquicardia. **No sistema digestório**, é eficaz contra aerofagia, estufamentos, gastrite, colite e peso no estômago após as refeições.
- Ele atenua também as **opressões respiratórias** e as **tosses espasmódicas**. Alivia a excitação sexual e as obsessões. Para o sistema nervoso, **pode ser empregado contra estresse, angústia, depressão e agitação.**
- Dotado de poder **analgésico e anti-inflamatório**, permite amainar cãibras e contrações musculares, dores da artrite, do reumatismo, do ciático e das nevralgias.
- Ele também mostra **ação antibacteriana** sobre as vias respiratórias (útil em caso de bronquite, sinusite e faringite), e também é **antifúngico**. Enfim, reduz a **secura da boca e das vias respiratórias**.

COMO UTILIZAR

- **Uso interno:** tomar 2 gotas, 3 vezes por dia, em 1 colher (chá) de mel, azeite ou pasta de amêndoa, ou em miolo de pão ou cápsula de acerola, durante 7 dias.
- **Uso externo:** dilua a 20% em óleo de massagem relaxante. Pode também ser aplicado puro na região do plexo solar e no lado interno dos pulsos, ou ainda no arco do pé, em caso de estresse ou de desequilíbrio nervoso.

CONTRAINDICAÇÕES E CUIDADOS NO USO

Nenhuma contraindicação conhecida, mas deve ser evitado durante a gravidez e o aleitamento. Totalmente desaconselhado para asmáticos em caso de crise.

OUTROS USOS

Diluído a 2% em óleo vegetal, ele tem uma ação rápida direta sobre o sistema nervoso simpático: introduz-se o OE nas fossas nasais com um estilete ou um cotonete, tocando as zonas reflexas da cavidade nasal. Esse método é indicado até mesmo contra a perda reversível do olfato.

NOME LATINO *Origanum majorana*

FAMÍLIA *Lamiaceae*

OUTROS NOMES manjerona-doce, manjerona-inglesa

PROPRIEDADES
- Calmante
- Regulador do sistema nervoso
- Anti-inflamatório
- Remédio da secura das vias otorrinolaringológicas

A PLANTA E SUA HISTÓRIA

Originária do Norte da África, a manjerona é cultivada desde a Antiguidade no Egito em toda a costa mediterrânea. É uma planta vivaz de 50 cm de altura, dotada de pequenas folhas verde-escuras, ovais e muito perfumadas – quando friccionadas –, e de pequenas flores brancas ou lilases. Como a maioria das Lamiáceas (tomilho, lavanda, menta etc.), os gregos associavam-na à deusa Afrodite, atribuindo-lhe propriedades tônicas afrodisíacas. Ela servia também para aromatizar vinhos. Na Idade Média, foi introduzida na culinária para facilitar a digestão e conservar a carne.

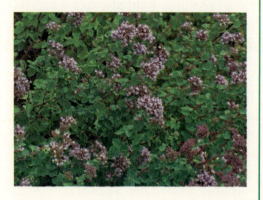

PARTES DESTILADAS
As extremidades floridas

PRINCÍPIOS ATIVOS
Monoterpineóis (*terpineno-1-ol-4 30%, cis-tujanol-4 10%*), monoterpenos (*sabineno 6%, mirceno 2%, α- e γ-terpinenos 10-15%, limoneno, paracimeno, terpinoleno etc.*), sesquiterpenos (*β-cariofileno 3%*), ésteres, fenóis metil- ésteres

PAÍSES PRODUTORES
Toda a bacia mediterrânea e o Oriente Médio

COR
Incolor

ODOR
Herbáceo, ligeiramente apimentado

ASSOCIAÇÕES POSSÍVEIS
Com os OE de manjericão (*Ocimum basilicum*), petitgrain da laranja-amarga (*Citrus aurantium*, as folhas), tangerina (*Citrus reticulata*, as folhas), ravintsara (*Cinnamomum camphora* qt cineol) e capim-limão (*Cymbopogon citratus*), todos muito ativos sobre o sistema nervoso simpático.

MURTA

Antisséptico das vias respiratórias, a murta é conhecida por desinfetar a atmosfera. Existem duas variedades com dois quimiotipos (qt) diferentes: a murta verde (qt 1,8 cineol) e a murta vermelha (qt acetato de mirtilo).

SUAS PROPRIEDADES

- **O óleo essencial de murta verde** é um excelente **anti-infeccioso das vias respiratórias** (contra a angina e a bronquite em especial). Ele é mucolítico (fluidifica o muco) e expectorante. Também atua como **descongestionante** da próstata, das veias e da linfa. Além disso, **estimula a tireoide** em caso de hipotireoidismo. Tem, ainda, ação **analgésica** sobre dores articulares e musculares. No plano emocional, ele auxilia na **liberação de dependências e de sentimentos negativos**, alivia a psique e restabelece o equilíbrio. É um sedativo que ajuda a adormecer **em caso de insônia**.
- **O óleo essencial de murta vermelha** é também um **descongestionante das veias e da linfa**: é indicado para problemas circulatórios como varizes, hemorroidas e edemas. É **antiespasmódico** e recomendado em caso de colite e menstruação dolorosa. Ele estimula ainda a **microcirculação** cutânea, favorecendo assim uma melhor irrigação dos tecidos. Enfim, é antisséptico, antifúngico, antibacteriano e antiviral.

COMO UTILIZAR

- **Uso interno:** tomar 1 gota, 3 vezes por dia, em 1 colher (chá) de mel, azeite ou pasta de amêndoa, ou em miolo de pão ou cápsula de acerola, durante 7 dias.
- **Uso externo:** dilua a 10% ou 20% em óleo de massagem. Pode também ser aplicado puro localmente.

CONTRAINDICAÇÕES E CUIDADOS NO USO

Nenhuma contraindicação, mas deve ser evitado durante os três primeiros meses de gravidez.

OUTROS USOS

Para um óleo de massagem circulatório e descongestionante, siga a receita abaixo:
2 ml de OE de murta vermelha
2 ml de OE de cipreste
2 ml de OE de patchuli
Óleo vegetal de tamanu (*Calophyllum inophyllum*), em quantidade suficiente para completar um frasco de 60 ml. Massagear subindo pela parte interna das pernas, 2 vezes por dia. Esta receita é desaconselhada durante a gravidez.

NOME LATINO *Myrtus communis*

FAMÍLIA *Myrtaceae*

PROPRIEDADES
- Anti-infeccioso das vias respiratórias
- Descongestionante venoso e linfático
- Descongestionante da próstata (OE da murta verde)
- Sedativo

A PLANTA E SUA HISTÓRIA

A murta é nativa da região mediterrânea. Mencionada nos textos das grandes religiões, como a Bíblia e o Corão, ela carrega desde a Antiguidade um forte valor simbólico. O seu significado difere de uma civilização para outra (encarna a virgindade na Europa Oriental, o amor na Grécia Antiga, a coragem entre os romanos), mas, evidentemente, sempre foi considerada como planta sagrada. Esse pequeno arbusto (altura de 3 m) tem as folhas verdes perenes, ovais e muito cheirosas e flores brancas. Atualmente, é muito utilizada em perfumaria e farmácia.

PARTES DESTILADAS

Os galhos com folhas

PRINCÍPIOS ATIVOS

Murta verde: óxidos (*1,8 cineol 40,5%*), monoterpenos (*α-pineno 30%*), monoterpineóis 15% (*linalol, mirtenol, α-terpineol*), sesquiterpenos, ésteres 5%

Murta vermelha: ésteres (*acetato de mirtila 20%, de geranila*), óxidos (*1,8 cineol 20-30%*), monoterpineóis 5% (*α-terpineol 5%, linalol*), monoterpenos (*α-pineno 25-30%, limoneno 25-30%*)

PAÍSES PRODUTORES

OE da murta verde: Sul da França, Córsega
OE da murta vermelha: Marrocos

COR

OE da murta verde: amarelo-claro a verde-claro
OE da murta vermelha: avermelhado

ODOR

OE da murta verde: cineolado (*eucaliptol*), fresco, herbáceo
OE de murta vermelha: quente, resinoso, herbáceo

ASSOCIAÇÕES POSSÍVEIS

Para a circulação venosa e linfática, com os OE de cedro-do-atlas (*Cedrus atlantica*), cipreste (*Cupressus sempervirens*), lentisco (*Pistacia lentiscus*) e patchuli (*Pogostemon cablin*).

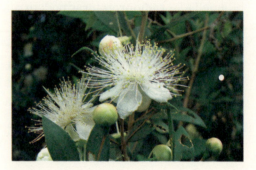

NIAOULI

Indispensável no estojo de primeiros socorros, o óleo essencial de niaouli é, como o da tea tree – ambas as plantas são aparentadas –, um excelente anti-infeccioso em casos de problemas respiratórios e ginecológicos. É também um tônico venoso.

SUAS PROPRIEDADES

- O óleo essencial de niaouli é um poderoso **anti-infeccioso**. É indicado contra doenças das vias respiratórias, sejam elas de origem viral ou bacteriana (bronquite, constipação, rinite, sinusite, laringite e gripe). Ele fluidifica o muco e apresenta um forte poder expectorante.
- **Antibacteriano**, é ativo contra o estafilococo dourado (que causa furúnculos e septicemias) e o estreptococo (anginas bacterianas). Pode-se utilizá-lo como complemento a um tratamento convencional. Antifúngico e antiviral, ele é recomendado contra as **infecções ginecológicas** (candidíase, herpes genital, infecções de papilomavírus que dão origem ao câncer do colo do útero etc.) e inúmeros **problemas dermatológicos** (acne, furúnculo, eczema, varicela, psoríase, herpes, herpes-zóster, micoses, picadas de mosquito). É possível aplicá-lo puro. As suas propriedades **radioprotetoras** podem ser benéficas após sessões de radioterapia.
- Ele também é recomendado contra **gastroenterites e hepatites virais**. É, por fim, um **excelente tônico venoso**, indicado no combate a hemorroidas e varizes, à medida que produz, além disso, um efeito intensificante sobre os tecidos.

COMO UTILIZAR

- **Uso interno:** tomar 2 gotas, 3 vezes por dia, em 1 colher (chá) de mel, azeite ou pasta de amêndoa, ou em miolo de pão ou cápsula de acerola, durante 7 dias.
- **Uso externo:** aplicar diluído a 20% em óleo de massagem, ou puro sobre o peito e as costas para prevenção de enfermidades gripais. Utilizá-lo em inalação ou em difusão para limpar as vias respiratórias. Em caso de radioterapia, é preciso se assegurar de que a pele tenha absorvido o óleo essencial e esteja bem seca no momento das sessões.

CONTRAINDICAÇÕES E CUIDADOS NO USO

Nenhuma contraindicação conhecida, mas deve ser evitado durante os três primeiros meses de gravidez.

OUTROS USOS

Para uma fórmula antiviral a 20% de óleos essenciais, siga a receita abaixo:
4 ml de OE de niaouli
4 ml de OE de tea tree, ou árvore do chá
4 ml de OE de ravintsara
Óleo vegetal de caroço de damasco em quantidade suficiente para completar um frasco de 60 ml. Aplicar em massagem nas costas e no peito 1 a 2 vezes por dia, durante 7 dias.

NOME LATINO *Melaleuca quinquenervia*

FAMÍLIA *Myrtaceae*

PROPRIEDADES
• Antisséptico das vias respiratórias e antiviral
• Tônico venoso
• Radioprotetor

A PLANTA E SUA HISTÓRIA

A niaouli era até pouco chamada de "gomenol" – nome de uma vila (Kaala-Gomen) da Nova Caledônia. Atualmente, produz-se também o seu óleo essencial em Madagascar. Essa árvore de 20 a 30 m de altura é encontrada no leste da Austrália, na Nova Caledônia e em Papua-Nova Guiné. Ela foi introduzida em Madagascar e na Flórida. Desenvolve-se bem nas savanas herbáceas úmidas ou frequentemente inundadas. Sua casca, branca ou cinza, que se desprende em grandes pedaços, lhe valeu seu nome em inglês de *paper bark tree* (árvore da casca de papel). Resistente em parte aos incêndios silvestres graças a essa casca, ela rebrota logo depois. As suas folhas, cinza-esverdeadas, estreitas, lanceoladas e duras, são utilizadas tradicionalmente em decocção e em inalação contra as infecções respiratórias, entre os kanaks e os malgaxes.

PARTES DESTILADAS
As folhas

PRINCÍPIOS ATIVOS
Óxidos (*1,8 cineol 40-60%*), monoterpineóis (*α-terpineol 5%*), sesquiterpineóis 10% (*viridiflorol, nerolidol*), monoterpenos 15-20% (*α-e β-pinenos, limoneno, γ-terpineno*), ésteres (*acetato de terpenila*), sesquiterpenos (*β-cariofileno, ledeno*)

PAÍS PRODUTOR
Nativa da Nova Caledônia, seu óleo é atualmente produzido em Madagascar

COR
Incolor

ODOR
Fresco (*eucaliptol*)

ASSOCIAÇÕES POSSÍVEIS
Com outros OE antivirais como ravintsara (*Cinnamomum camphora* qt 1,8 cineol), tea tree, ou árvore do chá (*Melaleuca alternifolia*), cajepute (*Melaleuca cajuputii*) e mandravasarotra ou saro (*Cinnamosma fragrans*).

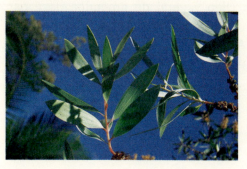

OLÍBANO

Substância produzida a partir de muitas árvores do gênero Boswellia, o olíbano fornece o óleo essencial da meditação e da elevação espiritual. A esse perfume místico se acrescentam propriedades calmantes e antidepressivas, assim como uma possível utilização em cuidados paliativos. É também um óleo para a pele, antifúngico e cicatrizante.

SUAS PROPRIEDADES

- O óleo essencial de olíbano é **anti-infeccioso das vias respiratórias** (laringite, sinusite, constipação e rinite) e também tem propriedades anti-inflamatórias **contra dores articulares e musculares** (reumatismo, principalmente), tendinite, rigidez muscular e, ainda, doença de Crohn.
- Em dermatologia, **é cicatrizante, firmador e regenerador da pele**, indicado contra micoses, úlceras varicosas, cicatrizes ou mesmo rugas.
- No plano da esfera psíquica e emocional, **age contra a depressão**. Passado no corpo, pode também ser indicado em cuidados paliativos a pacientes terminais. Utilizado ainda para **facilitar estados de meditação**, em aplicação local ou em difusão.
- Entre as espécies de árvores de olíbano, a *B. carterii* é mais específica para a esfera física. A *B. rivae*, para o plano psíquico, especialmente contra a depressão.

COMO UTILIZAR

- **Uso interno:** tome 1 a 2 gotas, 3 vezes por dia, em suporte neutro, isto é, em 1 colher (chá) de mel, azeite ou pasta de amêndoa, ou em miolo de pão ou cápsula de acerola, durante 7 dias.
- **Uso externo:** dilua a 20% em base vegetal ou em sinergia com outros óleos essenciais **(ver abaixo)**, especialmente esfregado ao longo da coluna vertebral.

CONTRAINDICAÇÕES E CUIDADOS NO USO

Nenhuma contraindicação conhecida, mas deve ser evitado durante os três primeiros meses de gravidez.

OUTROS USOS

- Aplique 1 gota na região do plexo solar e no alto da cabeça (na altura dos chacras ou pontos de acupuntura), em caso de depressão ou para atingir um estado meditativo.
- Para um óleo antidepressivo, calmante ou para cuidados paliativos, siga a receita abaixo, com 20% de OE:

  4 ml de OE de olíbano
  4 ml de OE de murta
  4 ml de OE de néroli
  Óleo vegetal de amêndoa doce qsp 60 ml

Aplique na planta dos pés, na região do plexo solar e no lado interno dos pulsos.

NOME LATINO *Boswellia carterii, B. rivae, B. serrata*

FAMÍLIA *Burseraceae*

OUTRO NOME incenso

PROPRIEDADES
- Antidepressivo
- Cicatrizante e regenerador da pele
- Antifúngico
- Facilita a meditação
- Cuidados paliativos

A PLANTA E SUA HISTÓRIA

O uso do olíbano com fins místicos e religiosos é atestado em todos os continentes e em inúmeras culturas: no Antigo Egito, na Europa cristã, entre os judeus, na Índia e na Ásia. Seis espécies de árvores de olíbano se destacaram. O olíbano é extraído por incisão na casca, que deixa escorrer uma resina esbranquiçada, que fica marrom na secagem. Essa resina é geralmente queimada sobre carvão.

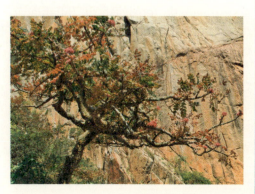

PARTES DESTILADAS
A resina extraída do tronco por incisão

PRINCÍPIOS ATIVOS
Monoterpenos (α-pineno 40%, α-thujeno, limoneno 5%, sabineno 5%, β-pineno 3%, mirceno 4%, paracimeno 2%), sesquiterpenos (β-cariofileno, α-humuleno etc.), monoterpineóis (*incensol*), ésteres, sesquiterpineóis (*viridiflorol*), óxidos etc.

PAÍSES PRODUTORES
Originário do Chifre da África e da Península Arábica, é cultivado hoje na Etiópia, na Eritreia (*B. rivae*), na Somália, no Iêmen (*B. carterii*) e na Índia (*B. serrata*)

COR
Marrom-claro a escuro

ODOR
Amadeirado, forte, resinoso, quente

ASSOCIAÇÕES POSSÍVEIS
Com os OE de camomila-romana (*Anthemis nobilis*), néroli (flores de *Citrus aurantium*), petitgrain de laranja-amarga (folhas de *Citrus aurantium*) e rosa-damascena (*Rosa damascena*).

ORÉGANO-COMPACTO

O orégano-compacto dá um óleo essencial anti-infeccioso potente. Portanto, deve ser manipulado com cautela, tendo em vista a sua concentração em fenóis. Ele é tanto antibacteriano como antiviral e imunoestimulante.

SUAS PROPRIEDADES

- O óleo essencial de orégano-compacto é anti-infeccioso, antibacteriano, antiviral, antifúngico (contra os fungos) e antiparasitário. Além disso, tem ação estimulante das defesas imunológicas. É **um dos mais potentes óleos essenciais anti-infecciosos.**
- Ele é recomendado contra **infecções da pele** (abscessos, furúnculos, acne, parasitas cutâneos, como a sarna e a tinha, micoses etc.). Também combate eficazmente **infecções respiratórias**, como bronquite, sinusite, angina e gripe.
- **Atua sobre colites infecciosas, diarreias** (bacterianas e virais, como as gastroenterites), disenteria, parasitas intestinais (amebíase) e candidíase intestinal. Ele tem também **ação sobre infecções imunológicas**, como febres tropicais (malária, por exemplo) e adenite (inflamação de um gânglio linfático). No que se refere ao aparelho urinário, auxilia a **combater cistites e nefrites.**
- É um **tônico notável das funções mentais**, em caso de fadiga e até de esgotamento nervoso. É também um estimulante sexual e do organismo em geral.

COMO UTILIZAR

- **Uso interno:** sob orientação de um aromaterapeuta e diluído a 10% em um dispersante. Tomar em diluição 10 gotas, 3 vezes por dia, em 1 colher de azeite ou de mel ou em cápsula gastrorresistente (2 cápsulas por dia). Não hesite em associá-lo a uma infusão: misture em partes iguais com o de *Desmodium adscendens* e de cardo-mariano (*Silybum marianum*), ou um OE de tomilho com tujanol, de alecrim com verbenona ou de orégano Kaliteri, todos protetores do fígado.
- **Uso externo:** dilua a 10%, no máximo, em óleo de massagem, aplique na área infectada (em caso de inflamação da pele ou dos pelos) 2 a 3 vezes por dia, evitando o rosto.

CONTRAINDICAÇÕES E CUIDADOS NO USO

Desaconselhado durante a gravidez e o aleitamento, e em crianças pequenas.
Não aplicar puro no uso externo, já que ele pode queimar a pele. Não faça uso prolongado internamente sem aconselhamento médico (7 dias, no máximo) nem em doses fortes.

OUTROS USOS

Para uma fórmula anti-infecciosa potente desde os primeiros sintomas:

    1 gota de OE de orégano-compacto
    1 gota de OE de niaouli
    1 gota de OE de canela

NOME LATINO *Origanum compactum*
(= *O. vulgaris var. compact*)

FAMÍLIA *Lamiaceae*

OUTROS NOMES orégano com inflorescências compactas

PROPRIEDADES
- Anti-infeccioso potente
- Imunoestimulante
- Estimulante físico

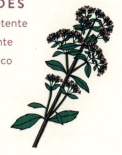

Em 1 colher (sopa) de azeite, tomar 1 a 2 vezes por dia. Usar somente em adultos e não mais do que 7 dias.

A PLANTA E SUA HISTÓRIA

O orégano brota em solos pobres e ensolarados. Muito potente, o orégano-compacto (*Origanum compactum*) pode ser substituído por outros oréganos que contêm menos carvacrol, como o orégano Kaliteri (*Origanum vulgaris* var. Kaliteri), originário da Bolívia, o qual oferece além disso a vantagem de conter tujanol, um protetor do fígado. Por outro lado, existem também oréganos ainda mais fortes, com um teor mais elevado de carvacrol, como o orégano-grego (*Origanum heracleoticum* qt carvacrol a 50%) e o orégano espanhol (*Corydothymus capitatus*), com 75% de carvacrol, o qual fornece o óleo essencial mais potente que se conhece.

PARTES DESTILADAS
As extremidades floridas

PRINCÍPIOS ATIVOS
Fenóis (*carvacrol 45%, timol 15%*), terpineóis (*linalol*), sesquiterpenos (*β-cariofileno*), monoterpenos (*γ-terpineno 15%, paracimeno 10%*). Existe um orégano espanhol (*Corydothymus capitatus*), ainda mais concentrado em fenóis: fenóis (*carvacrol 75%, timol*), terpineóis (*linalol*), sesquiterpenos (*β-cariofileno*), monoterpenos (*mirceno*)

PAÍSES PRODUTORES
Espanha, Marrocos

COR
Incolor

ODOR
Condimentado, quente, picante

ASSOCIAÇÕES POSSÍVEIS
O óleo essencial de orégano-compacto pode ser combinado com outros OE anti-infecciosos, como canela do Ceilão (*Cinnamomum zeylanicum*), tea tree, ou árvore do chá (*Melaleuca alternifolia*) e niaouli (*Melaleuca quinquenervia*). Associe-o também aos OE de tomilho com tujanol (*Thymus vulgaris* qt tujanol) ou de alecrim com verbenona (*Rosmarinus officinalis* qt verbenona) para proteger o fígado da potência dos fenóis.

PALMAROSA

Útil no estojo de primeiros socorros, o óleo essencial de palmarosa tem inúmeras propriedades: é anti-infeccioso – em especial para a pele –, regulador do sistema nervoso e imunoestimulante. Ele também facilita o parto.

SUAS PROPRIEDADES

- O óleo essencial de palmarosa é **anti-infeccioso**, eficaz contra infecções relacionadas às vias respiratórias (rinite, faringite, bronquite, sinusite, otite etc.), às vias urinárias (cistite), aos intestinos (gastroenterite) e sobretudo na esfera ginecológica (prevenção da salpingite, da vaginite, da uretrite etc.). Ele é também antiviral e antifúngico (micoses), tônico geral e imunoestimulante.
- Muito bem tolerado pela pele, é indicado para **diversos problemas cutâneos**, como acne, eczema, micoses e feridas. Ele tem até **efeito regenerativo**.
- Descongestionante, é anti-inflamatório, eficaz contra as **dores dos seios** (em caso de mastoses) e também ajuda no **parto**, estimulando as contrações do útero.
- No plano emocional, ele **regulariza o sistema nervoso** e é estimulante nos casos de fadiga e depressão. Do ponto de vista psicológico, alivia o estresse e permite **reduzir as oscilações de humor**. Também ajuda a pessoa a se firmar e a recuperar o foco.

COMO UTILIZAR

- **Uso interno:** inclua-o em uma fórmula de óvulo para infecção ginecológica, na base de 250 mg de óleo essencial de palmarosa para um óvulo de 4 g.
- **Uso externo:** dilua a 20% em óleo de massagem ou puro, aplique ao redor da orelha ou no pescoço (contra infecção das vias otorrinolaringológicas), ou no abdome e áreas lombares (para infecção intestinal ou urinária).

CONTRAINDICAÇÕES E CUIDADOS NO USO

Contraindicado durante a gravidez, exceto na hora do parto.

OUTROS USOS

Para preparar o trabalho de parto no dia D, massagear várias vezes nas áreas lombares com:
2 gotas de OE de palmarosa
2 gotas de OE de espruce negro
1 gota de OE de cravo
Em 1 colher (sopa) de óleo de rosa-mosqueta do Chile

NOME LATINO *Cymbopogon martinii var. motia*

FAMÍLIA *Poaceae*

PROPRIEDADES
- Anti-infeccioso das vias respiratórias, da pele e do intestino
- Antifúngico, antiviral
- Regenerador da pele
- Reequilibrante nervoso

A PLANTA E SUA HISTÓRIA

Nativa da Índia, a palmarosa pertence ao gênero *Cymbopogon*, como o capim-limão e a citronela. Essa grande planta herbácea (até 3 m de altura) tem folhas longas, estreitas e planas, e cachos de flores agrupados em panícula. A palmarosa é às vezes chamada de gerânio das Índias, devido ao seu teor elevado de geraniol. Este confere ao óleo essencial da planta um perfume mais ou menos próximo daquele do gerânio-rosa, e até daquele da rosa-damascena. Produzido desde o século XVIII, o óleo essencial de palmarosa foi frequentemente utilizado em misturas com o óleo essencial de rosa-damascena ou o do gerânio-rosa, a fim de baixar o preço destes.

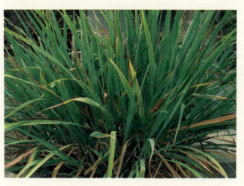

PARTES DESTILADAS
As partes aéreas

PRINCÍPIOS ATIVOS
Monoterpineóis (*geraniol 80%, linalol 3%, nerol*), ésteres (*acetato de geranila 10%, formiato de geranila etc.*), aldeídos (*geranial etc.*), sesquiterpenos (*β-cariofileno 2% etc.*), sesquiterpineóis

PAÍSES PRODUTORES
Nativo da Índia, é produzido também no Nepal, em regiões tropicais e na América do Sul

COR
Incolor

ODOR
Fresco, herbáceo, com uma nota de rosa

ASSOCIAÇÕES POSSÍVEIS
Contra afecções da pele – como o eczema –, com os OE de lavanda (*Lavandula angustifolia*), de gerânio-rosa (*Pelargonium x asperum*), no óleo vegetal de tamanu (*Calophyllum inophyllum*).

PATCHULI

Conhecido pelo seu perfume que evoca a década de 1970, o óleo essencial de patchuli tem ação benéfica na circulação venosa, graças ao seu poder descongestionante sobre pernas pesadas e varizes.

SUAS PROPRIEDADES

- O óleo essencial de patchuli é um notável **tônico dos sistemas venoso e linfático**. Ele é indicado para varizes, pernas pesadas, hemorroidas e edemas.
- É, além disso, um **descongestionante da próstata** (para se utilizar em caso de adenoma e de prostatite) e, em mulheres, da pelve.
- Pode ser também empregado em **cuidados da pele:** especialmente em casos de acne, eczema e até mesmo de parasitas como a sarna. **Regenerador cutâneo e cicatrizante**, ele é indicado para tratar escaras, rachaduras e fissuras, bem como em **problemas capilares** (queda de cabelo, por exemplo). Dotado de propriedades antibacterianas e antivirais, pode ser utilizado contra **diversas afecções da pele**, como herpes, micoses e impetigo.
- Inseticida, pode **repelir traças**.
- No plano psíquico, ajuda a ordenar os pensamentos e a tranquilizar as emoções, além de **favorecer a concentração**.

COMO UTILIZAR

- **Uso interno:** tomar 1 a 2 gotas, 3 vezes por dia, em 1 colher (chá) de mel, azeite ou pasta de amêndoa, ou em miolo de pão ou cápsula de acerola, durante 7 dias.
- **Uso externo:** dilua a 10% ou 20% em óleo de massagem e massageie 2 vezes por dia, subindo pela parte interna das pernas, no combate a problemas circulatórios. Para adenoma da próstata, aplique na área pélvica ou na altura do períneo. Em caso de congestão da pelve na mulher, aplique na área pélvica.

CONTRAINDICAÇÕES E CUIDADOS NO USO

Cânceres hormonodependentes (por causa dos sesquiterpineóis). Desaconselhado durante a gravidez.

OUTROS USOS

Para fazer o seu próprio perfume para o ambiente, você pode preparar uma mistura de acordo com a receita abaixo:

2 ml do OE de patchuli
1 ml do OE de petitgrain da laranja-amarga (evite a raspa, que é fotossensibilizante)
1 ml do OE de ylang-ylang

Álcool não canforado a 70°, para completar um frasco de 150 ml. Agite antes de usar, já que os óleos essenciais não se misturam muito bem com o álcool.

NOME LATINO *Pogostemon cablin*

FAMÍLIA *Lamiaceae*

PROPRIEDADES
- Descongestionante venoso e linfático
- Descongestionante da próstata
- Remédio para a pele

A PLANTA E SUA HISTÓRIA

Originário da Indonésia e da Malásia, o patchuli é um arbusto com menos de 1 m de altura, tem grandes folhas peludas e pequenos cachos de flores púrpura. Emblemático da geração *hippie* e muito popular no final da década de 1960, o seu perfume é sobretudo típico da Índia, onde é usado amplamente para perfumar a roupa de cama e o vestuário, a fim de repelir os insetos. No Ocidente, o patchuli é muito utilizado em perfumaria, porque a sua fórmula química é única e dá uma nota de sensualidade aos perfumes.

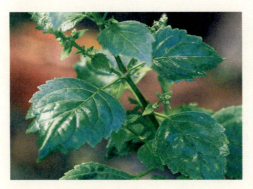

PARTES DESTILADAS
A erva florida

PRINCÍPIOS ATIVOS
Sesquiterpineóis (*patchoulol 30%, pogostol 2%*), sesquiterpenos (α-*guaieno 15%*, α-*bulnesino 20%, seiqueleno*, α-*patchouleno 10%* β-*cariofileno 3%,* β-*patchouleno 2%,* α-*copaeno, acifileno 3% etc.*), óxidos sesquiterpênicos

PAÍSES PRODUTORES
Sudeste Asiático, Índia, Sri Lanka, África, América do Sul

COR
Marrom-avermelhado

ODOR
Herbáceo, apimentado, fumo, com uma nota de turfa

ASSOCIAÇÕES POSSÍVEIS
Contra estases venosas e congestões, ele pode ser associado aos OE de lentisco (*Pistacia lentiscus*), murta verde (*Myrtus communis*), cipreste (*Cupressus sempervirens*), cedro-do-atlas (*Cedrus atlantica*) e pinheiro-silvestre (*Pinus sylvestris*).

PINHEIRO-SILVESTRE

Bem conhecido pelo seu poder descongestionante das vias respiratórias, o óleo essencial de pinheiro-silvestre é também um excelente tônico geral e um bom anti-inflamatório.

SUAS PROPRIEDADES

• **Antisséptico do ar muito eficaz**, o óleo essencial de pinheiro-silvestre é fluidificante dos brônquios, expectorante e um notável **anti-infeccioso respiratório**, indicado contra tosse, rinite, sinusite, bronquite e laringite.

• É um **excelente estimulante hormonal**, principalmente das glândulas suprarrenais. Pelo seu efeito cortisônico, ele é tonificante e dá um pouco de energia, o que o torna muito útil em caso de fadiga, cansaço por excesso de trabalho e queda de pressão (hipotensão). No plano psíquico, pode ser recomendado em **caso de moral baixo**, possivelmente até de depressão.

• Dotado de **propriedades anti-inflamatórias**, pode contribuir para aliviar dores de artrose, ciática, lumbago, reumatismo, cãibras e dores musculares. Nos sistemas hormonal e linfático, ele apresenta **efeito descongestionante**, combatendo **o aumento da próstata** e, em mulheres, a congestão da pelve.

• **Ele ativa a microcirculação cutânea e revigora a pele.** Esse benefício dermatológico pode ser muito útil também em casos de eczema e psoríase.

COMO UTILIZAR

• **Uso interno:** tomar 1 a 2 gotas, 3 vezes por dia, em 1 colher (chá) de mel, azeite ou pasta de amêndoa, ou em miolo de pão ou cápsula de acerola, durante 7 dias.

• **Uso externo:** dilua a 20% em óleo de massagem e besunte os locais das dores articulares e musculares e ao longo da coluna vertebral. Em inalação, ele é muito eficaz em caso de congestionamento dos brônquios.

CONTRAINDICAÇÕES E CUIDADOS NO USO

Às vezes pode ser irritante quando utilizado puro sobre a pele. Use-o de preferência diluído. Desaconselhado durante os três primeiros meses de gravidez e para crianças com menos de 7 anos.

OUTROS USOS

Para aproveitar o seu efeito "cortisônico" (estimulante geral), aconselha-se esfregar a região lombar na altura dos rins com os punhos fechados, com 1 a 2 gotas do óleo essencial de pinheiro de cada lado. Ideal para "recarregar as baterias".

NOME LATINO *Pinus sylvestris*

FAMÍLIA *Pinaceae*

OUTROS NOMES pinheiro-comum, pinheiro-da-escócia

PROPRIEDADES
- Descongestionante
- Tônico estimulante
- Anti-inflamatório
- Remédio para a pele

A PLANTA E SUA HISTÓRIA

O pinheiro-silvestre é uma árvore típica das florestas do norte da Europa. Nas montanhas, pode brotar até a 2.300 m de altitude. Robusto e com altura ao redor de 30 m, desenvolve-se em solos duros e nas encostas arenosas e pouco irrigadas. É uma conífera de casca cinza, em que as folhas – que se mantêm o ano todo – são agulhas verdes, em uma distribuição de duas por ramo. Tem flores masculinas (amarelas) e femininas (vermelhas). A fruta (ou pinhão) é cônica e cai ao amadurecer. A infusão ou inalação dos brotos de pinheiro é um remédio tradicional da ervanaria, o qual faz parte dos chás de inverno desde a Idade Média.

PARTES DESTILADAS
As agulhas

PRINCÍPIOS ATIVOS
Monoterpenos (α- e β-pineno 10% cada, limoneno 4%, mirceno 4%, canfeno 3%), monoterpineóis (α-terpineol, borneol), sesquiterpenos (β-cariofeno), ésteres

PAÍSES PRODUTORES
Escandinávia, Rússia, Áustria, França, norte da Europa

COR
De incolor a amarelo-claro

ODOR
Fresco, resinoso, balsâmico

ASSOCIAÇÕES POSSÍVEIS
Com outros OE tônicos e estimulantes, e também anti-inflamatórios, como de espruce negro (*Picea mariana*) e junípero (*Juniperus communis*), ou ainda de gengibre (*Zingiber officinale*), pimenta-preta (*Piper nigrum*), katrafay (*Cedrelopsis grevei*) e gaulthéria odorata (*Gaultheria fragrantissima*).

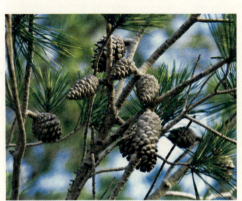

RAVINTSARA

O óleo essencial dessa árvore de Madagascar é hoje remédio antigripal fundamental, indispensável no estojo de primeiros socorros. A sua popularidade crescente, que se seguiu após as últimas epidemias de gripe, exige certa vigilância em relação à sua produção.

SUAS PROPRIEDADES

• Sem dúvida hoje o **mais conhecido e o mais eficaz dos óleos essenciais antivirais**, o óleo essencial de ravintsara é indicado contra todas as doenças virais, tais como gripe, herpes-zóster, herpes, mononucleose infecciosa, hepatites virais A e B e gastroenterites. **É o grande remédio para a gripe**, tanto no tratamento preventivo como no curativo, e é fortemente recomendado para uso em difusão em caso de epidemia.

• É, além disso, um **estimulante geral do sistema imunológico**, indicado até mesmo para pessoas com grave imunodepressão. Graças a seus efeitos **antibacteriano, mucolítico e expectorante**, ele é conveniente contra bronquite, sinusite e rinofaringite.

• Devido à sua ação **estimulante do sistema linfático**, pode ser útil em casos de **estase, congestão e pernas pesadas**.

• Graças a seu efeito calmante, favorece o sono, permitindo desse modo a prevenção dos problemas de insônia. No plano psicológico, **é utilizado contra esgotamento nervoso,** fadiga e até mesmo depressão. É um bom neurotônico e um **estimulante das funções mentais**.

COMO UTILIZAR

• **Uso interno:** tomar 1 a 2 gotas, 3 vezes por dia, em 1 colher (chá) de mel, azeite ou pasta de amêndoa, ou em miolo de pão ou cápsula de acerola, durante 7 dias.

• **Uso externo:** dilua a 20% em óleo de massagem e aplique 2 vezes por dia no peito e nas costas ou atrás das orelhas. Massagens com algumas gotas puras ao longo da coluna vertebral são indicadas em caso de fadiga extrema, convalescença e infecção viral. Durante epidemia gripal, pode ser usado regularmente em difusão na atmosfera.

CONTRAINDICAÇÕES E CUIDADOS NO USO

Nenhuma contraindicação conhecida, mas é desaconselhado durante a gravidez. Como alternativa ao óleo de ravintsara, pode-se preferir o de saro (*Cinnamosma fragrans*), originário também de Madagascar, que tem princípios ativos muito próximos deste e um sabor mais tônico.

OUTROS USOS

Para relaxar e favorecer o sono, principalmente em caso de dificuldade para

NOME LATINO *Cinnamomum camphora* qt cineol

FAMÍLIA *Lauraceae*

OUTRO NOME canforeira de Madagascar

PROPRIEDADES
- Antiviral potente
- Expectorante
- Tônico linfático
- Calmante

adormecer, aplique 1 gota pura no lado interno dos pulsos e na região do plexo solar. Para crianças, aplique 1 gota no arco do pé antes de deitar.

A PLANTA E SUA HISTÓRIA

A ravintsara é uma variedade malgaxe da cânfora (*Cinamomum camphora*). Importada de Taiwan para Madagascar há 250 anos, ela se aclimatou ali perfeitamente. A ravintsara (de "ravina", folha, e "tsara", boa, em malgaxe) é uma árvore que atinge 20 m de altura, com casca avermelhada e folhas grandes perenes, verdes e brilhantes, ovais e muito cheirosas. Produz um princípio ativo (cineol) diferente da cânfora, mas que é idêntico ao do eucalipto. O óleo essencial de ravintsara se distingue também daquele do ho wood, originário da China, o qual é um outro quimiotipo da cânfora produzindo, entretanto, linalol... como o pau-rosa (*Aniba rosaeodora*) sul-americano. Não se deve confundir ravintsara com ravensara (*Ravensara aromatica*), que apresenta propriedades diferentes.

PARTES DESTILADAS
As folhas

PRINCÍPIOS ATIVOS
Óxido (*1,8 cineol 50-55%*), monoterpenos (*sabineno 15%, α- e β-pinenos 3-5%, mirceno, γ-terpineno*), monoterpineóis (*α- terpineol 8%, terpineno-1-ol-4*), sesquiterpenos (*α- e β-cariofileno, patchouleno etc.*)

PAÍS PRODUTOR
Madagascar

COR
Incolor

ODOR
Fresco (*eucaliptol*)

ASSOCIAÇÕES POSSÍVEIS
Com outros OE antivirais e antibacterianos como o niaouli (*Melaleuca quinquenervia*), a tea tree, ou árvore do chá (*Melaleuca alternifolia*), e os OE com fenóis (por exemplo, orégano-compacto ou espanhol e tomilho com timol).

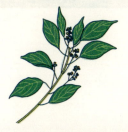

ROSA-DAMASCENA

O óleo essencial de rosa-damascena é o que oferece o perfume mais sutil e o de ação mais efetiva no plano emocional. Infelizmente, é também o mais caro. Ele é, sem dúvida, o mais belo dos óleos essenciais.

SUAS PROPRIEDADES

• O óleo essencial de rosa-damascena é um **poderoso revigorante da pele**, dotado de notáveis propriedades cicatrizantes e antirrugas. É indicado em caso de rosácea, úlcera, eczema e todas as outras inflamações da pele. Pode também ser indicado para **aftas e inflamações bucais** (gengivite).

• Graças a suas propriedades antivirais, antibacterianas e antifúngicas, ele é eficaz contra **herpes labial, varicela e herpes-zóster**.

• Ele estimula os sistemas venoso e linfático e apresenta **efeito adstringente sobre a pele**. Além disso, é útil para combater **peso no estômago, enjoos e enxaquecas**. Atua na área pulmonar, principalmente em caso de asma, bronquite crônica e bronquite asmática.

• No plano emocional, tem grande ação calmante e **atenua o sofrimento amoroso e as dores do luto e da separação**. Para Avicena, a rosa oferece "o perfume do amor". Esse óleo harmoniza as emoções, fortalece o sistema nervoso e regulariza o ritmo cardíaco. É sensivelmente **afrodisíaco** e estimula os sentidos em caso de fadiga sexual.

COMO UTILIZAR

• **Uso externo:** aplique localmente sobre a pele, diluído a 20% em óleo vegetal, 2 vezes por dia, durante 7 dias. Aplique 1 gota pura na região do plexo cardíaco. Utilize aspirando-o ou em inalação para o reequilíbrio psíquico.

CONTRAINDICAÇÕES E CUIDADOS NO USO

Nenhuma contraindicação conhecida, mas deve ser evitado durante os três primeiros meses de gravidez.

OUTROS USOS

Acrescentar 1 gota de óleo essencial de rosa-damascena ao creme facial diurno, como antirrugas.

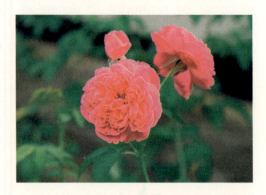

NOME LATINO *Rosa damascena*
FAMÍLIA *Rosaceae*

PROPRIEDADES
- Regenera a pele, cicatrizante
- Antirrugas
- Calmante, antidepressivo

A PLANTA E SUA HISTÓRIA

A rosa provavelmente foi a primeira planta destilada, devido ao seu perfume. Mas o produto da extração foi a água de rosas, já que o rendimento da destilação desta flor é muito fraco: são necessárias de 4 a 5 t de pétalas para se obter 1 kg de óleo essencial, o que a torna um mau exemplo em termos de ecologia. Segundo a lenda, Avicena, o grande médico árabe, foi o primeiro a destilar a rosa-damascena, no fim do século x. Mas parece que foi em 1612 que o óleo essencial foi descoberto por acaso na Índia, sob o Império Mongol, sob a forma de uma matéria cerosa que flutuava na superfície de um canal cheio de água de rosas, quando da festa de casamento da princesa Nour Djihan.

PARTES DESTILADAS
As flores

PRINCÍPIOS ATIVOS
Monoterpineóis (*citronelol 50%, geraniol e nerol 5%, linalol*), óxidos (*de rosa*), hidrocarbonos (*estearoptenos 10%*), ésteres (*acetato de citronelila*), cetonas (*damascenona*), álcoois aromáticos (*feniletílico*), ésteres (*metil eugenol*)

PAÍSES PRODUTORES
Bulgária, Norte da África, Oriente Médio

COR
Translúcido

ASPECTO
Fixa-se a baixa temperatura

ODOR
Inebriante, quente, floral

ASSOCIAÇÃO POSSÍVEL
No cuidado da pele, prepare um óleo de beleza com os OE de gerânio-rosa (*Pelargonium x asperum*) e ho wood (*Cinnamomum camphora* qt linalol), em uma base de extrato de baunilha e de óleo vegetal de argan (*Argania spinosa*) ou de cânhamo (*Cannabis sativa*), ou até de figo-da-Índia (*Opuntia ficus-indica*) – este último, de ação extraordinária contra as rugas mais profundas. Não dilua mais que 5% de óleos essenciais nesses óleos vegetais para os tratamentos do rosto.

SÁLVIA ESCLAREIA

Venerada na Antiguidade como planta mágica, a sálvia era considerada salvadora (*salvia*, em latim). Hoje em dia, fornece um excelente óleo essencial para problemas da menopausa e para a menstruação atrasada.

SUAS PROPRIEDADES
• O óleo essencial de sálvia esclareia tem **propriedades estrogênicas**: ele **atua nos distúrbios hormonais da mulher** – ausência de menstruação (amenorreia), menopausa, ondas de calor, atraso da menstruação (pela sua ação emenagoga). É também **antifúngico** e pode ser indicado para micoses vaginais e cutâneas.
• Ele é **antiespasmódico** e protege o sistema nervoso em caso de fadiga. Além disso, é **tônico sexual**.
• **Estimula o fígado,** faz baixar o colesterol e atua nos problemas da circulação (varizes, hemorroidas etc.).
• **Não apresenta os mesmos perigos que o óleo essencial de sálvia** (*Salvia officinalis*). Este último é tanto expectorante como anticelulítico, anti-infeccioso e estimulante do fígado e dos estrogênios (hormônios). Mas não é vendido sem prescrição, dada sua **neurotoxicidade** em doses elevadas e os **riscos abortivos** que apresenta.

COMO UTILIZAR
• **Uso interno:** tomar 1 gota, 2 a 3 vezes por dia, em 1 colher (chá) de mel, azeite ou pasta de amêndoa, ou em miolo de pão ou cápsula de acerola, durante 7 dias, no máximo, antes da menstruação ou durante a menopausa.
• **Uso externo:** dilua a 20% em óleo vegetal e massageie localmente na região do fígado ou no baixo-ventre, 2 vezes por dia.

CONTRAINDICAÇÕES E CUIDADOS NO USO
Não deve ser usado por mulheres que sofrem ou tenham sofrido de câncer hormonodependente (câncer de mama, por exemplo) e de problemas associados à hiperprodução de estrogênio (como mastoses e cistos ovarianos). Desaconselhado também na gravidez, no aleitamento e para crianças pequenas.

OUTROS USOS
Em caso de menstruação atrasada, massageie o baixo-ventre com 2 a 3 gotas de OE de sálvia esclareia, diluídas em 1 colher (chá) de óleo de amêndoa doce (*Prunus dulcis*), e tome 1 gota em 1 colher (chá) de azeite, 2 vezes por dia, até a descida da menstruação.

NOME LATINO *Salvia sclarea*

FAMÍLIA *Lamiaceae*

PROPRIEDADES
- Estimulante dos hormônios (estrogênios)
- Antiespasmódico
- Estimula o fígado

A PLANTA E SUA HISTÓRIA

A sálvia era tida em alta estima na Idade Média: *"Cur morietur homo, cui salvia crescrit in horto?"* ("Como pode morrer um homem que cultiva a sálvia em seu jardim?", dizia-se na escola de Salerno). Originária do Mediterrâneo e da Ásia Menor, ela tem diversas propriedades tônicas, digestivas e antissudorais quando tomada em infusão. A sálvia esclareia é uma planta de 1 m de altura, com folhas perenes e cinza-esverdeadas. Em sua base emerge uma grande haste floral, com flores magenta ou rosa.

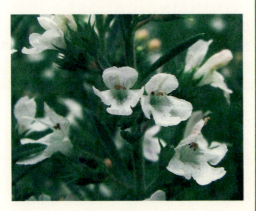

PARTES DESTILADAS
As extremidades floridas

PRINCÍPIOS ATIVOS
Ésteres (*acetato de linalila 30%, acetato de geranila 4%*), monoterpineóis (*linalol 30%*), sesquiterpineóis (*esclareol*), sesquiterpenos (*germacreno D 8%, -cariofileno*), monoterpenos (*mirceno 2%*), óxidos (*fracos*)

PAÍSES PRODUTORES
Região mediterrânea (sul da França, Espanha, Grécia, Itália, Egito)

COR
Incolor

ODOR
Picante, fresco, balsâmico

ASSOCIAÇÕES POSSÍVEIS
Aconselha-se sempre associá-lo a chás de plantas estimulantes da progesterona (agnocasto, alquemila, erva-cidreira etc.), em uma dose de 2 a 3 tigelas por dia em infusão, para o equilíbrio hormonal, na segunda parte do ciclo menstrual ou na menopausa.

SARO

(MANDRAVASAROTRA)

Esta pequena árvore nativa de Madagascar traz os mesmos princípios ativos que a ravintsara. O seu óleo essencial é uma alternativa excelente em caso de epidemia. Em particular, é muito eficaz contra a gripe.

SUAS PROPRIEDADES

• O óleo essencial de saro é dotado de propriedades **anti-infecciosas notáveis**. Pode-se utilizá-lo contra infecções das vias respiratórias, urinárias e ginecológicas (cistites e candidíases), e também no plano intestinal, dermatológico (contra as micoses cutâneas, em particular) e bucodental (gengivite, aftas).

• Ele é ao mesmo tempo **antiviral, antibacteriano e antiparasitário** (contra a diarreia comum e a do viajante), e regulariza as **defesas imunológicas**. Na esfera otorrinolaringológica, é utilizado contra constipação, rinite, sinusite, bronquite, gripe e angina. É um **excelente expectorante**, que fluidifica as secreções dos brônquios e permite desse modo expelir o catarro.

• É ativo também contra inúmeros vírus: os do grupo do herpes (herpes-zóster, herpes e varicela), e também os agentes responsáveis pelas hepatites virais, pela **mononucleose infecciosa** (vírus Epstein-Barr) e pelas **gastroenterites virais**.

• Além disso, ele estimula as funções psíquicas e é antiespasmódico, até mesmo **antidepressivo**. Extraordinariamente calmante, fortalece o sistema nervoso em caso de estresse.

COMO UTILIZAR

• **Uso interno:** tomar 1 a 2 gotas, 3 vezes por dia, em 1 colher (chá) de mel, azeite ou pasta de amêndoa, ou em miolo de pão ou cápsula de acerola, durante 7 dias.

• **Uso externo:** dilua-o a 20% em óleo de massagem e aplique 2 vezes por dia sobre o peito e as costas, ou atrás das orelhas. Pode-se massagear com algumas gotas puras a fronte (sinusite), o tórax e as costas (gripe). Na prevenção de uma epidemia gripal, ele pode ser difundido regularmente no ar.

CONTRAINDICAÇÕES E CUIDADOS NO USO

Nenhuma contraindicação conhecida, mas é desaconselhado durante os três primeiros meses de gravidez.

OUTROS USOS

Aplicar algumas gotas puras no arco do pé nos períodos de epidemia bacteriana ou viral. Em caso de depressão nervosa, aplicar 1 a 2 gotas puras no lado interno dos pulsos e na região do plexo solar.

NOME LATINO *Cinnamosma fragrans*

FAMÍLIA *Cannellaceae*

OUTRO NOME matrobetinana (malgaxe)

PROPRIEDADES
- Anti-infeccioso, antiviral potente
- Antiespasmódico
- Ligeiramente antidepressivo

A PLANTA E SUA HISTÓRIA

Planta endêmica do oeste de Madagascar, o saro ou mandravasarotra é uma pequena árvore que atinge 5 m de altura e brota nas florestas secas até 600 m de altitude. Tem folhas oblongas, alternadas e de um verde perene, e os frutos sob a forma de bagas de 6 cm de comprimento. Os frutos e as folhas têm sabor picante. O seu nome, andravasarotra, significa "que caça o mal" em malgaxe. As folhas e a casca são utilizadas tradicionalmente contra a diarreia e como tônico, e a casca, mais particularmente, contra dor de dente. Menos conhecido que a ravintsara, ele desenvolve uma atividade tônica do sistema imunológico e reequilibrante geralmente reconhecida como superior.

PARTES DESTILADAS
As folhas

PRINCÍPIOS ATIVOS
Óxidos (*1,8 cineol 40%*), monoterpineóis (*terpineno-1-ol-4 a 3%, linalol 5%, α-terpineol 2%*), monoterpenos (*α- e β-pineno 5-10%, δ-3-careno, α- e γ-terpinenos 2%, sabineno 8%, mirceno, ocimeno etc.*), sesquiterpenos (*β-cariofileno 4%*), ésteres (*acetato de terpenila 3%*), aldeídos (*citrais em traços*)

PAÍS PRODUTOR
Madagascar

COR
Incolor

ODOR
Fresco (*eucaliptol*)

ASSOCIAÇÕES POSSÍVEIS
Com outros OE antivirais, como de ravintsara (*Cinnamomum camphora* qt cineol), tea tree, ou árvore do chá (*Melaleuca alternifolia*), niaouli (*Melaleuca quinquenervia*) e cajepute (*Melaleuca cajuputii*).

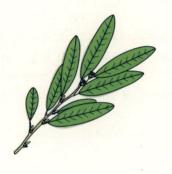

SEGURELHA

O óleo essencial de segurelha, juntamente com os de orégano-compacto, tomilho e canela, é um dos anti-infecciosos mais potentes, e deve ser manuseado com cautela. Tônico, ele estimula as defesas imunológicas. Diluído, é analgésico.

SUAS PROPRIEDADES

- O óleo essencial de segurelha é um anti-infeccioso notável, extremamente ativo contra bactérias, vírus, fungos e parasitas (amebíase, malária etc.). Ele é indicado para combater **infecções das vias respiratórias**, como laringite, sinusite, bronquite e até, possivelmente, tuberculose. No aparelho geniturinário, atua eficazmente em casos de **cistite, prostatite**, uretrite e candidíase. Nos intestinos, **combate gastroenterites,** parasitas, diarreia de origem infecciosa, candidíase e disenteria. Para a pele, é utilizado em diluição **contra micoses e inflamações cutâneas.**
- Ele **estimula as defesas imunológicas** e é um ótimo **tônico geral** para fadiga nervosa, física ou sexual, e em caso de hipotensão.
- Diluído, é **anti-inflamatório** e alivia as dores do reumatismo, da artrite e da poliartrite reumatoide. Além disso, é recomendado para inflamações dos gânglios (adenite).

COMO UTILIZAR

- **Uso interno:** se possível com orientação de um aromaterapeuta e de preferência diluído a 10% em um dispersante, tome após a diluição 10 gotas, 3 vezes por dia, em 1 colher de azeite ou cápsula gastrorresistente (2 cápsulas por dia), durante 7 dias, no máximo.
- **Uso externo:** diluído a 10% em óleo de massagem, aplique localmente contra dores articulares e musculares, 2 vezes por dia, evitando as mucosas e, mais especialmente, o rosto.

CONTRAINDICAÇÕES E CUIDADOS NO USO

Desaconselhado para mulheres grávidas, em aleitamento e para crianças pequenas. Não deve ser aplicado puro na pele, já que pode causar queimaduras. Não fazer uso interno prolongado mais do que 7 dias, e de preferência em associação com plantas protetoras do fígado (chás de cardo-mariano, *Silybum marianum*, ou de *Desmodium adscendens*) ou com os óleos essenciais de tomilho com tujanol ou de alecrim com verbenona.

OUTROS USOS

Durante viagens, contra infecção intestinal, colocar 1 gota de óleo essencial de segurelha em uma pelota de arroz. Ingerir 2 vezes por dia. Uso indicado apenas para adultos e durante não mais do que 7 dias.

NOME LATINO *Satureja montana*

FAMÍLIA *Lamiaceae*

OUTROS NOMES segurelha vivaz, segurelha de inverno, segurelha das montanhas

PROPRIEDADES
- Anti-infeccioso potente
- Tônico e imunoestimulante
- Analgésico

A PLANTA E SUA HISTÓRIA

Erva aromática nativa da região do Midi, na França, a segurelha é uma pequena planta vivaz, de 20 a 40 cm de altura, a qual brota em baixa altitude em solos pobres, calcários ou arenosos, secos e áridos. Ela resiste à geada e germina na luz. Tem pequenas folhas verdes, finas e pontiagudas, cheirosas quando friccionadas, e cachos de flores brancas com corolas bilabiadas. Atualmente é utilizada para perfumar molhos e facilitar a digestão. Há uns vinte anos, ela passou a ser usada na aromaterapia devido a suas propriedades anti-infecciosas.

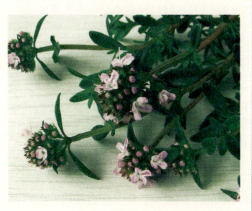

PARTES DESTILADAS
As extremidades floridas

PRINCÍPIOS ATIVOS
Fenóis (*carvacrol 45%*, *timol*), monoterpenos 40% (α-pineno, α-thujano, α-terpineno, γ-terpineno 20%, paracimeno 10%), sesquiterpenos 5% (β-cariofileno, β-bisaboleno), monoterpineóis 3% (*linalol*, α-*terpineol*, *terpineno-1-ol-4*), fenóis métil-éteres, ésteres, óxidos

PAÍSES PRODUTORES
Espanha, sul da França

COR
Amarelo-claro a escuro

ODOR
Apimentado, quente, picante

ASSOCIAÇÕES POSSÍVEIS
Para combater melhor as infecções, utilize em associação com outros OE antissépticos e anti-infecciosos, tais como de canela (*Cinnamomum zeylanicum*), orégano-compacto (*Origanum vulgaris* var. *compact*), árvore do chá (*Melaleuca alternifolia*), ravintsara (*Cinnamomum camphora* qt 1,8 cineol) e tomilho (*Thymus vulgaris*).

TANGERINA

A tangerineira oferece um óleo essencial antiestresse eficaz. Com perfume frequentemente preferido ao da laranjeira-amarga (que dá os óleos essenciais de nerol e de petitgrain laranja-amarga), ele é também relaxante e calmante.

SUAS PROPRIEDADES

• O óleo essencial da raspa de tangerina é um **sedativo potente**, que regula o sistema neurovegetativo (em caso de distonia, isto é, problemas das funções vitais de origem nervosa). Ele é **calmante** e atua eficazmente sobre as situações de angústia ou de excitamento, e sobre problemas de insônia. **No plano digestivo,** alivia estufamentos, a aerofagia, o peso no estômago após as refeições e problemas de constipação.

• Em uso interno, tem também **efeito redutor de gordura**, como todas as raspas cítricas (*Citrus*). Ele pode ainda ser empregado externamente, associado a uma base de óleo vegetal, para uma **massagem anticelulite.**

• O óleo essencial das folhas (ou petitgrain) da tangerineira é notavelmente calmante e antiespasmódico, até mesmo antidepressivo. No plano psíquico, ele alivia os estados de angústia e de fadiga por excesso de trabalho. O seu perfume é muito relaxante e produz rapidamente um sentimento de serenidade. Enfim, ele acalma o sistema nervoso simpático, em particular no plano cardiovascular.

COMO UTILIZAR

• **Uso interno:** tomar 2 gotas, 3 vezes por dia, em 1 colher (chá) de mel, azeite ou pasta de amêndoa, ou em miolo de pão ou cápsula de acerola. Por exemplo, engula 1 a 2 gotas de óleo essencial de raspa de tangerina em 1 colher (chá) de mel, à noite, meia hora antes de deitar, para favorecer o sono. Repetir durante 7 dias.

• **Uso externo:** os óleos essenciais do petitgrain ou da raspa da tangerina podem ser diluídos a 20% para o preparo de um óleo de massagem relaxante. Também são calmantes em difusão e pelo olfato, para favorecer o sono.

CONTRAINDICAÇÕES E CUIDADOS NO USO

O uso externo do OE da raspa deve ser evitado antes da exposição ao sol, já que é fotossensibilizante. Puro, também pode ser irritante para peles sensíveis. Desaconselhado durante os três primeiros meses de gravidez.

OUTROS USOS

Para um óleo de massagem relaxante, siga a receita abaixo:
    3 ml de OE de petitgrain de tangerina
    3 ml de OE de lavanda fina

NOME LATINO *Citrus reticulata*

FAMÍLIA *Rutaceae*

PROPRIEDADES
- Relaxante, calmante e tranquilizante
- Digestivo
- Redutor de gordura
- Anticelulite

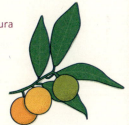

3 ml de OE de ylang-ylang
3 ml de OE de ravintsara
Óleo vegetal de caroço de damasco (*Prunus armeniaca*), em quantidade suficiente para completar um frasco de 60 ml.

A PLANTA E SUA HISTÓRIA

Como a laranjeira-amarga (ou laranja-amarga), a tangerineira é uma árvore pequena, com folhas perenes, ovais e verde-escuras brilhantes. Suas flores, brancas com cinco pétalas, exalam um perfume doce. A tangerina (5 a 8 cm de diâmetro), normalmente de cor alaranjada, tem uma casca fina e abriga inúmeras sementes. Existem também uma tangerina verde e uma tangerina vermelha, que dão óleos essenciais com perfume mais pronunciado. Nativa da China meridional, a tangerina se expandiu rapidamente por toda a Ásia. Durante as festas, o seu fruto era oferecido como presente aos mandarins chineses, os quais dão esse nome (*"mandarinier"*) à fruta em francês. No início do século XIX, foi importada para a Europa, primeiro para a Inglaterra, depois para as regiões mediterrâneas.

PARTES DESTILADAS

A raspa, por prensagem a frio, e as folhas (ou petitgrain)

PRINCÍPIOS ATIVOS

OE de raspa: monoterpenos (*limoneno 70-80%, γ-terpineno 15%, α-pineno, α-thujeno*), traços de terpineóis, de ésteres, de aldeídos e de cumarinas

OE das folhas (ou petitgrain): ésteres (*antranilato de metila 50%*), monoterpenos (*γ-terpineno 25%, limoneno 10%, paracimeno 5%, α-thujeno, α-pineno*), sesquiterpenos (*β-cariofileno*)

PAÍSES PRODUTORES

Originária da China, ocorre nas regiões mediterrânea e subtropicais

COR

De amarelo-esverdeado a vermelho

ODOR

OE da raspa: frutado, acidulado, picante
OE das folhas: nota floral e acidulada

ASSOCIAÇÕES POSSÍVEIS

Com os outros OE relaxantes, tais como o de petitgrain da laranja-amarga (*Citrus aurantium,* as folhas), ravintsara (*Cinnamomum camphora* qt 1,8 cineol), manjericão (*Ocimum basilicum*), lavanda verdadeira (*Lavandula angustifolia*) e de ylang-ylang (*Cananga odorata*).

TEA TREE

O óleo essencial de tea tree, ou árvore do chá, é indispensável no estojo de primeiros socorros, apesar do seu odor pouco apreciado. É o campeão dos óleos essenciais anti-infecciosos: ele é eficaz contra bactérias, vírus e fungos.

SUAS PROPRIEDADES

- O óleo essencial de tea tree é **um dos mais polivalentes contra infecções** (bacterianas e virais), parasitoses, micoses e candidíase (é fungicida). Ele também estimula as defesas imunológicas. É indicado contra afecções bucodentais (aftas, gengivite e abscesso dentário) e para tratar problemas otorrinolaringológicos (sinusite, otite, angina, bronquite e rinofaringite).
- Ele combate **problemas geniturinários** (cistite, vulvite, vaginite e candidíase). No plano intestinal, **combate gastroenterites virais ou bacterianas e verminoses**. No plano cutâneo, atua sobre verrugas, micoses, eczema, herpes, herpes-zóster, varicela e feridas.
- **Aplicado na pele, também é muito eficaz:** descongestiona os sistemas venoso e linfático e é indicado na prevenção de varizes, hemorroidas e pernas pesadas. Ele protege de queimaduras nas sessões de radioterapia e é eficaz contra parasitas da pele (sarna ou tinha, por exemplo).
- **Tônico**, ele ajuda a combater a fadiga, especialmente a cardíaca. No plano psíquico, é **equilibrante**.

COMO UTILIZAR

- **Uso interno:** tomar 2 gotas, 2 a 3 vezes por dia, em 1 colher (chá) de mel, azeite ou pasta de amêndoa, ou em miolo de pão ou cápsula de acerola, durante 7 dias.
- **Uso externo:** dilua a 20%, no máximo, em óleo de massagem. Ele também pode ser aplicado puro sobre a pele (exceto no caso de pele sensível), porque é também mais eficaz. É possível ainda misturá-lo em xampus, sabonetes e géis íntimos.

CONTRAINDICAÇÕES E CUIDADOS NO USO

Pode causar reações cutâneas alérgicas em algumas pessoas. Antes de usá-lo, faça um teste aplicando 1 gota na dobra do braço. Desaconselhado para mulheres grávidas durante os três primeiros meses de gravidez.

OUTROS USOS

Qualquer que seja o tipo da infecção, o mais eficaz é aplicar localmente 3 gotas puras na pele, fazendo o óleo penetrar com uma leve massagem. Nas sessões de radioterapia, pode ser aplicado antes ou depois, assegurando-se de que a pele esteja bem seca no momento das sessões.

NOME LATINO *Melaleuca alternifolia*

FAMÍLIA *Myrtaceae*

OUTROS NOMES árvore do chá, melaleuca com folhas alternadas

PROPRIEDADES
- Antibacteriano potente
- Antifúngico
- Protetor da pele (na radioterapia)

A PLANTA E SUA HISTÓRIA

Originária da Austrália, a tea tree, ou árvore do chá, é uma pequena árvore aparentada com o niaouli e o cajepute, e pode chegar a 10 m no meio silvestre. Ela tem as folhas perenes, verdes, estreitas e lanceoladas e flores brancas muito cheirosas. Graças a propriedades antissépticas impressionantes, é cultivada atualmente em grande escala, em especial na Austrália. É sensível aos períodos de seca, durante os quais seus recursos naturais são colocados em perigo. No entanto, é uma planta muito resistente a ataques de parasitas, que os aborígenes conhecem e utilizam em infusão há milênios. Cuidado para não confundi-la com a manuka (*Leptospermum scoparium*), chamada de *tea tree da Nova Zelândia*, que produz um OE diferente.

PARTES DESTILADAS
As folhas

PRINCÍPIOS ATIVOS
Monoterpineóis 40-50% (*terpineno--1-ol-4-45%*, α-*terpineol 3%*), monoterpenos 40-50% (*paracimeno 15%, α-pineno, α-thujano, α-terpineno 10%, γ-terpineno 20%, paracimeno 2%*), sesquiterpenos 6% (*β-cariofileno, aromadendreno, viridifloreno etc.*), sesquiterpineóis 1% (*viridiflorol, cubenol, globulol etc.*), óxidos (*1,8 cineol 5-15%*)

PAÍSES PRODUTORES
Sobretudo a Austrália, produzido também na África do Sul, Índia, Malásia

COR
Amarelo-claro

ODOR
Aromático, terpênico, forte

ASSOCIAÇÕES POSSÍVEIS
Com outros OE antivirais, como saro (*Cinnamosma fragrans*), niaouli (*Melaleuca quinquenervia*) e cajepute (*Melaleuca cajuputii*), ou diluído em OE com fenóis, como orégano-compacto (*Origanum vulgaris* var. *compact*) e orégano espanhol (*Corydothymus capitatus*), que atuarão em complementaridade contra os germes resistentes.

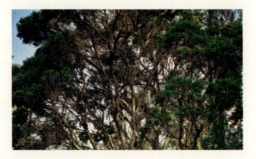

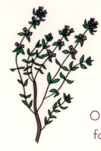

TOMILHO

O óleo essencial de tomilho fornece quimiotipos diferentes, do doce ao mais forte. Os três principais são o tomilho com timol – um notável antisséptico –, o tomilho com tujanol – que protege o fígado –, e o tomilho com linalol – que é antifúngico, antibacteriano e neurotônico.

SUAS PROPRIEDADES

• O **óleo essencial de tomilho com timol** é um **anti-infeccioso excepcional:** ele é antiviral e antibacteriano contra infecções das vias respiratórias (bronquite, rinofaringite, angina e sinusite), intestinais (parasitose e gastrenterite), urinárias e ginecológicas (cistites, por exemplo), cutâneas ou bucodentais. Ele é também tônico e imunoestimulante.

• O **óleo essencial de tomilho com tujanol-4** é antibacteriano, antiviral, fungicida (contra micoses) e estimulante do sistema imunológico e do sistema nervoso. **Ele protege o fígado** e o estimula, assim como a **microcirculação cutânea** (extremidades frias ou síndrome de Raynaud). **É indicado contra infecções respiratórias** (angina, faringite, sinusite e otite), **bucodentais** (como gengivite e estomatite), **urinárias, ginecológicas e cutâneas** (inflamações da pele e micoses) e **hepatites virais.**

• O **óleo essencial de tomilho com linalol** é antifúngico, anti-infeccioso, vermífugo, estimulante do sistema nervoso e adstringente para a pele. **É indicado especialmente em casos de infecções digestivas** (gastrite, enterocolite, infecção parasitária por vermes) e respiratórias, urinárias e ginecológicas (cistite, salpingite, vaginite, prostatite) e **verrugas.**

COMO UTILIZAR

• **Uso interno:** para o óleo essencial de tomilho com timol, dilua a 10% em um dispersante e tome após a diluição 10 gotas, 3 vezes por dia, ou em cápsula gastrorresistente (2 cápsulas por dia). Para os outros OE de tomilho, tome 1 gota, 2 vezes por dia, em um suporte neutro, durante 7 dias.

• **Uso externo:** para aplicação local, dilua o óleo essencial de tomilho com timol a 10% em óleo vegetal. Os outros OE de tomilho podem ser menos diluídos e até aplicados puros (tomilho com linalol).

CONTRAINDICAÇÕES E CUIDADOS NO USO

Para o OE de tomilho com timol, não faça uso externo puro (ele é cáustico para a pele), tampouco uso interno prolongado (pode ser tóxico para o fígado). Deve-se associá-lo com plantas protetoras do fígado, como cardo-mariano (*Silybum marianum*) ou desmódio (*Desmodium adscendens*), ou com um óleo essencial protetor do fígado (OE de tomilho com tujanol, de orégano Kaliteri ou de alecrim com verbenona). Ele é desaconselhado para crianças pequenas e mulheres grávidas e em aleitamento. Os OE dos outros quimiotipos são desaconselhados somente durante os três primeiros meses de gravidez.

NOME LATINO *Thymus vulgaris*

FAMÍLIA *Lamiaceae*

OUTROS NOMES poejo, timo, tomilho vermelho (com timol), tomilho suave (com linalol)

PROPRIEDADES
- Anti-infeccioso (contra bactérias, fungos e vírus)
- Tônico
- Imunoestimulante

OUTROS USOS

Para fazer uma mistura antisséptica que pode ser usada em difusores de ar:
- 1 gota do OE de tomilho qt timol
- 1 gota do OE de saro
- 1 gota do OE de limão

Em um difusor, coloque 1 a 2 vezes por dia, mas não dentro do quarto de criança pequena.

Em caso de angina, tome 1 gota de óleo essencial de tomilho com tujanol em 1 colher (chá) de mel, 2 a 3 vezes por dia, durante 7 dias.

A PLANTA E SUA HISTÓRIA

Arbusto anão emblemático dos maquis, o tomilho (*Thymus vulgaris*) desenvolve quimiotipos muito diferentes, de acordo com a região (pode crescer até a 1.000 m de altitude) e o clima. Entre 1971 e 1986, foram identificados 6 quimiotipos. Tujanol e linalol são muito suaves para a pele e as mucosas, e podem ser administrados por via oral, por óvulo ou por supositório. Existe um tomilho vermelho (*Thymus zygis*), que é ainda mais rico em timol (50%).

PARTES DESTILADAS

As extremidades floridas

PRINCÍPIOS ATIVOS

OE de tomilho com timol: fenóis 30-40%, monoterpenos 40% (*paracimeno 20%, γ terpineno 15%, mirceno etc.*), monoterpineóis 5-10%

OE dc tomilho com tujanol-4 (30%): monoterpineóis (*mirceno-8-ol 12%, terpineno-1-ol-4 10%, linalol*), ésteres 10% (*acetato de mirceno-8-yl 5%*), monoterpenos (*α-e γ-terpineno 3-5%, α-pineno, α- thujano, limoneno etc.*)

OE de tomilho com linalol (80%): monoterpineóis (*tujanol-4 5% etc.*), ésteres 5-15% (*acetato de linalila etc.*)

Outros componentes: sesquiterpenos (*β-cariofileno 2%*), fenóis (*carvacrol 2-5%*)

PAÍSES PRODUTORES

Por todo o Mediterrâneo, Espanha

COR

Amarelo-claro

ODOR

Picante, aromático

ASSOCIAÇÕES POSSÍVEIS

Com OE anti-infecciosos, como tea tree (*Melaleuca alternifolia*), saro (*Cinnamosma fragrans*), ravintsara (*Cinnamomum camphora* qt 1,8 cineol) e canela (*Cinnamomum zeylanicum*), que o complementam. É interessante incluir o tomilho com tujanol para proteger o fígado.

YLANG-YLANG

O óleo essencial de ylang-ylang tem o perfume das ilhas: é inebriante, exótico, sensual e afrodisíaco. Ele regulariza o sistema cardiovascular e faz baixar a pressão. É também um bom tônico capilar.

SUAS PROPRIEDADES

• O óleo essencial de ylang-ylang **regulariza o sistema cardiovascular e faz baixar a pressão.** Ele é útil contra taquicardia, extrassístoles (contrações cardíacas anormais) e mesmo hipertensão.

• Ele alivia e **reequilibra os sistemas nervoso central e neurovegetativo** (este último controla o funcionamento dos nossos órgãos vitais). No plano psíquico e emocional, é **ansiolítico, antidepressivo e calmante**, e é recomendado contra insônia, nervosismo, estresse, pânico e angústia.

• É também um **afrodisíaco feminino**, indicado em caso de frigidez e de baixa libido, e é, além disso, **antiespasmódico** do músculo uterino (útil para atenuar os distúrbios da síndrome da tensão pré-menstrual). É anti-inflamatório e analgésico, indicado contra espasmos e contrações musculares.

• **Ele tonifica a pele e o couro cabeludo** e favorece o crescimento dos cabelos. Regenerador da pele, pode agir sobre as estrias. Também é usado **em caso de parasitose cutânea** (sarna, tinha etc.).

COMO UTILIZAR

• **Uso externo:** dilua a 10% ou 20% em óleo de massagem ou aplique puro sobre a pele, principalmente na região do plexo cardíaco em caso de palpitações (2-3 gotas).

CONTRAINDICAÇÕES E CUIDADOS NO USO

É desaconselhado durante a gravidez e o aleitamento. Ele pode ser às vezes irritante quando utilizado puro sobre a pele. Uso interno sob prescrição de um aromaterapeuta.

OUTROS USOS

Para tonificar o couro cabeludo e favorecer o crescimento dos cabelos, siga a receita abaixo:
1 ml do OE de ylang-ylang
1 ml do OE de alecrim com cineol
Óleo vegetal de rícino (*Ricinus communis*) para completar um frasco de 60 ml. Aplique 1 vez por dia sobre os cabelos molhados. Essa fórmula é especialmente eficaz nos cabelos afro.

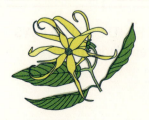

NOME LATINO *Cananga odorata*

FAMÍLIA *Annonaceae*

PROPRIEDADES
- Afrodisíaco feminino
- Regula o sistema cardiovascular
- Faz baixar a pressão
- Tônico do couro cabeludo

A PLANTA E SUA HISTÓRIA

Originário do Sudeste Asiático, o ylang-ylang é uma árvore tropical que atinge 20 m de altura na natureza. A sua produção foi lançada em 1860 nas Filipinas e, atualmente, está concentrada sobretudo nas ilhas do oceano Índico (Madagascar, Reunião e Comores). A flor do ylang-ylang é amarela e muito cheirosa. Na Ásia, é conhecida há muito tempo como remédio: é utilizada como unguento para a beleza do corpo e dos cabelos e contra doenças de pele. É colhida quando madura, e 6 óleos essenciais diferentes são destilados durante horas: extrassuperior no início, extra ao fim de 1 hora, seguida da 1ª, 2ª e 3ª flor até 3, 6 e 12 horas. O totum (o conjunto das moléculas ativas da planta) só é obtido no fim da destilação (20 horas).

PARTES DESTILADAS
As flores

PRINCÍPIOS ATIVOS
Destilações fracionadas, dando quimiotipos diferentes:
Extra: ésteres aromáticos 40% (*benzoato de benzila*), sesquiterpenos 25% (*germacreno D, β-cariofileno*), monoterpineóis 15% (*linalol*), fenóis metil-éter 15% (*para-cresol M.E.*), ésteres 10% (*acetato de geranila*), sesquiterpineóis
3ª flor: sesquiterpenos 55% (*β-cariofileno 15%, α-humuleno 4%, germacreno D 25%, α-farneseno 10%, δ-e γ-cadineno 5%*), monoterpineóis (*linalol 4%, farnesol 3%*), ésteres (*acetato de geranila 5%, de farnesilo 5%*), ésteres aromáticos (*benzoato de metila, de benzila 8%, salicilato de benzila 3%*)

PAÍSES PRODUTORES
Oceano Índico (Comores, Reunião, Madagascar)

COR
Amarelo-claro a caramelo

ODOR
Floral, inebriante, moscado

ASSOCIAÇÕES POSSÍVEIS
Para compor um óleo de massagem sensual e calmante, é possível associar o OE de ylang-ylang aos de gengibre (*Zingiber officinale*), canela (*Cinnamomum zeylanicum*) diluído a 5-10% e gerânio-rosa (*Pelargonium x asperum*) em uma base vegetal de óleo de jojoba (*Simmondsia chinansis*), por exemplo.

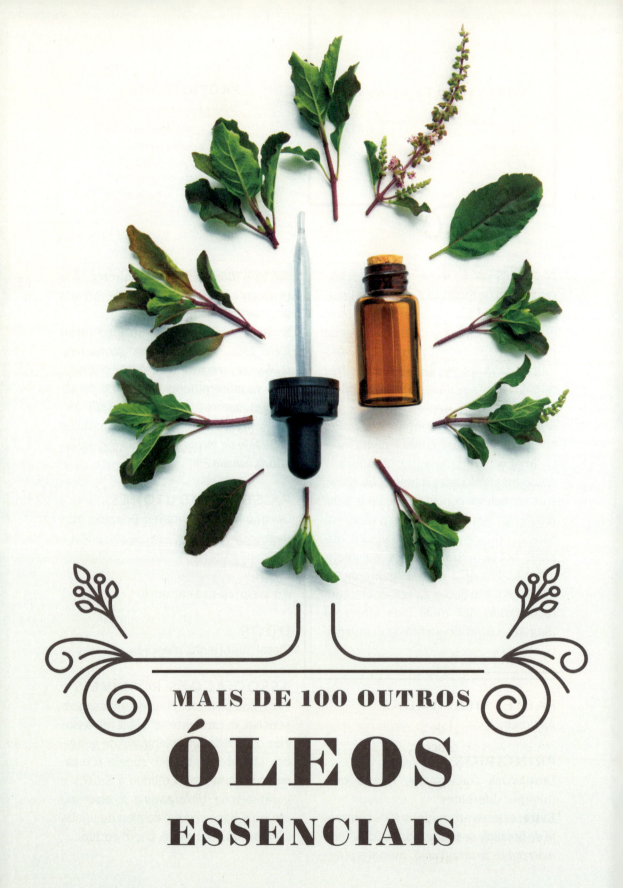

> A composição química destes óleos essenciais geralmente é obtida com fornecedores ou, conforme o caso, extraída de obras de referência (*ver bibliografia*).

 Este símbolo indica que a toxicidade do óleo essencial pede um cuidado especial em sua utilização e, de preferência, os conselhos de um aromaterapeuta experiente. Seu uso interno é desaconselhado ou deve ser empregado por prazo muito limitado.

ABETO--BALSÂMICO

NOME LATINO: *Abies balsamea*
FAMÍLIA: *Abietaceae*

O óleo essencial de abeto-balsâmico é antisséptico das vias respiratórias e analgésico.

Partes destiladas: as agulhas
Princípios ativos: monoterpenos (*α-pineno 15%, β-pineno 30%, δ-3-careno 15%, limoneno 8%, β-felandreno 5% etc.*), ésteres (*acetato de bornila 6%*), cetonas (*piperitona fraca*)
País produtor: Canadá
Cor : amarelo-claro
Odor: fresco, resinoso, balsâmico

SUAS PROPRIEDADES
• O óleo essencial de abeto-balsâmico é **expectorante e descongestionante das vias respiratórias**, agindo contra problemas como bronquite, sinusite, constipação e rinite.
• Anti-inflamatório, ele é indicado **em caso de artrose e dores articulares**.
• É também **antisséptico das vias pulmonares e urinárias**, assim como tônico geral, útil **em caso de fadiga**.
• No plano psíquico, ele **libera emoções tóxicas, enraíza e ajuda a pessoa a se soltar**.

COMO UTILIZAR
• **Uso externo:** de preferência diluído a 20% em óleo vegetal, aplique localmente na pele, 2 vezes por dia, durante 7 dias: no peito para infecção respiratória e na região lombar para estimular as glândulas suprarrenais, em caso de fadiga. Utilizar aspirando ou em inalação para reequilíbrio psíquico.

CONTRAINDICAÇÕES E CUIDADOS NO USO
Nenhuma contraindicação conhecida, mas deve ser evitado durante os três primeiros meses de gravidez.

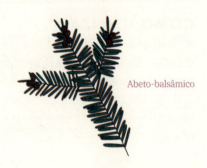
Abeto-balsâmico

ABETO-SIBERIANO

NOME LATINO: *Abies sibirica*
FAMÍLIA: *Abietaceae*

O óleo essencial de abeto-siberiano ou pinho é antisséptico do ar e bucodental, bem como antiespasmódico.

Partes destiladas: as agulhas
Princípios ativos: monoterpenos *(α-pineno 15%, β-pineno 5%, canfeno 20%, limoneno 5%, δ-3-careno 15% etc.)*, ésteres *(acetato de bornila 30%)*, sesquiterpenos
Países produtores: Leste Europeu, Rússia
Cor: de incolor a amarelo
Odor: resinoso, fresco, com uma nota amadeirada

SUAS PROPRIEDADES
• O óleo essencial de abeto-siberiano é um **antiespasmódico muito bom para as vias respiratórias** (bronquite asmática) **e a região intestinal** (colite). É descongestionante e anti-inflamatório.
• É também um **antisséptico** que pode ser usado em difusão ou aplicado sobre **abscessos dentários**.

COMO UTILIZAR
• **Uso externo:** de preferência diluído a 20% em óleo vegetal, aplique localmente na pele, 2 vezes por dia, durante 7 dias. Pingue 1 gota pura sobre abscessos dentários. Utilize em difusão ou inalação.

CONTRAINDICAÇÕES E CUIDADOS NO USO
Pode ser irritante localmente.

AIPO

NOME LATINO: *Apium graveolens*
FAMÍLIA: *Apiaceae*

O óleo essencial de aipo drena o fígado e os rins. Tem também uma ação tônica estimulante.

Partes destiladas: as sementes sobretudo, as folhas e as raízes
Princípios ativos (sementes): monoterpenos *(limoneno 70%, mirceno)*, sesquiterpenos *(α-e β-selinenos 15%)*, ftalidas, éteres cumarínicos
País produtor: França
Cor: amarelo-claro
Odor: quente, condimentado

SUAS PROPRIEDADES
• O óleo essencial das sementes de aipo é um excelente **estimulante do fígado e dos rins**, ajuda na regeneração das células hepáticas e funções renais, e é **antisséptico urinário**.
• No plano psíquico, é tônico geral, indicado em caso de fadiga e de astenia, e **ansiolítico**, recomendado em caso de estresse e ansiedade.
• Por sua **ação tônica para as veias** (ele aumenta a tonicidade das paredes venosas) **e vasoconstritora** (diminui o calibre dos vasos), pode ser utilizado contra **hemorroidas**.
• Indicado também contra **manchas senis**.

• O **óleo essencial das folhas ou da raiz de aipo** ajuda a combater a bronquite.

COMO UTILIZAR
• **Uso interno:** tome 1 gota em 1 colher (chá) de azeite ou pasta de gergelim, 2 vezes por dia, durante 7 dias.
• **Uso externo:** aplique localmente na pele, de preferência diluído a 20% em óleo vegetal como o de amêndoa doce (*Prunus dulcis*).

CONTRAINDICAÇÕES E CUIDADOS NO USO
Evite a exposição ao sol depois da aplicação, porque ele pode ser fotossensibilizante.

AJOWAN

NOME LATINO: *Trachyspermum ammi*
FAMÍLIA: *Apiaceae*

O óleo essencial desta planta originária do sul da Índia, próxima do cominho e da alcaravia, está entre os dotados com as mais potentes propriedades anti-infecciosas.

Partes destiladas: as sementes e as extremidades
Princípios ativos:
• OE das extremidades: fenóis (*timol 30%*), monoterpenos (γ-terpineno 40%, paracimeno 20-25%)
• OE das sementes: fenóis (*carvacrol 40%, timol*), monoterpenos
País produtor: Índia
Cor: incolor
Odor: condimentado, quente

SUAS PROPRIEDADES
• O óleo essencial de ajowan é um **poderoso antibacteriano**, indicado para infecções urinárias e intestinais (enterocolites, diarreia) e qualquer problema digestivo.
• Também é **imunoestimulante, tônico, antiparasitário, antiviral e antifúngico**.

COMO UTILIZAR
• **Uso interno:** tome 1 gota em 1 colher (chá) de azeite, 2 a 3 vezes por dia, durante 7 dias.
• **Uso externo:** aplique localmente, diluído a 10% ou 20%, no máximo, em óleo vegetal.

CONTRAINDICAÇÕES E CUIDADOS NO USO
O óleo essencial de ajowan é contraindicado durante a gravidez e o aleitamento. Não o aplique puro externamente, porque ele é agressivo para a pele. Não faça uso interno prolongado (não mais que 7 dias).

ALCARAVIA

NOME LATINO: *Carum alcaravia*
FAMÍLIA: *Apiaceae*

O óleo essencial de alcaravia é digestivo e carminativo (favorece a expulsão dos gases intestinais). Ele também fluidifica as secreções em caso de bronquite aguda. Atenção para não ultrapassar as doses indicadas.

Partes destiladas: as sementes
Princípios ativos: monoterpenos (*limoneno até 40%*), cetonas (*carvona 50-60%*), monoterpineóis (*cis-carveol*), cumarinas
Países produtores: Europa

Cor: amarelo-claro
Odor: anisado, condimentado

SUAS PROPRIEDADES

• O óleo essencial de alcaravia é **estimulante digestivo**, útil em caso de estufamentos e dispepsia (desconforto digestivo depois das refeições). Atua como colagogo e colerético no fígado (facilita a secreção de bile e ajuda sua passagem para o intestino). Age ainda sobre a **fermentação intestinal**.
• Estimula também a **lactação** (efeito galactógeno).
• Ajuda, enfim, a expectoração das secreções, **em caso de congestionamento dos brônquios.**

COMO UTILIZAR

• **Uso interno:** tome 1 gota em 1 colher (chá) de mel, azeite ou pasta de gergelim, ou em cápsula de acerola, 2 vezes por dia, durante 3 dias, no máximo.
• **Uso externo:** de preferência diluído a 20% em óleo vegetal, aplique localmente na pele, na região do fígado, por exemplo.

CONTRAINDICAÇÕES E CUIDADOS NO USO

Contraindicado para mulheres grávidas e crianças pequenas. É altamente neurotóxico e abortivo. Não ultrapasse a dose indicada.

ALHO
NOME LATINO: *Allium sativum*
FAMÍLIA: *Liliaceae*

O odor forte do óleo essencial de alho pode incomodar. Ele é, entretanto, um notável fluidificante sanguíneo e faz a pressão baixar.

Parte destilada: o bulbo
Princípios ativos: compostos sulfurosos (*dialil dissulfeto e trissulfeto*)
País produtor: China
Cor: incolor
Odor: picante

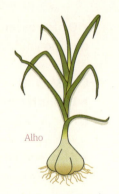
Alho

SUAS PROPRIEDADES

• Em uso interno, o óleo essencial de alho **faz baixar a pressão, reduz as taxas de colesterol, fluidifica o sangue e diminui a agregação das plaquetas sanguíneas** (para prevenir a formação de coágulos e de embolias, depois de um infarto, por exemplo). É também **antibacteriano e vermífugo**.
• Aplicado externamente, é indicado **contra verrugas**.

COMO UTILIZAR

• **Uso interno:** tome 1 gota, 2 a 3 vezes por dia, em 1 colher (chá) de azeite.
• **Uso externo:** aplique localmente, diluído a 20% em óleo vegetal, ou puro, sobre verrugas.

CONTRAINDICAÇÕES E CUIDADOS NO USO

Desaconselhado durante a gravidez e o aleitamento. Não o aplique puro (exceto em verrugas), porque ele é muito agressivo para a pele. Atenção: seu cheiro forte pode ser desagradável.

AMÍRIS
NOME LATINO: *Amyris balsamifera*
FAMÍLIA: *Rutaceae*

A amíris é chamada também de "sândalo da Índia" ou "madeira vela" no Haiti, porque seu óleo essencial é usado em fumigação.

Parte destilada: a madeira
Princípios ativos: sesquiterpineóis (*cadinol 70%, valerianol, eudesmol, elemol*), sesquiterpenos (*zingibereno, β-sesquifelandreno e β-bisaboleno*), traços de cumarinas
Países produtores: Haiti, América Central
Cor: amarelo-amarronzado
Odor: amadeirado, resinoso, suave, com uma nota de sândalo

SUAS PROPRIEDADES

• Da família dos citrinos, o óleo essencial de amíris tem, entretanto, propriedades um pouco diferentes das dos óleos de laranja-amarga, laranjeira-doce e limão. Ele **descongestiona as veias e os vasos linfáticos**, e é indicado em caso de varizes, hemorroidas ou congestão venosa.
• É **tônico do sistema cardiovascular e do ritmo cardíaco**, útil em caso de fadiga e também de estresse.
• **Em difusão**, ao contrário, ele é mais **calmante** e facilita o relaxamento e a meditação.

COMO UTILIZAR

• **Uso externo:** para uma massagem tônica que estimula o sistema cardiovascular, dilua em óleo vegetal a 20%.

CONTRAINDICAÇÕES E CUIDADOS NO USO

O óleo essencial de amíris é desaconselhado para crianças pequenas e durante a gravidez e o aleitamento.

ANIS ⚠

NOME LATINO: *Pimpinella anisum*
FAMÍLIA: *Apiaceae*

O óleo essencial de anis estimula a produção de estrogênio (hormônio feminino). Além disso, é antiespasmódico.

Partes destiladas: as sementes
Princípios ativos: aldeídos, monoterpineóis (*anisol*), fenóis metil-éteres (*transanetol 95%, chavicol M.E.*), fenóis, cetonas, furocumarinas, sesquiterpenos
Países produtores: países mediterrâneos
Cor: incolor
Odor: anisado

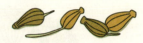
Anis

SUAS PROPRIEDADES

• O óleo essencial de anis **estimula a produção de estrogênio**. Favorece a descida da menstruação (é emenagogo) e a produção de leite (é galactógeno).
• É **antiespasmódico potente** e até estupefaciente em doses altas. Regulariza o sistema nervoso, o ciclo menstrual, o ritmo cardíaco e a respiração. Também é indicado **em caso de asma**.
• Carminativo (reduz os gases intestinais), ele **facilita a digestão** e é ativo contra enterocolites (inflamações do intestino) e o meteorismo (ventre inchado).

COMO UTILIZAR

• **Uso interno:** tome 1 gota em 1 colher (chá) de azeite, 2 vezes por dia, durante 3 dias, no máximo.
• **Uso externo:** dilua a 20% em óleo vegetal para aplicação local.

CONTRAINDICAÇÕES E CUIDADOS NO USO

O óleo essencial de anis é contraindicado para bebês, crianças pequenas, mulheres grávidas e lactantes, em caso de hiperestrogenia (produção anormalmente elevada de estrogênio) e de antecedentes de câncer hormonodependente. Puro, é abortivo, neurotóxico e pode provocar crises de epilepsia, em doses acima de 5 gotas. Assim, é submetido a controle e desaconselhado em automedicação. Não se exponha ao sol depois de aplicação local: espere 48 horas, porque ele é fotossensibilizante. Sua toxicidade aumenta com a oxidação e a exposição ao sol.

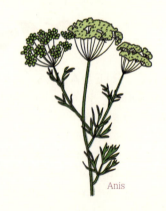
Anis

ANIS--ESTRELADO ⚠

NOME LATINO: *Illicium verum*
OUTRO NOME: badiana
FAMÍLIA: *Schisandraceae*

O óleo essencial de anis-estrelado, ou badiana, tem efeito estrogênico (simula a ação dos hormônios femininos). Também é antiespasmódico.

Partes destiladas: as sementes
Princípios ativos: aldeídos, monoterpenos (*limoneno*), fenol metil--éteres (*transanetol 90%, chavicol M.E.*)
País produtor: China
Cor: incolor
Odor: anisado

SUAS PROPRIEDADES

• O óleo essencial de anis-estrelado **tem poder estrogênico**, útil para aliviar pequenas irregularidades hormonais da mulher e problemas da menopausa. Favorece a descida da menstruação (é emenagogo) e a formação de leite (é galactógeno).

• É **antiespasmódico potente** e até estupefaciente em doses altas. Regulariza o sistema nervoso, o ciclo menstrual, o ritmo cardíaco e a respiração. Também é indicado **em caso de asma**.

• Carminativo (reduz os gases intestinais), ele **facilita a digestão** e é ativo contra enterocolites (inflamações do intestino) e meteorismo (ventre inchado).

COMO UTILIZAR

• **Uso interno:** tome 1 gota em 1 colher (chá) de azeite, 2 vezes por dia, durante 3 dias, no máximo.

• **Uso externo:** dilua a 20% em óleo vegetal para aplicação local.

CONTRAINDICAÇÕES E CUIDADOS NO USO

O óleo essencial de anis-estrelado é contraindicado para bebês, crianças pequenas, mulheres grávidas e lactantes, em caso de hiperestrogenia (produção anormalmente elevada de estrogênios) e de antecedentes de câncer hormonodependente. Puro, é abortivo e neurotóxico em doses acima de 5 gotas. O óleo essencial de badiana é, como o do anis, submetido a controle. Ele é desaconselhado em automedicação.

AROEIRA--VERMELHA

NOME LATINO: *Schinus terebinthifolius*
OUTROS NOMES: aroeira-mansa, cabuí, cambuí, fruto-de-sabiá
FAMÍLIA: *Anacardiaceae*

Na América do Sul, quase todas as partes desta planta, empregada normalmente como condimento, são objeto de uso medicinal.

Partes destiladas: as bagas e os ramos
Princípios ativos: monoterpenos (α- e β-*felandrenos*, α- e β-*pinenos*, *limoneno*), sesquiterpenos (β-*cariofileno*)
Países produtores: América Central, América do Sul, Madagascar
Cor: de incolor a amarelo-esverdeado
Odor: apimentado, amadeirado, condimentado

Aroeira-vermelha

SUAS PROPRIEDADES

• O óleo essencial de aroeira-vermelha, utilizado em difusão, é um excelente **antisséptico do ar**. Pode também ser empregado em **caso de gripe ou de bronquite** como expectorante.
• Além disso, ele tonifica veias e vasos linfáticos. Para a mulher, é indicado em caso de congestão da pelve e de menstruação atrasada ou dolorosa. Tem ainda **efeito antiespasmódico e vasoconstritor** (diminui o calibre dos vasos).
• **Anti-inflamatório** e **tônico revigorante**, pode ser aplicado localmente em caso de dores articulares e musculares e para preparação para atividades que exigem esforço.

COMO UTILIZAR

• **Uso externo:** de preferência diluído a 20% em óleo vegetal circulatório como o de tamanu (*Calophyllum inophyllum*), aplique localmente no baixo-ventre em caso de menstruação dolorosa ou no tórax quando houver resfriamento, 2 vezes por dia, durante 6 dias.

CONTRAINDICAÇÕES E CUIDADOS NO USO

Nenhuma contraindicação conhecida, mas deve-se evitar durante a gravidez e o aleitamento.

BÁLSAMO--DE-TOLU

NOME LATINO: *Myroxylon balsamum*
FAMÍLIA: *Papilionaceae*

Semelhante ao bálsamo-do-peru, o bálsamo--de-tolu é um excelente antisséptico das vias respiratórias.

Parte destilada: a resina
Princípios ativos: ésteres (*benzoato de benzila, cinamato de benzila*), sesquiterpenos (β-*cariofileno*, α-*copaeno*, α- e

δ-*cadinenos*), cumarinas, aldeído aromático (*vanilina*), álcoois aromáticos (*benzílico e cinâmico*), ácidos (*cinâmico e benzoico 10%*)
Países produtores: América Central, América do Sul
Cor: marrom-escuro
Odor: denso, balsâmico, com uma nota de baunilha

SUAS PROPRIEDADES

• O óleo essencial de bálsamo-de-tolu é um **anti-infeccioso das vias respiratórias**: antisséptico dos brônquios e expectorante, ele libera as vias respiratórias e é indicado contra bronquites crônicas e infecções pulmonares.
• Diluído em aplicação local, tem efeito anti-inflamatório e pode ser utilizado **em caso de reumatismo**.
• É também **antisséptico urinário**, indicado contra cistites e prostatites (infecções da próstata), inclusive infecções crônicas.
• No plano emocional, é **calmante e traz equilíbrio** quando aspirado do frasco.

COMO UTILIZAR

• **Uso interno:** tome 1 a 2 gotas, em 1 colher (chá) de mel, 3 vezes por dia, durante 7 dias.
• **Uso externo:** aplique localmente na pele, de preferência diluído a 20%. Para inalação, pingue 1 a 2 gotas em um recipiente de água quente.

CONTRAINDICAÇÕES E CUIDADOS NO USO

Como é agressivo para a pele, não o aplique puro. Não faça uso externo prolongado.

BÁLSAMO-
-DO-PERU

NOME LATINO: *Myroxylon balsamum var. pereirae*
FAMÍLIA: *Papilionaceae*

O óleo essencial de bálsamo-do-peru é um grande clássico contra doenças do inverno, utilizado em inalação.

Parte destilada: a resina
Princípios ativos: ésteres 60% (*benzoato de benzila, cinamatos de benzila, de cinamila*), sesquiterpineóis (*farnesol, peruviol*), cumarinas, aldeído aromático (*vanilina*), álcool aromático (*álcool benzílico*), ácidos (*cinâmico e benzoico*)
Países produtores: América Central, América do Sul
Cor: marrom-escuro
Odor: denso, aromático, balsâmico, com uma nota de baunilha

SUAS PROPRIEDADES

• O óleo essencial de bálsamo-do-peru é um anti-infeccioso das vias respiratórias **bem conhecido em inalações**: por sua ação antisséptica nos brônquios e expectorante, ele desobstrui as vias respiratórias e é indicado para bronquite (mesmo a bronquite asmática), tosse e gripe.
• No plano cutâneo, combate **parasitas da pele** (sarna, tinha, piolho, bicho-de-pé), principalmente em caso de coceiras. Tem também efeito cicatrizante.
• É antisséptico urinário, eficaz **contra cistites**.

- No plano emocional, é **calmante** ao ser aspirado do frasco.

COMO UTILIZAR
- **Uso externo:** aplique localmente na pele, de preferência diluído a 20%. Para a inalação, pingue 1 a 2 gotas em um recipiente de água quente.

CONTRAINDICAÇÕES E CUIDADOS NO USO
Como é agressivo para a pele, não o aplique puro. Não faça uso prolongado dele. Internamente, é irritante. Desaconselhado para crianças com menos de 12 anos.

BENJOIM

NOME LATINO: *Styrax benzoe*
FAMÍLIA: *Styracaceae*

O óleo essencial de benjoim é cicatrizante e antisséptico das vias respiratórias.

Partes destiladas: a resina, extraída por incisão, e a tintura
Princípios ativos: ácidos (*ácido benzoico 15%*), ésteres (*cinamato de benzila*), aldeídos aromáticos (*vanilina*), ésteres não voláteis (*benzoato de coniferila*)
Países produtores: Sudeste Asiático, Indonésia
Cor: marrom-escuro
Odor: resinoso, com uma nota de baunilha

SUAS PROPRIEDADES
- O óleo essencial de benjoim é **excelente cicatrizante**, indicado para diferentes **problemas de pele**, como psoríase, acne, eczema, feridas, úlceras e queimaduras.
- Também é um **descongestionante pulmonar**, que pode ser usado em inalação como expectorante.

COMO UTILIZAR
- **Uso externo:** aplique diluído a 20% em óleo de tamanu (*Calophyllum inophyllum*) ou de bálsamo de copaíba (*Copaifera officinalis*). Muito denso e viscoso, ainda assim é possível aplicá-lo puro com um cotonete. Em inalação para desobstruir as vias respiratórias, pingue 1 a 2 gotas em um recipiente de água quente.

CONTRAINDICAÇÕES E CUIDADOS NO USO
Nenhuma contraindicação conhecida, mas deve ser evitado durante a gravidez.

BERGAMOTA

NOME LATINO: *Citrus bergamia* ou *C. aurantium ssp. bergamia*
FAMÍLIA: *Rutaceae*

O óleo essencial desta árvore próxima da laranjeira é um notável ansiolítico natural, mas também é muito fotossensibilizante. É preciso usá-lo com cuidado.

Parte destilada: a raspa
Princípios ativos: ésteres (*acetato de linalila 25%*), furocumarinas, monoterpineóis (*linalol*), monoterpenos (*limoneno 45%, γ-terpineno, β-pineno*), aldeídos (*citrais 1%*), monoterpineóis (*linalol 5%*)

Países produtores: Europa mediterrânea
Cor: amarelo-claro
Odor: levemente ácido, cítrico

SUAS PROPRIEDADES

• O óleo essencial de bergamota exibe um **poder antiespasmódico muito eficaz**. Pode acalmar e induzir o sono, em **caso de insônia**. No plano emocional e psíquico, é **calmante e regulariza o sistema nervoso**.

• No plano digestivo, é indicado em caso de aerofagia e de estufamentos. É anti-infeccioso, antibacteriano e **remédio para colite espasmódica**.

• Recomendado para **todas as afecções da pele**, com a condição de não se expor ao sol depois de usá-lo.

COMO UTILIZAR

• **Uso interno:** tome 1 a 2 gotas, em 1 colher (chá) de mel ou azeite, ou em cápsula de acerola, 3 vezes por dia, durante 7 dias.

• **Uso externo:** aplique localmente na pele, de preferência diluído a 20%, ou em difusão, para evitar qualquer efeito fotossensibilizante.

CONTRAINDICAÇÕES E CUIDADOS NO USO

Por ser muito fotossensibilizante, não se exponha ao sol depois de aplicá-lo. Pode também provocar reação alérgica.

BÉTULA--AMARELA

NOME LATINO: *Betula alleghaniensis*
FAMÍLIA: *Betulaceae*

Quimicamente próximo do óleo essencial de gaulthéria, o de bétula-amarela (ou bétula--doce) é um poderoso anti-inflamatório.

Parte destilada: a casca
Princípios ativos: ésteres (*salicilato de metila 99%*)
Países produtores: América do Norte
Cor: amarelo-claro
Odor: salicilado, característico do odor chamado de couro da Rússia

SUAS PROPRIEDADES

• O óleo essencial de bétula-amarela é um **anti-inflamatório extraordinário**, recomendado contra dores articulares e musculares, cãibras, inflamações das articulações do joelho, do ombro e do cotovelo (como bursite, epicondilite e capsulite), e também contra cefaleias.

• **Estimula levemente o fígado, combate micoses e vermes**.

• É também antiespasmódico, podendo ser indicado em **caso de hipertensão**. No plano psíquico, ele **ajuda a pessoa a se firmar**.

COMO UTILIZAR

• **Uso externo:** aplique localmente na pele, de preferência diluído a 20%. Pode ser misturado em uma base de massagem tônica e aquecedora contra dores como, por exemplo, os OE de katrafay (*Cedrelopsis grevei*), gaulthéria odorata (*Gaultheria fragrantissima*), eucalipto citriodora (*Eucalyptus citriodora*) e copaíba (*Copaifera officinalis*).

Bétula-amarela

CONTRAINDICAÇÕES E CUIDADOS NO USO

Intolerância aos salicilos. Pode ocasionalmente ser irritante quando utilizado puro.

ÓLEOS ESSENCIAIS PRÓXIMOS

OE de gaulthéria (*Gaultheria procumbens* ou *G. fragrantissima*), de bétula-flexível ou cerejeira-vermelha (*Betula lenta*), de bétula-negra (*Betula nigra*) e de bétula-branca (*Betula alba* ou *B. pendula*), todos contêm salicilato de metila a mais de 99%.

BUCHU

NOME LATINO: *Agathosma betulina*
(= *Barosma betulina*)
FAMÍLIA: Rutaceae

O óleo essencial deste pequeno arbusto aromático da África do Sul é um remédio excelente para a asma, mas deve ser usado com cautela.

Partes destiladas: as folhas
Princípios ativos: cetonas (*diosfenol até 30%, mentona, isomentona*), cetonas sulfuradas
País produtor: África do Sul
Cor: amarelo-esverdeado
Odor: herbáceo, com notas de hortelã-pimenta e de cassis

Buchu

SUAS PROPRIEDADES

• O óleo essencial de buchu é um **expectorante excelente**: ele fluidifica as secreções pulmonares e é recomendado **em caso de bronquite asmática**.
• É preciso, entretanto, utilizá-lo com cautela e não ultrapassar a dose indicada. Em doses baixas, ele **estimula a digestão**.
• Também é um **diurético eficaz**, empregado contra cistite, para evitar cálculos renais e para drenar as vias urinárias. Além disso, é levemente **colerético** (facilita a secreção biliar).

COMO UTILIZAR

• **Uso interno:** tome 1 gota em 1 colher (chá) de mel ou azeite, ou em miolo de pão ou cápsula de acerola, 2 vezes por dia, durante 7 dias, no máximo.
• **Uso externo:** de preferência diluído a 20% em óleo vegetal, aplique localmente, por exemplo, no baixo-ventre em caso de infecção urinária.

CONTRAINDICAÇÕES E CUIDADOS NO USO

Contraindicado para mulheres grávidas, lactantes, bebês e crianças pequenas. Em doses altas, irrita as mucosas e é abortivo e neurotóxico.

CABREÚVA

NOME LATINO: *Myrocarpus frondosus*
ou *M. fastigiatus*
FAMÍLIA: *Papilionaceae*

A cabreúva é uma árvore do Brasil, do Paraguai e da Argentina, que fornece uma madeira exótica de qualidade. Seu óleo essencial é um tônico geral e sexual para o homem. A espécie está, infelizmente, ameaçada de extinção.

Parte destilada: a madeira
Princípios ativos: sesquiterpineóis (*transnerolidol 80%, farnesol*)
Países produtores: Amazônia, América do Sul
Cor: marrom-avermelhado
Odor: notas de sândalo, de cedro

SUAS PROPRIEDADES
• O óleo essencial de cabreúva tem ação específica na **libido masculina**. É tônico energizante para o homem (*yang*), equivalente ao ylang-ylang para a mulher (*yin*), e combate a fadiga sexual e a astenia geral.
• Tem também ação anti-inflamatória, em particular na **poliartrite reumatoide**.

COMO UTILIZAR
• **Uso externo:** diluído a 20% em óleo vegetal, aplique localmente no baixo-ventre e na lombar na região dos rins.

CONTRAINDICAÇÕES E CUIDADOS NO USO
Especificamente masculino, é desaconselhado para mulheres.

CADE

NOME LATINO: *Juniperus oxycedrus*
FAMÍLIA: *Cupressaceae*

O cade é também chamado "oxicedro". O óleo essencial extraído dessa espécie de junípero é conhecido por sua ação no couro cabeludo e na pele.

Parte destilada: a madeira

Princípios ativos: sesquiterpenos (*δ-cadineno 20%*), sesquiterpineóis (*cadinol 10%, cubenol*)
País produtor: França
Cor: preto, com reflexos avermelhados
Odor: amadeirado, defumado

SUAS PROPRIEDADES
• O óleo essencial de cade é tônico do couro cabeludo, com **ação anticaspa**.
• Indicado também em tratamento de pele, **contra psoríase, eczema e parasitas cutâneos** (sarna, bicho-de-pé e tinha).

COMO UTILIZAR
• **Uso externo:** aplique localmente no couro cabeludo, de preferência diluído a 20%, em óleo vegetal como o de tamanu (*Calophyllum inophyllum*) ou de rícino (*Ricinus communis*). Nesse último caso, aplique sobre os cabelos molhados depois de lavá-los, ou pingue 2 ou 3 gotas em uma pequena quantidade de xampu.

CONTRAINDICAÇÕES E CUIDADOS NO USO
Pode provocar eventualmente uma reação alérgica. Faça um teste prévio na dobra do braço.

CAMARÁ ⚠

NOME LATINO: *Lantana camara*
FAMÍLIA: *Verbenaceae*

Excelente expectorante, o óleo essencial de camará é cicatrizante, mas é também neurotóxico e abortivo.

Partes destiladas: as extremidades floridas
Princípios ativos: cetonas (*davanona*), sesquiterpenos (*β-cariofileno, α-humuleno*), monoterpenos (*paracimeno*), óxidos, monoterpenoides
País produtor: Madagascar
Cor: amarelo-claro a amarelo-alaranjado escuro
Odor: suave, condimentado, característico da davanona

SUAS PROPRIEDADES
• O óleo essencial de camará é tanto **expectorante como mucolítico: descongestiona as vias respiratórias** em caso de bronquite, catarro e asma. Eficaz **contra aftas**, é também antiviral.
• Cicatrizante e circulatório, é indicado para **úlcera varicosa**. Ajuda também a **descida da menstruação** (é emenagogo).
• Por fim, é **levemente estimulante do fígado e da vesícula biliar**.

COMO UTILIZAR
• **Uso externo:** de preferência diluído a 20% em óleo vegetal, aplique localmente na pele, 2 vezes por dia, durante 3 dias.

CONTRAINDICAÇÕES E CUIDADOS NO USO
Contraindicado para mulheres grávidas e em aleitamento, crianças pequenas e bebês, já que é neurotóxico e abortivo em doses altas. Não faça uso prolongado mesmo externamente.

Camomila-dos-alemães

CAMOMILA--DOS-ALEMÃES

NOME LATINO: *Matricaria recutita*
OUTROS NOMES: camomila-azul, matricária
FAMÍLIA: *Asteraceae*

O óleo essencial de camomila-dos-alemães, ou matricária, é reconhecido por sua cor de um azul profundo fora do comum. É ótimo anti-inflamatório e também antiespasmódico.

Partes destiladas: as flores
Princípios ativos: sesquiterpenos (*chamazuleno 5%, α- e β-farnesenos 35-40%, germacreno D etc.*), sesquiterpineóis (*α-bisabolol 10% etc.*), óxidos de bisabolol, lactonas sesquiterpênicas, éteres, monoterpenos
Países produtores: Europa, Norte da África
Cor: índigo
Odor: frutado, mais suave que o da camomila-romana

SUAS PROPRIEDADES
• O óleo essencial de matricária é um **anti-inflamatório reconhecido** e tem propriedades **antiespasmódicas**. É indicado contra problemas digestivos, acidez gástrica e estufamentos, e também **em caso de cólicas menstruais**.
• Analgésico, alivia dores musculares e dentárias.

- **No plano dermatológico**, pode ser aplicado localmente, em áreas afetadas por coceiras, eczema, acne, psoríase, pitiríase (vermelhidão difusa e escamação muito fina) e picadas.
- Para efeito relaxante em caso de estresse, pode ser aplicado nos pulsos, na região do plexo solar e na planta dos pés.
- Além disso, tem **efeito antialérgico global**, graças à sua poderosa ação sobre o sistema nervoso autônomo, que é igualmente útil para quem quer **deixar de fumar**.

COMO UTILIZAR

- **Uso interno:** aplique 1 gota no céu da boca 2 vezes por dia. É eficaz para facilitar a digestão, em caso de alergia e para ajudar a parar de fumar.
- **Uso externo:** contra doenças de pele, aplique nos locais afetados, de preferência diluído a 20% em óleo vegetal de amêndoa doce (*Prunus dulcis*) ou de tamanu (*Calophyllum inophyllum*).

CONTRAINDICAÇÕES E CUIDADOS NO USO

Nenhuma contraindicação conhecida, mas deve-se evitar durante os três primeiros meses de gravidez.

CANELA-DA--CHINA

NOME LATINO: *Cinnamomum cassia* ou *C. aromaticum*
OUTRO NOME: *canela cássia*
FAMÍLIA: *Lauraceae*

O óleo essencial de canela-da-china é um poderoso antibacteriano, tônico estimulante e afrodisíaco. Seu forte teor de cumarinas o torna anticoagulante, por isso é preciso prudência ao usá-lo internamente.

Partes destiladas: os ramos folhosos
Princípios ativos: aldeídos aromáticos (*cinamaldeído até 90%, benzaldeído*), fenóis (*eugenol, gaiacol*), cumarinas 9%, aldeídos, ácidos aromáticos
Países produtores: Sudeste Asiático (Vietnã) e China
Cor: marrom
Odor: condimentado, açucarado

SUAS PROPRIEDADES

- O óleo essencial de canela-da-china é um **poderoso antibacteriano**, igual ou talvez superior ao óleo essencial de canela-do-ceilão. Pode conter mais cinamaldeído, o princípio ativo majoritário, do que o óleo da canela-do-ceilão, mas também tem cumarinas, que exigem uma **utilização prudente**, pois elas fluidificam o sangue e são anticoagulantes.
- Indicado para **infecções bacterianas ou virais**, das áreas bucodental, intestinal (inclusive contra a amebíase), geniturinária (cistite), cutânea (diluído a 2-5% sobre a acne) e respiratória (bronquite ou gripe).
- É óleo essencial **tônico** (contra a fadiga e a depressão) e **afrodisíaco** (contra a impotência).

COMO UTILIZAR

- **Uso interno:** dilua a 10% em azeite e, depois de diluído, tome 5 a 10 gotas em 1 colher (chá) de mel ou cápsula de acerola, 2 vezes por dia, durante 7 dias.
- **Uso externo:** aplique localmente na pele, diluído a 10%, no máximo, em óleo

vegetal de amêndoa doce (*Prunus dulcis*), por exemplo, ou em uma base de massagem tônica e afrodisíaca.

CONTRAINDICAÇÕES E CUIDADOS NO USO

O óleo de canela-da-china é proibido para quem usa anticoagulantes (mesmo em inalação). Desaconselhado para mulheres grávidas, lactantes e crianças pequenas. Não o utilize puro, porque pode queimar a pele.

CÂNFORA ⚠

NOME LATINO: *Cinnamomum camphora*
FAMÍLIA: *Lauraceae*

O óleo essencial de cânfora tem ação anti-inflamatória. Também é um tônico potente. É preciso, entretanto, utilizá-lo com cautela.

Cânfora

Parte destilada: a casca de árvore velha
Princípios ativos: cetonas (*cânfora 40-50%*), fenóis metil-éteres (*eugenol M.E.*), éter-óxidos (*safrole 15%*), óxidos (*1,8 cineol 10%*), sesquiterpineóis (*nerolidol*), monoterpenos (*limoneno 4%*)
Países produtores: China, Taiwan
Cor: amarelo-claro
Odor: aromático, rústico, quente

SUAS PROPRIEDADES

• O óleo essencial de cânfora é **tônico estimulante** por sua ação sobre as glândulas suprarrenais. É útil em caso de esgotamento ou de astenia. Também é um poderoso **anti-inflamatório**, que pode ser utilizado contra dores articulares e musculares, reumatismo, cãibras e nevralgias, entre outros.

• Ele é, por fim, **descongestionante das vias respiratórias** (bronquite e constipação).

COMO UTILIZAR

• **Uso externo:** aplique localmente na pele, de preferência diluído a 20%. Pode ser misturado em óleo vegetal de arnica (*Arnica montana*) ou de bálsamo de copaíba (*Copaifera officinalis*), com os OE de katrafay (*Cedrelopsis grevei*), gaulthéria odorata (*Gaultheria fragrantissima*) e eucalipto citriodora (*Eucalyptus citriodora*).

CONTRAINDICAÇÕES E CUIDADOS NO USO

Em doses altas, é neurotóxico e excitante, podendo assim provocar epilepsia e convulsões. É totalmente desaconselhado para uso interno. Contraindicado para mulheres grávidas, lactantes e crianças pequenas.

CÂNFORA-DE--BORNÉU

NOME LATINO: *Dryobalanops camphora*
FAMÍLIA: *Dipterocarpaceae*

Este óleo essencial é menos agressivo e menos tóxico do que o de cânfora.

Parte destilada: casca de árvore velha
Princípios ativos: monoterpineóis (*borneol*)
País produtor: China
Cor: incolor
Odor: forte, característico da cânfora

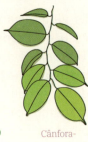
Cânfora-de-bornéu

SUAS PROPRIEDADES
• O óleo essencial de cânfora-de-bornéu é um **tônico revigorante** que pode ser aplicado, diluído, na região das glândulas suprarrenais (acima dos rins) **em caso de fadiga, e contra dores articulares e musculares, reumatismo, cãibras e nevralgias**.
• É também antisséptico e **descongestionante das vias respiratórias** (bronquite e constipação). Além disso, é um **leve estimulante hepático**, se for aplicado na região do fígado.

COMO UTILIZAR
• **Uso externo:** aplique localmente na pele, de preferência diluído a 20%. O óleo essencial de cânfora-de-bornéu pode ser misturado em uma base de massagem ao mesmo tempo tônica e anti-inflamatória, em óleo vegetal de arnica (*Arnica montana*) ou de bálsamo de copaíba (*Copaifera officinalis*), com os OE de katrafay (*Cedrelopsis grevei*), gaulthéria odorata (*Gaultheria fragrantissima*) e eucalipto citriodora (*Eucalyptus citriodora*).

CONTRAINDICAÇÕES E CUIDADOS NO USO
É neurotóxico e provoca convulsões em doses altas. É totalmente desaconselhado para uso interno. Também desaconselhado para mulheres grávidas, lactantes e crianças pequenas.

CARDAMOMO

NOME LATINO: *Elettaria cardamomum*
FAMÍLIA: *Zingiberaceae*

O óleo essencial de cardamomo é um excelente estimulante da digestão.

Partes destiladas: as sementes
Princípios ativos: ésteres (*acetatos de terpenila 35% e de linalila*), monoterpenos (*sabineno*), monoterpineóis (*linalol 5%, α-terpineol etc.*), óxidos (*1,8 cineol 30-35%*)
Países produtores: Índia e Sri Lanka, América Central
Cor: amarelo-claro
Odor: quente, condimentado, com notas de cânfora e de limão

SUAS PROPRIEDADES
• O óleo essencial de cardamomo é **tônico digestivo**. É antiespasmódico e carminativo (contra gases intestinais) e facilita a digestão. Indicado em caso de colites, peso no estômago com estufamento e úlceras. É também vermífugo e antiviral, e atua contra a fermentação intestinal.
• Ele é expectorante e fluidifica os brônquios, particularmente utilizado em caso de **catarro** (inflamações das mucosas acompanhadas de secreções excessivas).
• Em aplicação local, ele se revela **analgésico e anti-inflamatório**. É recomendado contra espasmos

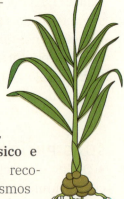
Cardamomo

urinários, ginecológicos e intestinais, e ainda contra cistites.
• Por fim, é **calmante no plano nervoso**.

COMO UTILIZAR
• **Uso interno:** tome 1 a 2 gotas em 1 colher (chá) de mel, azeite ou pasta de gergelim, ou em cápsula de acerola, 2 vezes por dia, durante 7 dias.
• **Uso externo:** aplique localmente na pele, de preferência diluído a 20% em óleo vegetal de amêndoa doce (*Prunus dulcis*), por exemplo. Aplique no peito e nas costas em caso de bronquite.

CONTRAINDICAÇÕES E CUIDADOS NO USO
Nenhuma contraindicação conhecida, mas deve-se evitar durante os três primeiros meses de gravidez.

CEDRO-DA--VIRGÍNIA

NOME LATINO: *Juniperus virginiana*
FAMÍLIA: *Cupressaceae*

O óleo essencial de cedro-da-virgínia é um notável descongestionante venoso, mas convém utilizá-lo com cuidado.

Parte destilada: a madeira
Princípios ativos: sesquiterpenoides (*cedrol até 35%*), sesquiterpenos (*tujopseno 15%, α- e β-cedrenos, 20-30% e 5-9% respectivamente*)
Países produtores: América do Norte
Cor: de incolor a amarelo-claro
Odor: amadeirado, balsâmico

SUAS PROPRIEDADES
• O óleo essencial de cedro-da-virgínia é **notável no plano circulatório**: ele atua nas congestões venosas e linfáticas, nas varizes e hemorroidas.
• É também **drenador renal** (com utilização prudente) e **regulador do sistema nervoso autônomo** (que regula os órgãos vitais).

COMO UTILIZAR
• **Uso interno:** tome 1 gota em 1 colher (chá) de azeite, mel ou pasta de amêndoa ou de gergelim, 2 a 3 vezes por dia, durante 7 dias, no máximo.
• **Uso externo:** aplique localmente na pele, de preferência diluído a 20% em óleo vegetal como o de amêndoa doce (*Prunus dulcis*), hipérico (*Hypericum perforatum*, atenção com o sol) ou tamanu (*Calophyllum inophyllum*). Massageie ao longo da coluna vertebral para reequilibrar o sistema neurovegetativo.

CONTRAINDICAÇÕES E CUIDADOS NO USO
Desaconselhado para mulheres grávidas e em aleitamento e para crianças pequenas. Pode ser irritante para os rins. Não faça uso interno prolongado.

CENOURA

NOME LATINO: *Daucus carota*
FAMÍLIA: *Apiaceae*

O óleo essencial de cenoura é um excelente drenador e regenera o fígado e a vesícula biliar.

Partes destiladas: as sementes
Princípios ativos: sesquiterpineóis (*carotol 30-40%*), sesquiterpenos (*β-bisaboleno 6%, β-cariofileno*), monoterpineóis, monoterpenos (*α- e β-pinenos 10%, sabineno 6%*)
Países produtores: Europa, Índia
Cor: de amarelo-claro a âmbar
Odor: condimentado, terroso

SUAS PROPRIEDADES

• O óleo essencial de cenoura é indicado em caso de insuficiência hepática e biliar. Contribui para regenerar os tecidos do pâncreas, rins e fígado, após uma infecção. Também drena as vias urinárias e biliares. Faz baixar as **taxas de colesterol** e pode até mesmo ser indicado em caso de **hepatite**.
• É **estimulante da atividade das células e um tônico geral**, inclusive no plano emocional.
• Benéfico contra problemas dermatológicos, é indicado em caso de acne, eczema e furúnculo, e sobretudo para regenerar a pele em caso de manchas senis e rugas.

COMO UTILIZAR

• **Uso interno:** tome 1 a 2 gotas, em 1 colher (chá) de mel, azeite ou pasta de gergelim, ou em cápsula de acerola, 2 vezes por dia, durante 7 dias.
• **Uso externo:** de preferência diluído a 20% em óleo vegetal, aplique localmente na pele, na região do fígado, por exemplo.

CONTRAINDICAÇÕES E CUIDADOS NO USO

Nenhuma contraindicação conhecida, mas deve-se evitar seu uso durante os três primeiros meses de gravidez.

CITRONELA-DE--MADAGASCAR

NOME LATINO: *Cymbopogon giganteus*
OUTRO NOME: ahibero
FAMÍLIA: *Poaceae*

Esta grande erva aromática de Madagascar, que atinge até 2 m de altura, fornece um óleo essencial novo, de composição e perfume muito diferentes dos de outras citronelas. Oferece propriedades antissépticas particularmente notáveis.

Parte destilada: a erva
Princípios ativos: monoterpineóis (*trans- e cis-p-1, 7-menta-8, 9-dien-2-ol, cis-p-menta-2, 8-dien-1-ol*), monoterpenos (*limoneno, paracimeno, γ-terpineno*), cetonas (*carvona*), aldeídos
País produtor: Madagascar
Cor: amarelo-claro
Odor: fresco e herbáceo, mentolado

SUAS PROPRIEDADES

• É **antisséptico, antifúngico e antiviral**, principalmente em difusão no ar. Apresenta **propriedades antifúngicas notáveis** contra micoses cutâneas e nas unhas, bucais, genitais, assim como contra herpes genital e labial.
• Internamente, utilizado durante curto espaço de tempo, é eficaz **contra candidíases digestivas**. Por outro lado, é um tônico geral.

COMO UTILIZAR

• **Uso externo:** tome 1 a 2 gotas, 3 vezes por dia, em 1 colher (chá) de azeite

ou pasta de gergelim, ou outro suporte neutro, durante 7 dias.
• **Uso externo:** de preferência, dilua-o a 20% em óleo vegetal, por exemplo, de calêndula (*Calendula officinalis*).

OUTRA ESPÉCIE

Em Madagascar existe também uma citronela dita "com mirceno" por seu quimiotipo (*Cymbopogon citratus* qt mirceno), com perfume muito cítrico, que é específica para problemas do sistema ósseo: dores articulares, artrose, osteoporose e desmineralização. Tem ainda ação digestiva e modera o apetite.

CONTRAINDICAÇÕES E CUIDADOS NO USO

É desaconselhado durante a gravidez e o aleitamento, assim como para crianças pequenas.

CLEMENTINA

NOME LATINO: *Citrus clementina*
FAMÍLIA: *Rutaceae*

Nascida no Norte da África há mais de um século, do cruzamento da tangerina e de uma laranja-doce, ela obteve um tremendo sucesso. Seu óleo essencial tem forte ação calmante.

Partes destiladas: a raspa e as folhas
Princípios ativos:
– OE da raspa: monoterpenos (*limoneno 90%, mirceno etc.*), aldeídos, furocumarinas, sesquiterpenos
– OE de petitgrain (*folhas*): ésteres (*antranilato de metila 50%*)

Países produtores: Europa Meridional, América Central
Cor: incolor
Odor: melado, com uma nota de clementina

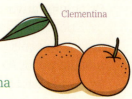
Clementina

SUAS PROPRIEDADES

O óleo essencial de clementina (da raspa ou de petitgrain) é sobretudo **muito relaxante**, em especial quando em difusão ou aspirado.

COMO UTILIZAR

• **Uso interno:** tome 1 a 2 gotas, em 1 colher (chá) de azeite, mel ou pasta de gergelim, 2 vezes por dia, durante 7 dias.
• **Uso externo:** deve ser evitado, pelo risco de fotossensibilização. Aplique localmente na pele, de preferência diluído a 10%, em óleo vegetal como o de amêndoa doce (*Prunus dulcis*). Utilize em difusão para purificar o ar.

CONTRAINDICAÇÕES E CUIDADOS NO USO

Como é muito fotossensibilizante, evite a exposição ao sol depois da aplicação.

COENTRO

NOME LATINO: *Coriandrum sativum*
FAMÍLIA: *Apiaceae*

O óleo essencial de coentro é um ótimo remédio para problemas digestivos. Também é um excelente tônico psíquico.

Partes destiladas: as sementes e as folhas

Princípios ativos:
– OE de sementes de coentro: monoterpineóis (*linalol 70%*), monoterpenos (*α-pineno, γ-terpineno, limoneno*), ésteres (*acetato de geranila 3%*), furocumarinas, cetonas (*cânfora*)
– OE de folhas de coentro: aldeídos não terpênicos a 95% (*decenal 20%, trans-2-decenal 30% etc.*) e monoterpenos
Países produtores: países mediterrâneos

SUAS PROPRIEDADES
• **O óleo essencial de sementes de coentro** é um **tônico digestivo**, recomendado contra fermentações e infecções intestinais (colites) e urinárias (cistites). É indicado em caso de estufamentos (é carminativo), peso no estômago e dispepsia (desconforto digestivo depois das refeições). Ele é **antibacteriano, antiviral e antiparasitário**.
• No plano psíquico, é tônico geral e psíquico, assim como **remédio para a fadiga**.
• Serve também para tratar **artrose, reumatismo e dores musculares**.
• **O óleo essencial de folhas de coentro** é mais particularmente **ansiolítico e anti-inflamatório**.

COMO UTILIZAR
• **Uso interno:** tome 1 a 2 gotas em 1 colher (chá) de azeite, mel ou pasta de gergelim, ou ainda em cápsula de acerola, 2 vezes por dia, durante 7 dias.
• **Uso externo:** contra dores localizadas, aplique localmente na pele, de preferência diluído a 20% em óleo vegetal como o de amêndoa doce (*Prunus dulcis*) ou arnica (*Arnica montana*).

CONTRAINDICAÇÕES E CUIDADOS NO USO
Ele pode ser fotossensibilizante e estupefaciente em doses altas. Pode também irritar os rins.

COMBAVA

NOME LATINO: *Citrus hystrix*
OUTRO NOME: limão kaffir
FAMÍLIA: *Rutaceae*

Originária da Indonésia, mas cultivada em diversas regiões do mundo, a combava dá curiosos limõezinhos verdes com casca rugosa e forte perfume de citronela. Seu óleo essencial é antisséptico eficaz e descongestionante das vias biliares.

Partes destiladas: a raspa e as folhas (petitgrain)
Princípios ativos:
– OE das sementes: monoterpenos (*β-pineno 40%, sabineno 25%*), monoterpineóis, ésteres (*acetatos de linalila, de citronelila etc.*), aldeídos (*citronelal 10%, citrais 20%: neral e geranial*), cumarinas e furocumarinas, sesquiterpenos (*β-cariofileno*)
– OE de petitgrain: aldeídos (*citronelal até 80%*), monoterpineóis (*linalol, citronelol, isopulegol*)
Países produtores: Europa Meridional, América Central, Madagascar

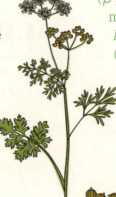
Coentro

SUAS PROPRIEDADES

• O óleo essencial da raspa de combava é um **excelente antisséptico** e antibacteriano. No plano psíquico, é **tônico das funções mentais e antifadiga**. Utilizado sobretudo por **estimular o fígado e a vesícula biliar**, ele facilita a digestão.

• O óleo essencial de petitgrain de combava é anti-inflamatório para ser usado **contra dores articulares e musculares**. No plano emocional, é **muito calmante** e age contra o estresse, a insônia e a ansiedade.

COMO UTILIZAR

• **Uso interno:** tome 1 a 2 gotas em 1 colher (chá) de azeite, mel ou pasta de gergelim, 2 vezes por dia, durante 7 dias.

• **Uso externo:** contra dores, aplique o óleo essencial de petitgrain de combava localmente na pele, de preferência diluído a 20% em óleo vegetal como o de arnica (*Arnica montana*). Utilize em difusão para purificar o ar (OE de raspa de combava) ou para induzir o sono (OE de petitgrain de combava).

CONTRAINDICAÇÕES E CUIDADOS NO USO

Como o óleo essencial da raspa de combava é fotossensibilizante, evite a exposição ao sol depois da aplicação.

COMINHO ⚠

NOME LATINO: *Cuminum cyminum*
FAMÍLIA: *Apiaceae*

O óleo essencial de cominho é um digestivo excelente. Também tem ação calmante e até estupefaciente em doses altas. Deve-se usá-lo com cuidado.

Partes destiladas: as sementes
Princípios ativos: monoterpenos (α-terpineno, β-pineno, paracimeno), sesquiterpenos (β-cariofileno), monoterpineóis (cuminol), monoterpenais (cuminal 30-40%), aldeídos aromáticos (cuminaldeído até 30%)
Países produtores: Norte da África
Cor: incolor
Odor: anisado

Cominho

SUAS PROPRIEDADES

• O óleo essencial de cominho é conhecido por sua **ação digestiva, aperitiva, antiespasmódica e carminativa** (contra gases intestinais): ele combate dispepsia (desconforto digestivo depois da refeição), estufamentos, colites e aerofagia.

• Também age notavelmente sobre o sistema nervoso central, é calmante no plano emocional e é indicado em **caso de insônia**. Pode ser usado também **no combate ao hipertireoidismo**.

• Anti-inflamatório, é eficaz **contra dores de artrite e reumatismo**.

COMO UTILIZAR

• **Uso interno:** tome 1 gota em 1 colher (chá) de azeite, mel ou pasta de gergelim, ou ainda em cápsula de acerola, 2 vezes por dia, durante 3 dias, no máximo.

• **Uso externo:** em caso de dores, aplique localmente na pele, de preferência diluído a 20% em óleo vegetal como de amêndoa doce (*Prunus dulcis*) ou de arnica (*Arnica montana*), em associação com outros OE analgésicos (gaulthéria, eucalipto citriodora etc.).

CONTRAINDICAÇÕES E CUIDADOS NO USO

Aplicado puro, pode irritar a pele. Não ultrapasse a dose indicada, porque ele é estupefaciente em doses altas.

COPAÍBA

NOME LATINO: *Copaifera officinalis* (= *C. martii*)
FAMÍLIA: *Cesalpiniaceae*

Desde épocas remotas os índios da Amazônia fazem uso medicinal da copaíba, da resina aromática que verte do tronco dessa árvore. O óleo essencial é anti-inflamatório e antisséptico, além de tônico estimulante em caso de fadiga.

Parte utilizada: oleorresina, que é extraída do tronco por incisão

Princípios ativos: sesquiterpenos (β-cariofileno 50-60%, α-copaeno, trans-α-bergamoteno 15-20%, β-elemeno, α-humuleno 10%, germacreno D 2%), ácidos, óxidos

Países produtores: América do Sul, Brasil (Amazônia), África Ocidental

Cor: marrom-claro

Odor: amadeirado, suave, penetrante

Copaíba

SUAS PROPRIEDADES

• O óleo essencial de copaíba é **anti-inflamatório**. Pode-se empregá-lo **em caso de dores reumáticas**, articulares e musculares, de entorses ou de pancadas, de artrose e de inflamações (tendinite, bursite e capsulite). Ele pode constituir uma boa base se for associado a outros óleos essenciais com efeitos analgésicos.

• É **cicatrizante e regenerador da pele**. Além disso, é recomendado por sua ação sobre **determinadas afecções da pele**, como o líquen (doença inflamatória da pele), micoses, calos e parasitas cutâneos (como a sarna). Tem também efeito vasodilatador, que, em aplicação local, **estimula a microcirculação cutânea**, nutrindo assim os tecidos.

• Age como **anti-infeccioso das vias respiratórias e renais**. Internamente, é usado sobretudo para **os cuidados com a boca**, assim como contra infecções urogenitais.

• É tônico estimulante, com efeito semelhante ao da cortisona (para compensar a insuficiência das glândulas suprarrenais, por exemplo). **Em caso de fadiga geral**, pode ser aplicado na lombar e ao longo da coluna vertebral.

COMO UTILIZAR

• **Uso interno:** tome 1 a 2 gotas, 2 vezes por dia, durante 7 dias, em suporte neutro, como cápsula de acerola, 1 colher (chá) de pasta de amêndoa, mel ou azeite, em caso de inflamações na boca, congestionamentos brônquicos e infecções urinárias.

• **Uso externo:** aplique localmente, puro ou em sinergia com outros óleos essenciais anti-inflamatórios. Por exemplo, em massagem tonificante ao longo da coluna vertebral.

CONTRAINDICAÇÕES E CUIDADOS NO USO

As alergias são raras, mas possíveis. Deve ser evitado durante os três primeiros meses de gravidez.

ELEMI

NOME LATINO: *Canarium luzonicum*
FAMÍLIA: *Burseraceae*

Extraído da goma da árvore, o óleo essencial de elemi é digestivo. É utilizado também em perfumaria.

Parte destilada: a resina, extraída por incisão
Princípios ativos: monoterpenos (α- e β-*felandrenos*), sesquiterpenos (*elemenos*), sesquiterpineóis (*elemol*), éteres (*elemicino*)
Países produtores: Filipinas, Brasil, Ilhas Molucas
Cor: de incolor a amarelo-claro
Odor: fresco, condimentado, um pouco amadeirado

SUAS PROPRIEDADES

• O óleo essencial de elemi é indicado para **problemas digestivos**, fermentação intestinal, colites, diarreia e até mesmo amebíase.
• Na pele, é **cicatrizante** e pode ser aplicado em feridas e abscessos, ou ainda em úlceras varicosas, depois de sua diluição em óleo de calêndula (*Calendula officinalis*) ou de rícino (*Ricinus communis*).
• É também **anti-inflamatório cutâneo e muscular**.
• Por fim é indicado para **infecções respiratórias e bronquites**.

COMO UTILIZAR

• **Uso interno:** tome 1 a 2 gotas, em 1 colher (chá) de azeite, pasta de gergelim ou mel, ou em cápsula de acerola, 2 vezes por dia, durante 7 dias.
• **Uso externo:** aplique localmente na pele, de preferência diluído a 20% em um óleo vegetal como o de amêndoa doce (*Prunus dulcis*) ou de calêndula (*Calendula officinalis*).

CONTRAINDICAÇÕES E CUIDADOS NO USO

Nenhuma contraindicação conhecida, mas deve-se evitar durante os três primeiros meses de gravidez. E prefira o uso externo.

ENDRO ⚠

NOME LATINO: *Anethum graveolens*
FAMÍLIA: *Apiaceae*

O óleo essencial de endro estimula o sistema digestório. É também um excelente expectorante, mas deve ser manipulado com cuidado.

Partes destiladas: as sementes
Princípios ativos: monoterpenos (*limoneno 30-40%, α-felandreno*), cetonas (*carvona até 40%*), cumarinas (*umbeliferona, umbeliprenina*)
Países produtores: países mediterrâneos
Cor: incolor
Odor: muito anisado, aromático

SUAS PROPRIEDADES

• O óleo essencial de endro é expectorante e fluidifica as secreções brônquicas, por isso é indicado **contra bronquites e congestões pulmonares**. Trata também o ronco, em associação com o óleo vegetal de cominho-preto (*Nigella sativa*).

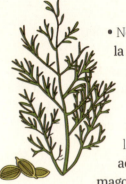
Endro

• No plano digestivo, **estimula as funções hepáticas**: favorece a secreção de bile (ação colerética) para o fígado e o esvaziamento das vias biliares (ação colagoga). Age ainda contra a **aerofagia ou peso no estômago depois das refeições**.

• Fluidifica o sangue e se revela sensivelmente anticoagulante, **favorecendo assim a circulação sanguínea**.

Partes destiladas: as folhas
Princípios ativos: monoterpenais (*citrais: neral 15%, geranial 30%, citronelal*), sesquiterpenos (*β-cariofileno 22%*), monoterpineóis (*geraniol*), sesquiterpineóis (*α-cadinol, τ-muurolol etc.*), ésteres (*acetato de geranila*), monoterpenos (*ocimenos*), álcoois não terpênicos, óxidos, cumarinas
Países produtores: Europa, França
Cor: de incolor a amarelo-claro
Odor: fresco, herbáceo, cítrico

COMO UTILIZAR

• **Uso interno:** tome 1 gota em 1 colher (chá) de azeite ou óleo de cominho-preto (*Nigella sativa*), 2 vezes por dia, durante 7 dias, no máximo.

• **Uso externo:** dilua a 20% em óleo vegetal para aplicação local, na região do fígado, por exemplo.

CONTRAINDICAÇÕES E CUIDADOS NO USO

O óleo essencial de endro é neurotóxico e abortivo em doses altas. Não o utilize por tempo prolongado. Seu uso é proibido para mulheres grávidas e lactantes, assim como para crianças pequenas.

ERVA-‐CIDREIRA

NOME LATINO: *Melissa officinalis*
FAMÍLIA: *Lamiaceae*

O óleo essencial de erva-cidreira talvez seja o mais calmante de todos. Tem uma composição sutil, mas seu preço é elevado.

SUAS PROPRIEDADES

• O óleo essencial de erva-cidreira é especialmente eficaz para **regularizar o sistema nervoso**, mesmo em caso de crise histérica e de desmaio, e para induzir o sono. É recomendado em casos de **choque, luto, esgotamento nervoso e depressão**.

• Atua sobre o fígado e a bile e pode aliviar a vesícula na ocorrência de **cálculos biliares**. É indicado para **peso no estômago, cólicas estomacais e enjoos, inclusive os de gravidez** (mas deve ser utilizado com prudência).

• Protege o sistema cardiovascular **em caso de palpitações, arritmia e hipertensão**, já que é um regulador do sistema neurovegetativo (que modula os órgãos vitais). Além disso, é anti-histamínico e pode ser recomendado **contra asma e alergia respiratória**.

• Por fim, é **anti-inflamatório**.

COMO UTILIZAR

• **Uso interno:** tome 1 gota em 1 colher (chá) de azeite de oliva, mel ou pasta de amêndoa ou de gergelim, 2 a 3 vezes por dia, durante 7 dias.

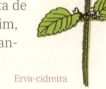
Erva-cidreira

- **Uso externo:** de preferência diluído a 20% em um óleo vegetal, aplique localmente na pele, 2 vezes por dia, durante 7 dias.

CONTRAINDICAÇÕES E CUIDADOS NO USO

Nenhuma contraindicação conhecida, mas seja prudente durante a gravidez.

ESPRUCE BRANCO

NOME LATINO: *Tsuga canadensis*
FAMÍLIA: *Pinaceae*

O espruce branco é um pinheiro do Canadá. O seu óleo essencial é usado em cuidados paliativos a doentes terminais e como calmante. É também anti-infeccioso.

Partes destiladas: as agulhas
Princípios ativos: ésteres (*acetato de bornila 35%*), monoterpenos (α-pineno 20%, β-pineno 2%, canfeno 15%, tricicleno 6%, limoneno 4%, mirceno 2% etc.), monoterpineóis (*borneol, terpineno-1-ol-4 etc.*), sesquiterpenos (α-*humuleno*), cetonas (*piperitona 2%*)
Países produtores: Europa Meridional
Cor: incolor
Odor: doce, típico das coníferas

SUAS PROPRIEDADES

- O óleo essencial de espruce branco é **expectorante e antisséptico das vias respiratórias** (contra bronquite e gripe principalmente). **Ele também estimula as defesas imunológicas.** É vasoconstritor e pode ser usado **contra hemorroidas**.
- É sobretudo **relaxante e reequilibrante emocional**. Pode ser indicado para asma nervosa, e mais particularmente para **meditação**, calma interior e **acompanhamento no final da vida** (cuidados paliativos).

COMO UTILIZAR

- **Uso externo:** de preferência diluído a 20% em óleo vegetal, aplique localmente na pele, 2 vezes por dia, durante 7 dias. Utilize aspirando ou em inalação para reequilibrar a psique.

CONTRAINDICAÇÕES E CUIDADOS NO USO

Nenhuma contraindicação conhecida, mas deve ser evitado durante os três primeiros meses de gravidez.

EUCALIPTO-HORTELÃ

NOME LATINO: *Eucalyptus dives piperitoniferum*
FAMÍLIA: *Myrtaceae*

Originário do sudeste da Austrália, o eucalipto-hortelã é explorado na África do Sul por suas folhas aromáticas ricas em piperitona, a molécula a partir da qual se fabrica o mentol industrial. Além de ser expectorante, seu óleo essencial é um poderoso antibacteriano.

Partes destiladas: as folhas
Princípios ativos: monoterpenos (α-*felandreno 30%*), sesquiterpenos

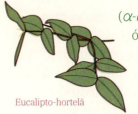
Eucalipto-hortelã

(α-cubebeno), monoterpineóis (*piperitol*), monoterpenonas (*piperitona* até 50%)
País produtor: África do Sul
Cor: incolor
Odor: fresco, apimentado, mentolado

SUAS PROPRIEDADES

• O óleo essencial de eucalipto-hortelã é um **antisséptico eficaz** não somente contra infecções respiratórias (bronquites, sinusites, otites e anginas) como também contra infecções geniturinárias (leucorreia ou flores-brancas). É ainda **expectorante** e fluidifica as secreções brônquicas.

• Diurético, **drena a ureia e o ácido úrico**, e é indicado em caso de inflamações renais (nefrites) e de insuficiência renal leve.

• Por fim, **combate a celulite** e estimula a eliminação de gordura e a retenção lipídica.

COMO UTILIZAR

• **Uso interno:** tome 1 a 2 gotas, em 1 colher (chá) de azeite, pasta de gergelim ou mel, ou em cápsula de acerola, 2 vezes por dia, durante 7 dias.

• **Uso externo:** no peito e nas costas, aplique localmente na pele, de preferência diluído a 20% em óleo vegetal como o de amêndoa doce (*Prunus dulcis*).

CONTRAINDICAÇÕES E CUIDADOS NO USO

É neurotóxico e abortivo em doses altas. Contraindicado para mulheres grávidas, lactantes e crianças pequenas. Não faça uso prolongado.

EUCALIPTO PHELLANDRA

NOME LATINO: *Eucalyptus phellandra*
FAMÍLIA: *Myrtaceae*

Eucalipto phellandra é na realidade uma variedade rica em felandreno do eucalipto radiata (*Eucalyptus radiata*). Além de ter propriedades expectorantes, o óleo essencial desta planta é calmante e favorece a concentração mental.

Partes destiladas: as folhas
Princípios ativos: óxidos (*1,8 cineol*), monoterpineóis (α-*terpineol*), monoterpenos (*paracimeno, felandreno*), aldeídos
País produtor: Austrália
Cor: incolor
Odor: fresco (*eucaliptol*)

SUAS PROPRIEDADES

• O óleo essencial de eucalipto phellandra é expectorante e **descongestionante das vias respiratórias** (bronquite, gripe etc.). Bactericida e fungicida, também combate vírus.

• É ainda **anti-inflamatório e tônico venoso e linfático**.

• No plano psíquico, ele **favorece a concentração e a clareza de ideias**.

• No plano emocional, é calmante e **melhora o sono**.

COMO UTILIZAR

• **Uso interno:** tome 1 a 2 gotas, em 1 colher (chá) de azeite, pasta de gergelim ou mel, ou em cápsula de acerola, 2 vezes por dia, durante 7 dias.

• **Uso externo:** no peito e nas costas ou em volta da orelha em caso de otite, aplique localmente na pele, de preferência diluído a 20% em óleo vegetal como o de amêndoa doce (*Prunus dulcis*).

CONTRAINDICAÇÕES E CUIDADOS NO USO
Desaconselhado para mulheres grávidas, lactantes e crianças pequenas.

EUCALIPTO POLIBRACTEA

NOME LATINO: *Eucalyptus polybractea cryptonifera*
FAMÍLIA: *Myrtaceae*

Inúmeras espécies de eucalipto oferecem óleos essenciais notáveis. Esta variedade do eucalipto polibractea, que é rica em criptona, fornece um óleo essencial com propriedades antivirais e antibacterianas muito benéficas para o trato geniturinário.

Partes destiladas: as folhas
Princípios ativos: monoterpenos (*paracimeno 30%*), sesquiterpineóis (*z-eudesmol*), aldeídos (*cuminal 7%, felandrol 5% etc.*), monoterpineóis, monoterpenonas (*criptona até 40%*), óxidos (*1,8 cineol 10%*)
País produtor: Austrália
Cor: amarelo
Odor: condimentado, floral, apimentado

SUAS PROPRIEDADES
• O óleo essencial de eucalipto polibractea é **descongestionante das vias respiratórias** (mucolítico). Além disso, é **antiviral e antibacteriano**. Indicado até mesmo na prevenção da malária.
• Age sobre infecções respiratórias (como bronquites e rinites) e também **infecções intestinais** (colites) e **urinárias e genitais** (papilomavírus, condilomas, doenças venéreas etc.). Tem ação **descongestionante da próstata** e é eficaz contra afecções do aparelho genital masculino (epididimite, varicocele).

COMO UTILIZAR
• **Uso interno:** tome 1 a 2 gotas, em 1 colher (chá) de azeite, pasta de gergelim ou mel, ou em cápsula de acerola, 2 vezes por dia, durante 7 dias.
• **Uso externo:** no peito, nas costas e no baixo-ventre, aplique localmente na pele, de preferência diluído a 20% em óleo vegetal como o de amêndoa doce (*Prunus dulcis*).

CONTRAINDICAÇÕES E CUIDADOS NO USO
É neurotóxico e abortivo em doses altas. Contraindicado para mulheres grávidas, lactantes e crianças pequenas. Não faça uso prolongado.

EUCALIPTO SMITHII

NOME LATINO: *Eucalyptus smithii*
FAMÍLIA: *Myrtaceae*

Originário da Austrália, como grande parte dos eucaliptos, ele é largamente cultivado na África do Sul por seu óleo essencial, um dos mais suaves entre os óleos essenciais de eucalipto.

Partes destiladas: as folhas
Princípios ativos: óxidos (*1,8 cineol 75%*), monoterpineóis (*α-terpineol*), monoterpenos (*α-pineno 6%, α-tujeno, limoneno 6%, paracimeno 2%*), sesquiterpineóis (*α- e β-eudesmóis 1%*)
País produtor: África do Sul
Cor: incolor
Odor: fresco (*eucaliptol*)

SUAS PROPRIEDADES

• O óleo essencial de eucalipto smithii é um **anti-infeccioso das vias respiratórias e do ar**: bactericida, expectorante e imunoestimulante, ele combate vírus e descongestiona as vias respiratórias. Indicado em caso de bronquite, gripe, rinite, sinusite e angina. **Muito suave, pode ser dado para crianças**, depois de diluído. Pode ainda ser **utilizado contra acne** ou aplicado no baixo-ventre **em caso de cistite**.

• Também **anti-inflamatório**, ele age sobre dores articulares e musculares, assim como é **descongestionante venoso e linfático**.

• No plano emocional, é **calmante**.

COMO UTILIZAR

• **Uso externo:** no peito e nas costas, aplique localmente na pele, preferivelmente diluído a 20% em óleo vegetal como o de amêndoa doce (*Prunus dulcis*).

CONTRAINDICAÇÕES E CUIDADOS NO USO

Nenhuma contraindicação conhecida, mas o uso interno deve ser evitado durante os três primeiros meses de gravidez.

Eucalipto-smithii

EUCALIPTO STAIGERIANA

NOME LATINO: *Eucalyptus staigeriana*
FAMÍLIA: *Myrtaceae*

Apesar de ser originário das florestas secas do nordeste da Austrália, este pequeno eucalipto é por vezes chamado "eucalipto do Brasil", por ser este o principal produtor de seu óleo essencial. Ele apresenta notáveis propriedades anti-inflamatórias e anti-infecciosas.

Partes destiladas: as folhas
Princípios ativos: monoterpenais (*citrais 25%*), ésteres (*acetato de geranila até 12%*), monoterpineóis (*geraniol 5%*), monoterpenos (*limoneno 20%, α- e β-felandrenos, terpinoleno*) óxidos (*1,8 cineol 5%*)
Países produtores: Amazônia, Brasil, Guatemala
Cor: incolor
Odor: fresco, cítrico

SUAS PROPRIEDADES

• Próximo do eucalipto citriodora por seu teor de aldeídos, o óleo essencial de eucalipto staigeriana é usado mais particularmente no plano emocional e psíquico. Ele é **relaxante e calmante**, agindo contra estresse, angústia e ansiedade, e até mesmo depressão.

• Além disso, é expectorante e **descongestionante das vias respiratórias** (contra constipação, bronquite, gripe e tosse). **Anti-infeccioso**, é indicado no combate à cistite e como antisséptico do ar.

- É um **anti-inflamatório** eficaz contra dores articulares e musculares.

COMO UTILIZAR
- **Uso externo:** para dores articulares, aplique localmente na pele, de preferência diluído a 20% em óleo vegetal como o de amêndoa doce (*Prunus dulcis*) ou de arnica (*Arnica montana*), com outros OE anti-inflamatórios (gaulthéria, katrafay, copaíba etc.). Ou faça difusão no ar. Para problemas emocionais, aplique 1 gota no lado interno dos pulsos, na região do plexo solar ou na base do crânio.

CONTRAINDICAÇÕES E CUIDADOS NO USO
Desaconselhado para mulheres grávidas, lactantes e crianças pequenas. Pode ser irritante quando aplicado puro na pele.

FAMONTY

Nome latino: *Pluchea grevei*
Família: *Asteraceae*

O famonty ("que serve para suavizar" ou "para adoçar", em malgaxe) é um arbusto com flores amarelas das regiões secas do sudoeste de Madagascar. Seu óleo essencial é um aliado da pele.

Partes destiladas: as partes aéreas
Princípios ativos: monoterpineóis 50%, sesquiterpenos 20%, sesquiterpineóis 5%, monoterpenos 5%
País produtor: Madagascar
Cor: amarelo
Odor: amadeirado

SUAS PROPRIEDADES
- O óleo essencial de famonty é um **remédio para problemas cutâneos**, que proporciona à pele uma espécie de filme protetor contra secura, queimaduras, hematomas e alergias. É também **tônico venoso e linfático**, atuando na prevenção de varizes e em caso de fragilidade capilar.
- Por seus efeitos hormonais, ele regulariza o ciclo menstrual.
- É **anti-inflamatório** e alivia dores articulares. Além disso, tem efeito radioprotetor.
- No plano psíquico, facilita **a compreensão e a clareza de ideias**.

COMO UTILIZAR
- **Uso externo:** aplique localmente na pele, de preferência diluído a 20% em um óleo vegetal, por exemplo, de tamanu (*Calophyllum inophyllum*), 2 vezes por dia, durante 7 dias. Aspire o frasco para obter sua ação sobre o psiquismo.

CONTRAINDICAÇÕES E CUIDADOS NO USO
Contraindicado para mulheres grávidas e lactantes. Desaconselhado em caso de forte produção de estrogênio ou de antecedentes de câncer hormonodependente.

FRAGÔNIA

NOME LATINO: *Agonis fragrans*
FAMÍLIA: *Myrtaceae*

Originário da Austrália, o óleo essencial de fragônia apresenta uma composição química ímpar, que reconecta a pessoa à sua energia feminina.

Partes destiladas: os ramos floridos
Princípios ativos: monoterpenos (*α-pineno 20-25%*), óxidos (*1,8 cineol 30%*), monoterpineóis (*linalol 10%, α-terpineol 5-10%, mirtenol 4%*)
País produtor: Austrália
Cor: incolor
Odor: bem doce, suave, floral

SUAS PROPRIEDADES

• Valorizado pelo dr. Daniel Pénoël, o óleo essencial de fragônia é um dos novos óleos essenciais vindos do mítico supercontinente Gonduana (Austrália Ocidental e Tasmânia), que esse médico associa de forma complementar ao óleo essencial de kunzea (*yang*), sendo o óleo essencial de fragônia o *yin*. Ele é também um **importante anti-infeccioso**, comparável ao tea tree, ou árvore do chá (*Melaleuca alternifolia*): antifúngico (contra a *Candida albicans* principalmente), antibacteriano, antiviral (por exemplo, contra herpes e herpes-zóster). Age também na esfera das vias respiratórias como **expectorante** e é **imunoestimulante**.

• Além disso, exibe **propriedades anti-inflamatórias** contra dores articulares e musculares.

• Mas é antes de tudo utilizado no plano emocional e psíquico, **ajudando a pessoa a se reconectar com a energia feminina e a lidar com lembranças enterradas, além de regular o sistema hormonal feminino.**

COMO UTILIZAR

• **Uso interno:** tome 1 gota em 1 colher (chá) de azeite, mel ou pasta de amêndoa ou de gergelim, 2 a 3 vezes por dia, durante 7 dias. Ele se associa muito bem com suco de laranja (1 a 2 gotas em jarra agitada para criar uma emulsão).

• **Uso externo:** aplique localmente, diluído a 20% em óleo vegetal ou puro, por exemplo, nos pontos de acupuntura e no baixo-ventre.

CONTRAINDICAÇÕES E CUIDADOS NO USO

Nenhuma contraindicação conhecida, mas deve ser evitado durante os três primeiros meses de gravidez.

FUNCHO ⚠
(erva-doce)

NOME LATINO: *Foeniculum vulgare*
FAMÍLIA: *Apiaceae*

O óleo essencial de funcho é excelente para a digestão e o apetite. Ele estimula o fígado e imita a ação do estrogênio (hormônio feminino). Mas deve ser usado com prudência.

Funcho (erva-doce)

Partes destiladas: as sementes e as extremidades floridas
Princípios ativos: monoterpenos (*α-pineno 4%, limoneno 10-15%*), óxidos (*1,8 cineol 3%*), monoterpineóis (*fenchol 2%*), fenóis metil-éteres (*transanetol 50-60%, cisanetol, chavicol M.E.*), aldeídos (*anisaldeído*), monoterpenonas 4% (*fenchona*), cumarinas (*furocumarinas*)

Países produtores: Índia, Europa, África
Cor: incolor
Odor: anisado, condimentado, quente

SUAS PROPRIEDADES

• O óleo essencial de funcho é um **excelente antiespasmódico** para os sistemas digestório (desconforto digestivo depois das refeições, colite, aerofagia etc.), cardiovascular (palpitações), respiratório (asma, congestão ou bronquite asmática) e hormonal. **Ele apresenta atividade estrogênica**, que contribui para aliviar os problemas da menopausa, **favorece a menstruação** (é emenagogo) **e a produção de leite materno**.

• **É carminativo** (contra gases intestinais), **digestivo e estomáquico** (facilita a digestão). Tem também **efeito antisséptico e vermífugo** na flora intestinal. Além disso, **estimula o fígado**, sendo colagogo e colerético (aumenta a secreção de bile e ajuda sua passagem para o intestino).

• É também um **anti-inflamatório** local. No plano emocional, é relaxante e indicado **em caso de espasmofilia**.

COMO UTILIZAR

• **Uso interno:** tome 1 gota em 1 colher (chá) de azeite, mel ou pasta de amêndoa ou de gergelim, 2 vezes por dia, durante 7 dias.

• **Uso externo:** aplique localmente, de preferência diluído a 20% em óleo vegetal.

CONTRAINDICAÇÕES E CUIDADOS NO USO

Antecedentes de câncer hormonodependente (câncer de mama). Contraindicado para mulheres grávidas, bebês e crianças pequenas. Pode provocar crises de epilepsia em doses altas. Também é fotossensibilizante: evite expor-se ao sol depois da aplicação.

GÁLBANO

NOME LATINO: *Ferula gummosa* ou *F. galbaniflua*
OUTRO NOME: férula
FAMÍLIA: *Apiaceae*

O gálbano é uma resina extraída de determinadas espécies de grandes umbelíferas da Ásia Central. O produto é um óleo essencial anti-infeccioso e antiespasmódico. Também é um estimulante psíquico.

Parte destilada: a resina, extraída por incisão
Princípios ativos: monoterpenos (α-pineno 50%, δ-3-careno 10-20% etc.), ésteres (acetatos de fenchila, de linalila, de terpenila), sesquiterpineóis (guaiol, bulsenol, galbanol etc.), derivados alifáticos sulfurados, compostos nitrogenados, compostos furânicos, ftalidas, cumarinas (umbeliferona)
País produtor: Irã
Cor: incolor
Odor: terroso, amargo, balsâmico

SUAS PROPRIEDADES

• O óleo essencial de gálbano é **antiespasmódico e anti-inflamatório**. É um **relaxante muscular**, que pode ser empregado contra a artrose e

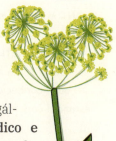
Gálbano

dores articulares e musculares, e também durante o trabalho de parto.
• Ele é **descongestionante da pelve na mulher**, e indicado contra infecções genitais como a leucorreia (ou flores-brancas).
• Age ainda nas vias respiratórias, **em caso de bronquite ou de asma**. Aplicado na pele, **ele desinfeta** (abscessos e furúnculos) **e cicatriza**.
• No plano emocional, é um **ótimo relaxante e reequilibrante nervoso** e, no plano psíquico, é tônico e estimulante, em **caso de fadiga ou de esgotamento**.

COMO UTILIZAR
• **Uso externo:** contra dores, aplique localmente na pele, de preferência diluído a 20% em óleo vegetal como o de amêndoa doce (*Prunus dulcis*) ou de arnica (*Arnica montana*), em associação com outros OE anti-inflamatórios (katrafay, gengibre, pimenta-preta, gaulthéria etc.).

CONTRAINDICAÇÕES E CUIDADOS NO USO
Pode ser irritante quando aplicado puro na pele, ou por períodos longos.

GATÁRIA

NOME LATINO: *Nepeta cataria* var. *citriodora*
FAMÍLIA: *Lamiaceae*

Pouco conhecida, a gatária dá um óleo essencial com propriedades poderosamente ansiolíticas.

Partes destiladas: as extremidades floridas

Princípios ativos: monoterpineóis (*geraniol 30%, nerol 30%, citronelol*), aldeídos (*citrais 10%*), ésteres
País produtor: França
Cor: incolor
Odor: floral, cítrico, levemente ácido

Gatária

SUAS PROPRIEDADES
• O óleo essencial de gatária tem **propriedades** calmantes muito eficazes, e é indicado até mesmo em caso de depressão.
• Tem **ação anti-inflamatória** em aplicação local, mas é preferível diluí-lo. Também agiria levemente sobre cálculos biliares.
• Antiviral, ele é indicado **contra herpes**, em aplicação local.

COMO UTILIZAR
• **Uso interno:** contra cálculos biliares, tome 1 gota em 1 colher (chá) de azeite ou pasta de gergelim, 2 vezes por dia, durante 7 dias.
• **Uso externo:** aplique-o localmente na pele, de preferência diluído a 20% em óleo vegetal como o de amêndoa doce (*Prunus dulcis*). Em caso de depressão, aplique 1 gota, igualmente diluída, na região do plexo solar.

CONTRAINDICAÇÕES E CUIDADOS NO USO
Eficaz, mas potente, pode ser irritante se for utilizado puro na pele. É preferível para esse uso aplicar os óleos essenciais de capim-limão (*Cymbopogon flexuosus*) ou eucalipto citriodora (*Eucalipto citriodora*).

HIPÉRICO

NOME LATINO: *Hypericum perforatum*
FAMÍLIA: *Hypericaceae*

Menos conhecido e muito menos difundido do que o óleo de hipérico (que é um macerado oleoso das extremidades floridas), este óleo essencial é um anti-inflamatório muito eficaz nas mucosas.

Partes destiladas: as extremidades floridas
Princípios ativos: sesquiterpenos (*germacreno D, β-cariofileno etc.*), monoterpenos (*α-pineno 30%, β-pineno 10% etc.*), hidrocarbonos 40% (*2-etil octano*), monoterpineóis, sesquiterpineóis (*traços*)
País produtor: França
Cor: vermelho
Odor: ligeiramente condimentado

SUAS PROPRIEDADES

• O óleo essencial de hipérico tem **propriedades anti-inflamatórias** similares às do óleo de hipérico (maceração ao sol das extremidades floridas), principalmente em mucosas inflamadas, cortes e feridas.
• Ele é mais especialmente indicado para **inflamações internas**: estomatite (inflamação da mucosa bucal), colites e enterites, cistites, prostatite (infecção da próstata) e infecções ginecológicas (da vagina e do útero).

Hipérico

COMO UTILIZAR

• **Uso interno:** tome 1 gota em 1 colher (chá) de azeite, mel ou pasta de amêndoa ou de gergelim, 2 a 3 vezes por dia, durante 7 dias, no máximo.
• **Uso externo:** aplique localmente na pele, de preferência diluído a 20% em óleo vegetal como o de hipérico (atenção: ele é fotossensibilizante) ou de arnica, 2 vezes por dia, durante 7 dias.

CONTRAINDICAÇÕES E CUIDADOS NO USO

Faça previamente um teste na dobra do braço, já que pode provocar alergias cutâneas.

HISSOPO

NOME LATINO: *Hyssopus officinalis* var. *decumbens*
FAMÍLIA: *Lamiaceae*

O óleo essencial de hissopo é uma variedade que contém menos cetonas do que o do hysope officinale, que não tem a venda liberada, dada a sua toxicidade. É um antiasmático e expectorante muito eficaz.

Partes destiladas: as extremidades floridas
Princípios ativos: óxidos (*1,8 cineol, óxido de translinalol 55%*), monoterpenos (*α- e β-pinenos, limoneno, mirceno, cis-β-ocimeno, canfeno etc.*), ésteres (*acetatos de geranila, de vandulila, de linalila etc.*), monoterpenoides (*linalol etc.*), sesquiterpenos (*β-cariofileno*), sesquiterpenoides, cetonas

191

Países produtores: Europa (*França, Espanha etc.*)
Cor: de incolor a amarelo-claro
Odor: agradável e fresco (*eucaliptol*)

SUAS PROPRIEDADES

• O óleo essencial de hissopo é **remédio para asma e bronquite asmática** (semelhante à asma), e mesmo para bronquiolite, sinusite e rinofaringite. Tem ação descongestionante das vias respiratórias e expectorante. Também é antiviral e antibacteriano potente.

• É ainda anti-inflamatório e pode ser besuntado ao longo da coluna vertebral em caso de **dor nas costas**.

• No plano psíquico, é um tônico que **estimula o sistema nervoso central** e ajuda a combater a angústia e a depressão. Por fim, ele favorece **a clareza de ideias**.

COMO UTILIZAR

• **Uso externo:** de preferência diluído a 20% em óleo vegetal, aplique no peito e nas costas, 2 vezes por dia, durante 7 dias. Em crianças pequenas, aplique 1 gota no arco do pé, 1 vez por dia. Pode ser usado também em difusão ou aspirado do frasco.

CONTRAINDICAÇÕES E CUIDADOS NO USO

O óleo essencial de hissopo não apresenta a toxicidade do hysope officinale. Este último não tem, além disso, a venda liberada, por seu teor elevado em cetonas (tujona, isopinocanfona). O OE de hissopo não deve, todavia, ser usado em mulheres grávidas e em aleitamento, e deve ser utilizado com prudência em crianças pequenas.

Hissopo

HISSOPO COM CINEOL

NOME LATINO: *Hyssopus aristatus*
FAMÍLIA: *Lamiaceae*

O hissopo com cineol é uma variedade que cresce na Espanha. Não apresenta a toxicidade do hysope officinale e contém poucas cetonas.

Partes destiladas: as extremidades floridas
Princípios ativos: óxidos (*1,8 cineol 50%*), monoterpenos (*α- e β-pinenos 15%, limoneno, mirceno, trans-β-ocimeno etc.*), monoterpenoides, sesquiterpenos, cetonas (*pinocarvona 3%*)
Países produtores: Europa (*França, Espanha etc.*)
Cor: de incolor a amarelo-claro
Odor: agradável e fresco (*eucaliptol*)

SUAS PROPRIEDADES

• O óleo essencial de hissopo com cineol é **remédio para asma e bronquite asmática**, bronquiolite, sinusite e rinofaringite. Descongestiona as vias respiratórias. Devido à ação expectorante e mucolítica, faz desaparecer os congestionamentos das mucosas. É também **antiviral**.

COMO UTILIZAR

• **Uso externo:** de preferência diluído a 20% em óleo vegetal, aplique no peito e nas costas, 2 vezes por dia, durante 7 dias. Em crianças pequenas, aplique 1 gota no arco do pé, 1 vez por dia. Pode ser usado também em difusão ou aspirado do frasco.

CONTRAINDICAÇÕES E CUIDADOS NO USO

Este óleo essencial não deve ser usado em mulheres grávidas e em aleitamento, e deve ser utilizado com prudência em crianças pequenas.

HO WOOD

NOME LATINO: *Cinnamomum camphora qt linalol*
OUTRO NOME: wood Shiu
FAMÍLIA: *Lauraceae*

Esta cânfora, da mesma variedade da ravintsara de Madagascar, cresce na China e em Taiwan. Seu óleo essencial, diferente, é uma alternativa ao do pau-rosa, cuja fonte tende a desaparecer.

Parte destilada: a casca
Princípios ativos: monoterpineóis (*linalol 80-90%*)
Países produtores: China, Taiwan
Cor: amarelo-claro
Odor: floral, suave, próximo dos de pau-rosa e de lavanda

SUAS PROPRIEDADES

• O óleo essencial de ho wood desenvolve um quimiotipo próximo do de lavanda e, sobretudo, do de pau-rosa (linalol). Oferece, assim, as **mesmas propriedades que o óleo essencial de pau-rosa** (*ver pág. 216*). É um **excelente anti-infeccioso**. Também é antibacteriano, antiviral e antifúngico. Indicado **contra infecções urinárias e ginecológicas**: cistite, leucorreia (flores-brancas) e micoses.

• Ele é indicado para **micoses da pele e das unhas**. Cicatrizante, **facilita a regeneração cutânea**. Recomendado em aplicação **sobre espinhas e manifestações de eczema**.
• Age como **imunoestimulante**, principalmente no plano das vias respiratórias, contra bronquite, gripe e constipação.
• No plano psíquico, apresenta **efeito tônico e antidepressivo**.

COMO UTILIZAR

• **Uso interno:** tome 1 a 2 gotas, em 1 colher (chá) de mel ou azeite, ou em miolo de pão ou cápsula de acerola, 3 vezes por dia, durante 7 dias.
• **Uso externo:** aplique localmente na pele, de preferência diluído a 20%, em base de massagem como o óleo de rosa-mosqueta do Chile (*Rosa rubiginosa*), ou puro (é bem tolerado pela pele).

CONTRAINDICAÇÕES E CUIDADOS NO USO

Nenhuma contraindicação conhecida, mas deve ser evitado durante os três primeiros meses de gravidez.

HORTELÃ--BERGAMOTA

NOME LATINO: *Mentha citrata*
OUTRO NOME: hortelã-levante
FAMÍLIA: *Lamiaceae*

As hortelãs constituem uma grande família com óleos essenciais muito tipificados.
O óleo essencial de hortelã-bergamota é antiespasmódico, eficaz principalmente contra as colites. Também é um tônico endócrino e sexual.

Partes destiladas: as extremidades floridas
Princípios ativos: ésteres (*acetato de linalila 60%*), monoterpineóis (*linalol 25%*), óxidos (*1,8 cineol*), sesquiterpenos, monoterpenos (*fracos*)
País produtor: Índia
Cor: incolor
Odor: fresco e um pouco cítrico

SUAS PROPRIEDADES

• O óleo essencial de hortelã-bergamota é um **potente antiespasmódico**: alivia colites espasmódicas e tem ação **contra parasitas intestinais**. Na aplicação local, é **anti-inflamatório**.
• Ele reequilibra o sistema neurovegetativo. Age, além disso, nos planos endócrino e glandular sobre gônadas (ovários, testículos), principalmente como **tônico masculino**. Protege **o fígado e o pâncreas. Regulariza o ritmo cardíaco** (contra a taquicardia e as palpitações).
• No plano psíquico, estimula o organismo em caso de esgotamento nervoso devido ao excesso de trabalho, produzindo um **efeito revitalizante**.

COMO UTILIZAR

• **Uso interno:** tome 1 gota em 1 colher (chá) de azeite, mel ou pasta de amêndoa ou de gergelim, 2 a 3 vezes por dia, por 7 dias.
• **Uso externo:** de preferência diluído a 20% em um óleo vegetal, aplique 1 gota pura na região do plexo solar ou na base do crânio (como tônico psíquico), 2 vezes por dia, durante 7 dias.

CONTRAINDICAÇÕES E CUIDADOS NO USO

Nenhuma contraindicação conhecida, mas deve ser evitado durante os três primeiros meses de gravidez.

HORTELÃ-DO-CAMPO

NOME LATINO: *Mentha arvensis*
FAMÍLIA: *Lamiaceae*

O óleo essencial de hortelã-do-campo é analgésico e tônico digestivo. Também é um remédio para a enxaqueca, mas deve ser utilizado com prudência.

Partes destiladas: as extremidades floridas
Princípios ativos: monoterpineóis (*mentol 75%*), fenóis metil-éteres (*5%*), monoterpenonas (*mentona 10%, iso-mentona, piperitona*), sesquiterpenos, ésteres (*fracos*)
País produtor: China
Cor: amarelo-pálido
Odor: mentolado, fresco

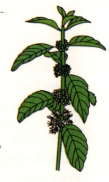
Hortelã-do-campo

SUAS PROPRIEDADES

• O óleo essencial de hortelã-do-campo é um **remédio contra enxaqueca, nelvragias e dor de dente. Literalmente anestesiante** graças à ação refrescante do mentol, ele tem também **efeito vasoconstritor**, mas não se deve aplicá-lo em áreas grandes, nem muito perto dos olhos. É útil no combate a **certas doenças da pele, para aliviar a coceira** (eczema e urticária).
• É ainda um **tônico estimulante** que aumenta a pressão sanguínea (é hipertensivo). Além disso, é **anti-infeccioso e antiparasitário** e é usado **contra**

distúrbios digestivos, como enjoos, peso no estômago, hepatismo (doença crônica do fígado) e constipação.
- Por fim, é indicado **para rinite, sinusite, laringite e faringite**.

COMO UTILIZAR

- **Uso interno:** tome 1 gota em 1 colher (chá) de azeite, mel ou pasta de amêndoa ou de gergelim, 2 vezes por dia, durante 3 dias, no máximo.
- **Uso externo:** de preferência diluído a 20% em um óleo vegetal, aplique localmente na área debilitada, 2 vezes por dia, durante 7 dias.

CONTRAINDICAÇÕES E CUIDADOS NO USO

Contraindicado para bebês e crianças com menos de 7 anos. Pode provocar um efeito refrescante ao ser aplicado puro, e crises de epilepsia em doses altas. Evite também a associação com remédios da homeopatia.

HORTELÃ--SILVESTRE

NOME LATINO: *Mentha longifolia*
FAMÍLIA: *Lamiaceae*

A hortelã-silvestre também é chamada de "hortelã-de-folhas-longas". O seu óleo essencial é expectorante, anti-infeccioso, digestivo e tônico.

Partes destiladas: as extremidades floridas
Princípios ativos: óxidos (*óxido de piperitona 60%, óxido de piperitona 15-20%, 1,8 cineol*), sesquiterpenos (α-*muuroleno*), monoterpenos (α-*pineno*), fenóis (*timol*), monoterpenonas (*mentona, isomentona*)
Países produtores: Europa
Cor: amarelo-claro
Odor: apimentado, picante

SUAS PROPRIEDADES

- O óleo essencial de hortelã-silvestre é antibacteriano e antiparasitário, sendo indicado **em caso de infecções intestinais, urinárias e de parasitoses** (como gastroenterites, colites e cistites).
- Também atua como **expectorante e descongestionante das vias respiratórias**.
- É **regulador do sistema neurovegetativo** (que modula os órgãos vitais) e **tônico cardíaco**, assim como **estimulante do baço e das defesas imunológicas**. Pode-se pensar em seu uso para certas **infecções tropicais por parasitas** (malária e febre amarela, principalmente).
- É indicado ainda no tratamento da pele, **em caso de candidíase e psoríase**.

COMO UTILIZAR

- **Uso interno:** tome 1 gota em 1 colher (chá) de azeite, mel ou pasta de amêndoa ou de gergelim, 2 vezes por dia, durante 3 dias, no máximo.
- **Uso externo:** de preferência diluído a 20% em um óleo vegetal, aplique localmente na pele, 2 vezes por dia, durante 7 dias.

CONTRAINDICAÇÕES E CUIDADOS NO USO

Contraindicado para mulheres grávidas e em aleitamento, crianças pequenas e bebês. É neurotóxico e abortivo em doses altas.

HORTELÃ--VERDE

Nome latino: *Mentha spicata*
Família: *Lamiaceae*

A hortelã-verde tem um perfume característico de goma de mascar. O seu óleo essencial é excelente expectorante, anti-inflamatório e cicatrizante, mas é preciso utilizá-lo com prudência. Existe também a hortelã-verde suave (*Mentha viridis*) – ou "nanah", originária do Marrocos –, que é bastante próxima dela.

Partes destiladas: as extremidades floridas
Princípios ativos: monoterpenonas (*carvona 60%*), óxidos (*1,8 cineol*), monoterpineóis (*mentol, terpineno-1-ol-4, carveol, borneol etc.*), sesquiterpenos (*β-burboneno*), sesquiterpineóis, monoterpenos (*limoneno 15%, mirceno 2% etc.*)
Países produtores: em todo o Mediterrâneo
Cor: amarelo-claro
Odor: fresco, mentolado, com uma nota de clorofila

SUAS PROPRIEDADES

- O óleo essencial de hortelã-verde é um **descongestionante das vias respiratórias**, particularmente eficaz contra bronquites crônicas e agudas e de catarros (inflamações das mucosas acompanhadas de secreções excessivas).
- Cicatrizante, ele é indicado para curar **pequenas feridas**.
- É além disso **digestivo e estimulante do fígado**: colagogo e colerético, ele estimula a produção de bile pelo fígado e facilita a sua liberação no intestino através da vesícula biliar.
- No plano psíquico, acalma o sistema nervoso e **estimula a autoconfiança e a concentração**.

COMO UTILIZAR

- **Uso interno:** tome 1 gota em 1 colher (chá) de azeite, mel ou pasta de amêndoa ou de gergelim, 2 vezes por dia, durante 3 dias, no máximo.
- **Uso externo:** de preferência diluído a 20% em um óleo vegetal, aplique localmente, 2 vezes por dia, durante 7 dias. Para atuação no plano psíquico, aplique 1 gota na parte superior do osso esterno.

CONTRAINDICAÇÕES E CUIDADOS NO USO

Contraindicado para mulheres grávidas e em aleitamento, crianças pequenas e bebês. É neurotóxico e abortivo em doses altas.

IARY

Nome latino: *Psiadia altissima*
Família: *Asteraceae*

Arbusto com flores amarelas dos altos planaltos de Madagascar, o iary faz parte da farmacopeia tradicional do país. Em malgaxe, é também chamado de "dingadingana" ("que ajuda a dar o passo") ou "hanindraisoa". Dá um óleo essencial eficaz para problemas das vias respiratórias e da pele.

Partes destiladas: as partes aéreas
Princípios ativos: monoterpenos 75% (*β-pineno 45%, α-pineno 5%, limoneno 5%, mirceno 5%, sabineno 5%*), sesquiterpenos (*germacreno -D, β-cariofileno, α-humuleno*), monoterpenoides, sesquiterpenoides, óxidos, ésteres
País produtor: Madagascar
Cor: amarelo
Odor: terpênico, resinoso, amadeirado

SUAS PROPRIEDADES
• **A farmacopeia tradicional malgaxe** utiliza a infusão das folhas do iary para curar feridas, úlceras, menstruação dolorosa e sarna.
• O óleo essencial atua nas vias respiratórias, e é expectorante e oxigenante. Emprega-se, portanto, **contra a asma**.
• No plano dermatológico, é indicado contra eczema, psoríase, coceiras e, mais particularmente, **parasitas cutâneos**: piolhos, pulgas, tinha, bicho-de-pé e sarna.
• É também anti-inflamatório e relaxante, **no combate a dores articulares e musculares**.
• No plano psíquico, é estimulante geral, que pode **facilitar a tomada de decisão**.

COMO UTILIZAR
• **Uso externo:** aplique localmente na pele, de preferência diluído a 20%, em óleo vegetal, por exemplo, o de tamanu (*Calophyllum inophyllum*), 2 vezes por dia, durante 7 dias. Aspire do frasco para agir no plano psíquico.

CONTRAINDICAÇÕES E CUIDADOS NO USO
Nenhuma contraindicação conhecida, mas deve ser evitado durante os três primeiros meses de gravidez.

ÍNULA

NOME LATINO: *Inula graveolens*
FAMÍLIA: *Asteraceae*

O óleo essencial de ínula é um importante remédio para sinusite, atuando como descongestionante excepcional das vias respiratórias.

Partes destiladas: as extremidades floridas
Princípios ativos: monoterpenos (*canfeno*), sesquiterpenos (*farneseno, germacreno D, β- e γ-cadinenos*), ésteres (*acetato de bornila*), monoterpenoides (*borneol*), lactonas (*alantolactona*)
Regiões produtoras: Córsega, Provença
Cor: amarelo-esverdeado a verde-esmeralda
Odor: herbáceo, fresco, suave

Ínula

SUAS PROPRIEDADES
• O óleo essencial de ínula é um excelente remédio contra congestionamentos das vias respiratórias, graças à sua potente ação **mucolítica e descongestionante**. É indicado para todas as afecções otorrinolaringológicas: rinite, sinusite, laringite, tosse, bronquite e **até mesmo para patologias como enfisema pulmonar e fibrose cística**.
• Também estimula as funções do fígado e da vesícula biliar: é tanto **colagogo como colerético** (favorece a produção da bile e sua liberação).

- É de certo modo antiviral e antibacteriano e pode ser útil **contra colites infecciosas, cistites e flores-brancas (leucorreias)**.
- É também **tônico cardíaco**, regulador do ritmo cardíaco e hipotensor.

COMO UTILIZAR

- **Uso externo:** de preferência diluído a 20% em óleo vegetal, aplique no peito e nas costas, 2 vezes por dia, durante 7 dias. É aconselhável associá-lo com OE menos mucolíticos, como o de eucalipto radiata (*Eucalyptus radiata*). Também pode ser inalado.

CONTRAINDICAÇÕES E CUIDADOS NO USO

Fique atento à crise de eliminação das mucosidades, que pode ser fortíssima ("choque com a ínula"), com escorrimento nasal e expectoração abundantes.

ISSA

NOME LATINO: *Rhus taratana*
FAMÍLIA: *Anacardiaceae*

Este arbusto cresce abundante em certas regiões dos planaltos de Madagascar. O seu óleo essencial é um bom tônico e descongestionante venoso.

Partes destiladas: as partes aéreas
Princípios ativos: monoterpenos 90% (β-pineno 23%, α- e β-pineno s 45%, limoneno 7%, α-felandreno 10%), sesquiterpenos, monoterpenoides
País produtor: Madagascar
Cor: amarelo
Odor: terpênico, de terebintina

SUAS PROPRIEDADES

- O óleo essencial de issa é tônico para as veias e para a linfa, indicado contra fragilidade capilar e na prevenção de varizes e pernas pesadas.

COMO UTILIZAR

- **Uso externo:** aplique localmente na pele, de preferência diluído a 20% em óleo vegetal, por exemplo, o de tamanu (*Calophyllum inophyllum*), 2 vezes por dia, durante 7 dias.

CONTRAINDICAÇÕES E CUIDADOS NO USO

Nenhuma contraindicação conhecida, mas deve ser evitado durante os três primeiros meses de gravidez. Pode ser irritante se usado puro.

JASMIM

NOME LATINO: *Jasminum grandiflorum*
FAMÍLIA: *Oleaceae*

Muito caro, o óleo essencial absoluto de jasmim de folhas grandes é utilizado sobretudo em perfumaria. É também considerado como afrodisíaco feminino.

Partes destiladas: o absoluto das flores
Princípios ativos: ésteres aromáticos (*benzoato de benzila 15%*), ésteres (*acetatos de fitila 10%, de benzila 22%*), monoterpenoides (*linalol 6%*), fenóis (*eugenol 3%*), sesquiterpenos, diterpenoides (*fitol 7%, geranila linalol 10%*), álcoois aromáticos (*álcool de benzila*), cetonas (*jasmone*)
Países produtores: países mediterrâneos, Ásia

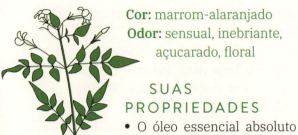
Jasmim

Cor: marrom-alaranjado
Odor: sensual, inebriante, açucarado, floral

SUAS PROPRIEDADES

• O óleo essencial absoluto de jasmim tem um **perfume excepcional**, que atua no plano psíquico como **calmante e antidepressivo**. Considerado como **afrodisíaco feminino**, ele pode ter um efeito desinibidor.
• Tem também **propriedades cutâneas** contra irritações, secura, cortes e doenças de pele.
• Pode ser usado para problemas das vias respiratórias, como **expectorante**.
• É ainda **tônico do útero** que favorece a descida da menstruação (é emenagogo).

COMO UTILIZAR

• **Uso externo:** aspire o frasco, principalmente para o bem-estar emocional. Sobre a área afetada (peito, baixo-ventre etc.), aplique de preferência diluído a 20% em óleo vegetal, por exemplo, o de rosa-mosqueta do Chile (*Rosa rubiginosa*), 2 vezes por dia, durante 7 dias.

CONTRAINDICAÇÕES E CUIDADOS NO USO

Contraindicado para mulheres grávidas.

KHELLA

NOME LATINO: *Ammi visnaga* ou *Visnaga daucoides*
OUTROS NOMES: âmio-bisnaga, bisnaga-das-searas ou paliteira
FAMÍLIA: *Apiaceae*

O óleo essencial de khella ou âmio-bisnaga é um antiespasmódico potente. É também um remédio para asma.

Partes destiladas: as sementes e as extremidades
Princípios ativos: cumarinas, monoterpenoides 40% (*linalol*), ésteres 40% (*isobutirato de amila e de butila, isovalerato de amila, metil-2-butirato de isoamila e de isobutila*), cromonas (*quelina, visnagina*), monoterpenos
País produtor: Marrocos
Cor: incolor
Odor: anisado

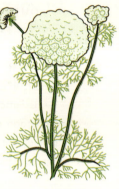

SUAS PROPRIEDADES

• **Excelente antiespasmódico**, é usado contra **asma** (aumenta o diâmetro dos brônquios e diminui assim o incômodo respiratório), colites espasmódicas, cólicas renais (causadas por cálculos) e espasmos uterinos.
• É indicado também contra a **arteriosclerose** (doença degenerativa da artéria) e na prevenção da **angina do peito**. Efetivamente, ele dilata os vasos coronarianos (os que irrigam o coração) e fluidifica o sangue.
• É eficaz contra vitiligo (perda localizada da pigmentação da pele), mas esse uso requer a não exposição da pele ao sol por mais de meia hora.

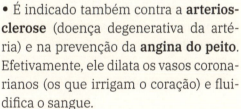
Khella

COMO UTILIZAR

• **Uso interno:** tome 1 gota em 1 colher (chá) de azeite, mel ou pasta de gergelim, 2 a 3 vezes por dia, durante 7 dias.
• **Uso externo:** deve-se evitar. Prefira a inalação do frasco em caso de crise de asma.

CONTRAINDICAÇÕES E CUIDADOS NO USO

Este óleo é muito fotossensibilizante. Não se exponha ao sol durante 24 a 48 horas após a aplicação ou ingestão. Deve ser evitado por quem toma anticoagulantes.

KUNZEA

NOME LATINO: *Kunzea ambigua*
OUTRO NOME: kunzea branca
FAMÍLIA: *Myrtaceae*

Este arbusto com pequenas flores brancas é comum no leste da Austrália e na Tasmânia. Antisséptico das vias respiratórias e anti-inflamatório, o óleo essencial de kunzea (*yang*) é complementar ao de fragônia (*yin*), formando o Tao aromático, segundo o dr. Daniel Pénoël.

Partes destiladas: os ramos floridos
Princípios ativos: monoterpenos (α-*pineno 40%*), óxidos (*1,8 cineol 15%*), sesquiterpenoides (*globulol, viridiflorol*), sesquiterpenos (*biciclogermacreno*)
País produtor: Norte da Tasmânia
Cor: incolor
Odor: suave, floral

SUAS PROPRIEDADES

• O óleo essencial de kunzea é um **antibacteriano muito eficaz**, indicado para infecções das vias respiratórias.
• É um **anti-inflamatório** útil contra todas as dores articulares e musculares, e também contra inflamações intestinais, como a **doença de Crohn**.
• É recomendado ainda para problemas cutâneos como **queimaduras**, parasitoses (tinha, sarna), picadas de insetos e úlceras.
• No plano emocional, é **equilibrante com um lado** *yang*, masculino. Ajuda a pessoa a **se livrar de dependências** e é tônico cerebral.

COMO UTILIZAR

• **Uso interno:** tome 1 gota em 1 colher (chá) de azeite, mel ou pasta de amêndoa ou de gergelim, 2 a 3 vezes por dia, durante 7 dias. Associa-se muito bem com suco de maçã (1 a 2 gotas em uma garrafa, que é agitada para criar uma emulsão).
• **Uso externo:** de preferência diluído a 20% em óleo vegetal, aplique localmente na pele, 2 vezes por dia, durante 7 dias. Pingue 1 gota pura atrás do crânio ou na parte superior do externo, como estimulante das funções intelectuais.

CONTRAINDICAÇÕES E CUIDADOS NO USO

Nenhuma contraindicação conhecida, mas deve-se evitar durante os três primeiros meses de gravidez.

LEDUM

NOME LATINO: *Rhododendron groenlandicum* ou *Ledum groenlandicum*
FAMÍLIA: *Ericaceae*

Também chamado de "chá-da-groenlândia", o ledum é um subarbusto com folhagem perene que cresce em tundras e turfeiras. Grande remédio para a hepatite viral, seu óleo essencial é um regenerador hepático muito eficaz, mas tem preço elevado.

Partes destiladas: as extremidades floridas

Princípios ativos: monoterpenos (α- e β-pinenos 6%, sabineno 20%, γ-terpineno 7%, paracimeno etc.), sesquiterpenos (α-selineno 7%, β-bisaboleno etc.), monoterpenoides (*terpineno-1-ol-4*), sesquiterpenoides, ésteres (*acetato de bornila*), monoterpenóis (*mirtenol*), cetonas (*germacreno*)

Países produtores: América do Norte, Canadá

Cor: amarelo-claro a escuro

Odor: fresco, com uma nota de cominho

SUAS PROPRIEDADES

• O óleo essencial de ledum é um **regenerador notável do fígado e da vesícula biliar**, indicado para **hepatite viral e gastroenterite** (é antibacteriano). Também facilita a **drenagem do fígado e dos rins**.

• Anti-inflamatório, é usado para tratar **inflamações glandulares (adenite), distúrbios da tireoide e aumento da próstata**.

• Antiespasmódico, é recomendado para diminuir o nervosismo.

COMO UTILIZAR

• **Uso interno:** tome 1 gota em 1 colher (chá) de azeite, mel ou pasta de amêndoa ou de gergelim, 2 a 3 vezes por dia, durante 7 dias.

• **Uso externo:** de preferência diluído a 20% em óleo vegetal, aplique na área afetada (por exemplo, a região do fígado), 2 vezes por dia, durante 7 dias. Pode ser aplicado puro na região do plexo solar em caso de nervosismo.

CONTRAINDICAÇÕES E CUIDADOS NO USO

Deve ser evitado para mulheres grávidas, em especial durante os três primeiros meses, e em aleitamento.

LEVÍSTICO

NOME LATINO: *Levisticum officinalis*
OUTRO NOME: ligústica
FAMÍLIA: *Apiaceae*

O óleo essencial extraído desta robusta planta vivaz da qual se faz uso medicinal (e como condimento nos países da Europa Central) é um drenador do fígado e dos rins.

Partes destiladas: a raiz e a planta

Princípios ativos (raiz): ftalida 50%, monoterpenos (α- e β-pinenos, β-felandreno), hidrocarbonos 10%, monoterpineóis (*hexanol*), sesquiterpenos (α-*copaeno*), ésteres, monoterpenonas (*carvona*), furocumarinas

País produtor: França

Cor: amarelo a marrom-escuro

Odor: apimentado, potente, com uma nota de aipo

Raízes de levístico

SUAS PROPRIEDADES

• O óleo essencial de **levístico é drenador do fígado e dos rins**, indicado em caso **de intoxicação do fígado e de colite**. É também **antiparasitário e antibacteriano**, além de ser um **tônico geral**.

• Por fim, é remédio para **psoríase, picadas de insetos** e até mordidas.

COMO UTILIZAR

• **Uso interno:** tome 1 gota em 1 colher (chá) de azeite, mel ou pasta de amêndoa ou de gergelim, 2 a 3 vezes por dia, durante 7 dias.

• **Uso externo:** aplique localmente na pele, de preferência diluído a 20% em um óleo vegetal, por exemplo, o de tamanu (*Calophyllum inophyllum*), 2 vezes por dia, durante 7 dias.

CONTRAINDICAÇÕES E CUIDADOS NO USO

Ele é fotossensibilizante e às vezes provoca alergias. Não faça uso prolongado. É desaconselhado para mulheres grávidas e em aleitamento e para crianças pequenas.

LIMÃO- -SICILIANO

NOME LATINO: *Citrus limon*
FAMÍLIA: *Rutaceae*

Extraído do limão antes de ele amadurecer, este óleo essencial é dotado de propriedades calmantes e antissépticas mais fortes que o extraído do limão maduro.

Parte destilada: a raspa do limão-siciliano
Princípios ativos: monoterpenos (*limoneno 50-80%, α- e β-felandrenos, γ-terpineno 13%, β-pineno etc.*), aldeídos (*geranial 3%*), furocumarinas, sesquiterpenos (*β-bisaboleno*)
Países produtores: Europa Meridional, América Central
Cor: amarelo-esverdeado
Odor: cítrico, acidulado

SUAS PROPRIEDADES

• O óleo essencial de limão-siciliano é um **notável antisséptico do ar**, indicado em caso de **infecção das vias respiratórias**. Ele é antibacteriano e antiviral, além de ter **propriedades digestivas**, úteis para aliviar estufamentos. Também estimula as funções do fígado.

• Por sua **ação preventiva na formação de cálculos urinários**, ele é indicado para pessoas que sofrem ou sofreram de cólicas renais.

• Graças a suas **propriedades calmantes**, é um remédio para ansiedade, insônia e estresse.

• Tem, também, **efeitos anticoagulantes** e previne problemas de circulação e a fragilidade capilar.

COMO UTILIZAR

• **Uso interno:** tome 1 a 2 gotas, em 1 colher (chá) de azeite ou pasta de gergelim, 2 vezes por dia, durante 7 dias.

• **Uso externo:** deve ser evitado, pelo risco de fotossensibilização. Aplique localmente na pele, de preferência diluído a 10%, em óleo vegetal como o de amêndoa doce (*Prunus dulcis*). Utilize em difusão para sanitizar o ar.

CONTRAINDICAÇÕES E CUIDADOS NO USO

Ele é muito fotossensibilizante: evite a exposição ao sol depois da aplicação.

LIMÃO-TAITI

NOME LATINO: *Citrus aurantifolia*
OUTROS NOMES: limão ácido, limão-galego
FAMÍLIA: *Rutaceae*

O limão-taiti, ou limão ácido, é um limão com suco muito ácido. O seu óleo essencial é antisséptico eficaz e remédio para a colite espasmódica. É também estimulante do fígado e dos rins.

Partes destiladas: a raspa
Princípios ativos: monoterpenos (*limoneno até 60%, α- e β-felandrenos etc.*), monoterpenoides, ésteres (*acetatos de nerila e de geranila*), aldeídos (*citrais: nerol, geraniol*), cumarinas e furocumarinas, sesquiterpenos, flavonoides (*não voláteis*). Existe uma lima suave (*Citrus limetta*) que contém, sobretudo, um éster (*acetato de linalila 25%*) e é mais antiespasmódica, principalmente para colites
Países produtores: América Central
Cor: amarelo-esverdeado claro
Odor: acidulado, fresco, cítrico

SUAS PROPRIEDADES
• O óleo essencial de limão-taiti é anti-inflamatório, antiespasmódico e antisséptico, **sobretudo na esfera intestinal** (contra colites, principalmente). É **estimulante digestivo e hepático, antibacteriano eficaz e antisséptico do ar**.
• Ansiolítico, é um **remédio para ansiedade e estresse**.
• Apresenta também **efeitos anticoagulantes e circulatórios e estimula o sistema cardiovascular**.
• É indicado **para litíase urinária** (cálculos urinários).

COMO UTILIZAR
• **Uso interno:** tome 1 gota em 1 colher (chá) de azeite ou pasta de gergelim, 2 vezes por dia, durante 7 dias.

• **Uso externo:** evite, tendo em vista o risco da fotossensibilização. Aplique localmente na pele, de preferência diluído a 20% em óleo vegetal como o de amêndoa doce (*Prunus dulcis*). Utilize em difusão para desinfectar o ambiente.

CONTRAINDICAÇÕES E CUIDADOS NO USO
Como é fotossensibilizante, evite a exposição ao sol após a aplicação.

LÍRIO-DO--BREJO

NOME LATINO: *Hedychium coronarium*
FAMÍLIA: *Zingiberaceae*

O lírio-do-brejo é uma herbácea de Madagascar (2 m de altura) com lindas flores brancas muito perfumadas, com odor de jasmim. As suas folhas dão um óleo essencial que traz equilíbrio a pessoas de temperamento nervoso.

Partes destiladas: as folhas
Princípios ativos: monoterpenos (*α-pineno 20% e β-pineno 50%, paracimeno, α- e β-felandrenos etc.*), óxidos (*1,8 cineol*), sesquiterpenos (*β-cariofileno*)
País produtor: Madagascar
Cor: branco a amarelado
Odor: silvestre, resinoso

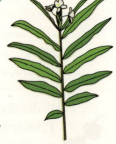
Lírio-do-brejo

SUAS PROPRIEDADES
• O óleo essencial de lírio-do-brejo tem efeito **tranquilizante e reequilibrador**

profundo. Pode ser usado para depressão. É um bom estimulante psíquico.

• Pode ser também aplicado sobre o abdome para **aliviar estufamentos**.

COMO UTILIZAR

• **Uso externo:** de preferência diluído a 20% em óleo vegetal, aplique localmente na pele, em massagem ao longo da coluna vertebral, ou puro, em especial na região do plexo solar e nos pulsos, 2 vezes por dia, durante 7 dias. Pode ser usado também em difusão e aspirado do frasco.

CONTRAINDICAÇÕES E CUIDADOS NO USO

Nenhuma contraindicação, mas deve ser evitado durante os três primeiros meses de gravidez.

MADEIRA--DO-SIÃO

NOME LATINO: *Fokienia hodginsii*
OUTRO NOME: pemou wood
FAMÍLIA: *Cupressaceae*

O óleo essencial de madeira-do-sião, uma conífera originária das montanhas da China e do Vietnã, é tônico e afrodisíaco masculino.

Parte destilada: a madeira
Princípios ativos: sesquiterpineóis 75% (*transnerolidol 25%, fokienol 25%, elemol, eudesmol*)
País produtor: China
Cor: amarelo-claro
Odor: amadeirado, acidulado

Madeira-do-sião

SUAS PROPRIEDADES

• O óleo essencial de madeira-do-sião tem ação específica na **libido masculina**. É **tônico energizante para o homem** (*yang*), o equivalente do ylang-ylang para a mulher (*yin*). Combate a fadiga sexual e a astenia geral, e é também **neurotônico**.

COMO UTILIZAR

• **Uso interno:** tome 1 a 2 gotas, em 1 colher (chá) de mel ou azeite, ou em miolo de pão ou cápsula de acerola, 3 vezes por dia, durante 7 dias.

• **Uso externo:** aplique localmente na pele, na região lombar, de preferência diluído a 20%, em base de massagem associado aos óleos essenciais (a 10%) de canela (*Cinnamomum zeylanicum*), gengibre (*Zingiber officinale*) e cravo (*Eugenia caryophyllata*).

CONTRAINDICAÇÕES E CUIDADOS NO USO

Especificamente masculino, é contraindicado para mulheres.

MAGNÓLIA

NOME LATINO: *Michelia x alba*
(= *Magnolia alba*)
FAMÍLIA: *Magnoliaceae*

Bem conhecida pelas qualidades ornamentais da sua folhagem e das flores grandes, a magnólia também é utilizada em perfumaria. O seu óleo essencial é um reequilibrante nervoso.

Partes destiladas: as flores
Princípios ativos: monoterpineóis (*linalol 60-70%*), éteres (*eugenol M.E.*),

sesquiterpenos (*β-ocimeno, β-cariofileno, β-elemeno etc.*), óxidos
País produtor: China
Cor: marrom
Odor: doce, floral

SUAS PROPRIEDADES

• O óleo essencial de magnólia atua como **relaxante para os nervos**, sendo indicado contra a ansiedade e até mesmo para depressão. O seu perfume sensual pode ser utilizado em uma base de massagem relaxante.

COMO UTILIZAR

• **Uso externo:** de preferência diluído a 20% em um óleo vegetal, aplique localmente na pele, 2 vezes por dia, durante 7 dias. Pode ser aplicado puro na região do plexo solar ou no lado interno dos pulsos.

CONTRAINDICAÇÕES E CUIDADOS NO USO

Nenhuma contraindicação conhecida, mas deve ser evitado durante os três primeiros meses de gravidez.

MANIGUETTE

NOME LATINO: *Aframomum angustifolium*
FAMÍLIA: *Zingiberaceae*

A maniguette é uma planta herbácea difundida na África tropical. As suas sementes, conhecidas com o nome de "pimenta-da-guiné", eram antigamente uma especiaria tão procurada quanto a pimenta ou o cravo. A maniguette dá um óleo essencial de forte ação calmante.

Partes destiladas: as folhas
Princípios ativos: monoterpenos (*α-pineno 5%, β-pineno 40%, sabineno, limoneno*), sesquiterpenos (*trans-β-cariofileno 20%, α-humuleno*), ésteres (*cis- e transacetato de pinocarvila 6%, acetato de mirtenila 4%*), óxidos (*cariofileno óxido 2%*)
País produtor: Madagascar
Cor: amarelo
Odor: suave e frutado, açucarado

SUAS PROPRIEDADES

• O óleo essencial de maniguette é **tranquilizante**, e indicado em caso de depressão e ansiedade. Ele ajuda a adormecer e induz um sono reparador com sonhos relaxantes, beneficiando pessoas que, à noite, não conseguem se desligar da jornada de trabalho.

COMO UTILIZAR

• **Uso externo:** é utilizado por aspiração do frasco ou na aplicação, puro, no lado interno dos pulsos e na região do plexo solar.

CONTRAINDICAÇÕES E CUIDADOS NO USO

Nenhuma contraindicação conhecida, mas deve ser evitado durante os três primeiros meses de gravidez.

MANJERICÃO- -DE-FOLHA- -GRANDE

NOME LATINO: *Ocimum basilicum* var. "folha-grande" qt linalol
FAMÍLIA: *Lamiaceae*

O óleo essencial extraído desta variedade de manjericão com grandes folhas ovais é digestivo e calmante.

Partes destiladas: as extremidades floridas

Princípios ativos: fenóis metil-éteres (*chavicol M.E. 30%, eugenol M.E.*), monoterpineóis (*linalol 50-60%*), ésteres, monoterpenos, sesquiterpenos (*β-cariofileno*), óxidos (*1,8 cineol*), fenóis (*eugenol 10%*)

Países produtores: Ásia

Cor: amarelo-claro

Odor: condimentado, anisado, aromático

SUAS PROPRIEDADES

• O óleo essencial de manjericão-de-folha-grande é um **ótimo remédio para colites espasmódicas e para todos os distúrbios de origem nervosa** (distonia neurovegetativa): ele regulariza o ritmo cardíaco, combate a asma e descongestiona a próstata e, na mulher, a pelve. No plano emocional, **diminui o nervosismo**.

• Também é um **anti-inflamatório** de aplicação local.

• Tem ação **anti-infecciosa** na esfera intestinal e, em particular, no fígado. Antiviral e antibacteriano, combate **a aerofagia e a gastroenterite**.

• Indicado em afecções **das vias respiratórias** (bronquite, tosse etc.).

COMO UTILIZAR

• **Uso interno:** depois da refeição, tome 1 a 2 gotas em 1 colher (chá) de azeite ou mel, 3 vezes por dia, durante 7 dias.

• **Uso externo:** de preferência diluído, aplique localmente, na região do plexo solar, no baixo-ventre ou no abdome, 3 gotas em 6 gotas de óleo vegetal.

CONTRAINDICAÇÕES E CUIDADOS NO USO

Pode ser um pouco irritante quando utilizado puro na pele. Desaconselhado durante os três primeiros meses de gravidez.

MANJERICÃO- -DE-FOLHA- -MIÚDA

NOME LATINO: *Ocimum basilicum var. minimum*
OUTRO NOME: manjericão-dos-jardins
FAMÍLIA: *Lamiaceae*

Uma variedade de manjericão com folhas miúdas e lisas, e perfume levemente condimentado, cujo óleo essencial é um poderoso antiespasmódico.

Partes destiladas: as extremidades floridas

Princípios ativos: fenóis metil-éteres (*chavicol M.E. 20%, eugenol M.E. 60%*), monoterpineóis, ésteres de faradiol 20%, aldeídos, monoterpenos, sesquiterpenos (*β-cariofileno*), óxidos (*1,8 cineol*), fenóis (*eugenol*)

Países produtores: Ásia

Cor: amarelo-claro

Odor: condimentado, anisado, floral

SUAS PROPRIEDADES

• O óleo essencial de manjericão-de-folha-miúda é um **excelente anti-**

espasmódico, talvez o mais eficaz dos óleos essenciais de manjericão. Particularmente indicado contra colite espasmódica, gastroenterite e aerofagia. Também é **anti-infeccioso e antiviral**.

• É anti-inflamatório em aplicação local. Por fim, é indicado para **minorar as afecções das vias respiratórias** (bronquite, asma, tosse etc.).

COMO UTILIZAR

• **Uso interno:** tome 1 a 2 gotas em 1 colher (chá) de azeite ou mel, 3 vezes por dia, após as refeições, durante 7 dias.
• **Uso externo:** de preferência diluído, aplique localmente, na região do plexo solar, no baixo-ventre ou no abdome, 3 gotas em 6 gotas de óleo vegetal.

CONTRAINDICAÇÕES E CUIDADOS NO USO

Pode ser um pouco irritante quando utilizado puro na pele. Desaconselhado durante os três primeiros meses de gravidez.

MANJERICÃO- -FOLHA-DE- -ALFACE

NOME LATINO: *Ocimum basilicum* var. "folha-de-alface"
FAMÍLIA: *Lamiaceae*

O óleo essencial de manjericão-folha-de-alface é ao mesmo tempo tônico nervoso e antiespasmódico.

Partes destiladas: as extremidades floridas
Princípios ativos: fenóis metil-éteres (*chavicol M.E. 10%, eugenol M.E.*), monoterpineóis (*linalol 40%, fenchol*), ésteres (*cinamato de metila*), monoterpenos, sesquiterpenos (*β-cariofileno*), óxidos (*1,8 cineol*), fenóis (*eugenol 5-10%*)
Países produtores: Ásia
Cor: amarelo-claro
Odor: condimentado, anisado, aromático

SUAS PROPRIEDADES

• O óleo essencial de manjericão folha-de-alface é **descongestionante da próstata** e, na mulher, da pelve.
• Ele é tônico e atua **contra a fadiga e a depressão**. Também é adaptativo (permite ao organismo uma **boa adaptação ao estresse**). Tem **ação levemente antiespasmódica e anti-infecciosa** no trato urinário (útil em caso de cistite e de prostatite), atuando ainda no fígado e no intestino, em casos de colites, enterites, acidez gástrica e peso no estômago.
• Tem efeito positivo no **sistema cardiovascular**, que ele tonifica, regularizando assim o ritmo.
• Indicado para problemas de pele, principalmente em **caso de eczema**.

COMO UTILIZAR

• **Uso interno:** tome 1 a 2 gotas em 1 colher (chá) de azeite ou mel, 3 vezes por dia, após as refeições, durante 7 dias.
• **Uso externo:** de preferência diluído, aplique localmente, na região do plexo solar, no baixo-ventre ou no abdome, 3 gotas em 6 gotas de óleo vegetal.

CONTRAINDICAÇÕES E CUIDADOS NO USO
Pode ser um pouco irritante quando utilizado puro na pele. Desaconselhado durante os três primeiros meses de gravidez.

MANJERICÃO-SAGRADO

NOME LATINO: *Ocimum sanctum*
OUTROS NOMES: tulsi, manjericão-tailandês
FAMÍLIA: *Lamiaceae*

Chamado de "tulsi" na Índia, o manjericão-sagrado é uma planta venerada, consagrada à deusa Lakshmi, esposa de Vishnu.

Partes destiladas: as extremidades floridas
Princípios ativos: fenóis metil-éteres (*eugenol M.E., chavicol M.E. 10-20%*), monoterpineóis 2,5% (*linalol*), ésteres, monoterpenos, aldeídos, sesquiterpenos (*β-cariofileno 30%*), óxidos (*1,8 cineol*), fenóis 30-70% (*eugenol majoritário, carvacrol*), sesquiterpineóis 2,5% (*elemol*)
Países produtores: Ásia
Cor: amarelo-claro
Odor: condimentado, anisado, aromático

SUAS PROPRIEDADES
• Por causa do eugenol que contém, o óleo essencial de manjericão-sagrado é um **poderoso anti-infeccioso**, assim como antibacteriano, antifúngico e antiviral, muito eficaz contra enterocolites (inflamações intestinais).
• Na medicina aiurvédica, é um óleo essencial importante, que **aumenta a tonicidade e a vitalidade**, e é imunoestimulante. No plano psíquico e emocional, ele é tônico e melhora a concentração.
• Atua também na **regulação do sistema cardiovascular**. Por sua ação tônica sobre o útero (**estimula o músculo uterino**), ele pode ajudar no parto, e é **emenagogo** (ação positiva sobre a menstruação).
• Indicado na esfera respiratória porque **fluidifica secreções brônquicas** (útil em caso de gripe, bronquite e tosse).
• Diluído, **alivia dores da artrose**.

COMO UTILIZAR
• **Uso interno:** tome 1 a 2 gotas em 1 colher (chá) de azeite ou mel, 3 vezes por dia, após as refeições, durante 7 dias.
• **Uso externo:** dilua a 10%, no máximo, em aplicação local.

CONTRAINDICAÇÕES E CUIDADOS NO USO
Como é agressivo para a pele, não o aplique puro. É preciso diluí-lo a 10%, no máximo. Desaconselhado durante a gravidez e o aleitamento.

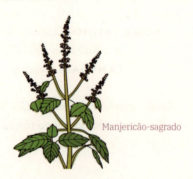
Manjericão-sagrado

MANUKA

NOME LATINO: *Leptospermum scoparium*
OUTRO NOME: tea tree da Nova Zelândia
FAMÍLIA: *Myrtaceae*

A manuka é um arbusto da Nova Zelândia e da Austrália, cujas flores dão um mel de excepcionais propriedades anti-infecciosas e cicatrizantes. O óleo essencial da planta, de odor mais doce e ação mais potente do que os da tea tree verdadeira, é antisséptico, antiviral e antifúngico.

Partes destiladas: a folhagem dos ramos
Princípios ativos: sesquiterpenos (*calameneno 15%, α-copaeno, α-cubebeno, α-farneseno, β-selineno, δ-cadineno*), cetonas (*leptospermona*), monoterpenos, monoterpineóis (*traços*)
País produtor: Nova Zelândia
Cor: de incolor a amarelo-claro
Odor: agradável, suave

SUAS PROPRIEDADES
• O óleo essencial de manuka é um **fungicida extraordinário** (contra micoses, principalmente). É indicado para a maioria das **doenças de pele** (herpes, herpes-zóster, eczema e psoríase), **queimaduras**, inclusive de sol, **parasitas cutâneos** (sarna, tinha etc.), **picadas de insetos** (bicho-de-pé, mosquitos), **feridas e úlceras, bolhas e abscessos**.
• É **anti-inflamatório, imunoestimulante** e **anti-histamínico** (contra alergias). É além disso **antisséptico do ar** e recomendado **para infecções das vias otorrinolaringológicas, bucais (gengivite) e geniturinárias**.
• No plano psíquico, ele **favorece a concentração mental e a clareza de ideias**. É um **equilibrante nervoso**.

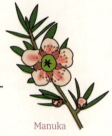
Manuka

COMO UTILIZAR
• **Uso interno:** tome 1 gota em 1 colher (chá) de azeite, mel (de manuka, por exemplo) ou pasta de amêndoa ou de gergelim, 2 a 3 vezes por dia, durante 7 dias.
• **Uso externo:** de preferência diluído a 20% em um óleo vegetal, aplique-o localmente na pele, 2 vezes por dia, durante 7 dias. Ou utilize-o em difusão. O mel de manuka também é notável em aplicação local.

CONTRAINDICAÇÕES E CUIDADOS NO USO
Deve ser evitado por mulheres grávidas, em particular durante os três primeiros meses, em aleitamento e crianças pequenas.

MILEFÓLIO AZUL

NOME LATINO: *Achillea millefolium*
OUTROS NOMES: aquileia, erva-carpinteiro, mil-folhas
FAMÍLIA: *Asteraceae*

O óleo essencial de milefólio azul é um excelente cicatrizante.

Partes destiladas: as extremidades floridas
Princípios ativos: monoterpenos (*β-pineno 15%, sabineno 20%*), sesquiterpenos (*farneseno 15%,*

β-cariofileno 10%, chamazuleno 6%), óxidos (*1,8 cineol 3%*), monoterpenonas (*artemísia cetona*)
Países produtores: França, Europa
Cor: azul
Odor: amadeirado, com uma nota de terra

Milefólio azul

SUAS PROPRIEDADES

• O óleo essencial de milefólio azul é ao mesmo tempo **cicatrizante**, **hemostático** (estanca hemorragias), adstringente e vulnerário (cura feridas).

• É também **anti-inflamatório e antiespasmódico**. Indicado contra dores articulares e musculares, como entorses, além de nevralgias e neurites.

• Usado **em caso de aumento ou de infecção da próstata** e, na mulher, em caso de congestão pélvica. Ele também regula o ciclo menstrual.

• No plano emocional, ajuda a recuperar o equilíbrio.

COMO UTILIZAR

• **Uso externo:** aplique localmente, diluído a 20% em óleo vegetal.

CONTRAINDICAÇÕES E CUIDADOS NO USO

Contraindicado durante a gravidez e o aleitamento e para crianças pequenas.

MIRRA

NOME LATINO: *Commiphora myrrha, ou C. molmo, e C. erythraea*
FAMÍLIA: *Burseraceae*

A mirra é a resina aromática produzida por duas pequenas árvores, uma nativa das regiões secas e rochosas da África Oriental e outra da península Arábica. Seu óleo essencial é anti-infeccioso, antiparasitário e cicatrizante. É também um calmante profundo.

Partes destiladas: a resina
Princípios ativos: sesquiterpenos (*furanoeudesma-1, 3-dieno 35%, δ-e β-elemenos, curzereno 25 a 40%, lindestreno 10% etc.*), monoterpineóis (*α- e β-elemóis*), óxidos sesquiterpênicos (*5%*)
Países produtores: por todo o Mediterrâneo
Cor: marrom-amarelado âmbar
Odor: suave, amadeirado

SUAS PROPRIEDADES

• O óleo essencial de mirra é **anti-infeccioso intestinal, vermífugo e antiviral** (utilizado contra diarreias, gastroenterites, hepatites ou disenterias).

• É indicado **contra gengivites e estomatites** (inflamações da mucosa bucal). É também **anti-inflamatório e imunoestimulante**.

• No plano dermatológico, a **sua ação cicatrizante e antisséptica** pode ser benéfica para problemas como feridas, abscessos, eczema, psoríase e úlceras.

• Além disso, ele regula e **modera o sistema endócrino**, em caso de hipertireoidismo e de hiperexcitação sexual (é antiafrodisíaco).

• No plano emocional e psíquico, é profundamente calmante, atuando **contra estresse e angústia**. Pode ser usado para **enurese** (xixi na cama). Como faz parte das plantas ditas "sagradas", ele é **propício para a prática de meditação**, através da inalação.

COMO UTILIZAR

- **Uso interno:** tome 1 gota em 1 colher (chá) de azeite, mel ou pasta de amêndoa ou de gergelim, 2 vezes por dia, durante 7 dias.
- **Uso externo:** de preferência diluído a 20% em óleo vegetal, aplique localmente na pele, 2 vezes por dia, durante 7 dias. Utilizar aspirando o frasco ou em inalação para efeitos psíquicos e na meditação.

CONTRAINDICAÇÕES E CUIDADOS NO USO

Como há risco de causar alergias cutâneas, faça um teste prévio na dobra do braço.

MONARDA

NOME LATINO: *Monarda fistulosa*
FAMÍLIA: *Lamiaceae*

As flores desta planta são tanto aromáticas e medicinais como ornamentais e fornecem um óleo essencial benéfico, porque é anti-infeccioso de amplo espectro e tônico estimulante.

Partes destiladas: as extremidades floridas
Princípios ativos: monoterpineóis (*geraniol a 90%, linalol, nerol*), monoterpenais (*citrais*), monoterpenos (*γ-terpineno 1%*), sesquiterpenos, ésteres (*fracos*)
País produtor: França
Cor: amarelo-claro a escuro
Odor: doce e suave, floral (nota de gerânio)

SUAS PROPRIEDADES

- O óleo essencial de monarda é um **anti-infeccioso das vias respiratórias e genitais**. É antiviral, antibacteriano e antifúngico.
- É indicado também para **distúrbios digestivos**: gases, estufamentos e enjoos. É ainda **estimulante do fígado e do pâncreas**, bem como **tônico geral do sistema nervoso e do útero**.

COMO UTILIZAR

- **Uso interno:** tome 1 gota em 1 colher (chá) de azeite, mel ou pasta de amêndoa ou de gergelim, 2 a 3 vezes por dia, durante 7 dias, no máximo.
- **Uso externo:** de preferência diluído a 20% em óleo vegetal, aplique localmente na pele, 2 vezes por dia, durante 7 dias. Como tônico psíquico, colocar 1 gota pura na base do crânio.

CONTRAINDICAÇÕES E CUIDADOS NO USO

Nenhuma contraindicação conhecida, mas deve ser evitado durante os três primeiros meses de gravidez.

MURTA-LIMÃO

NOME LATINO: *Backhousia citriodora*
FAMÍLIA: *Myrtaceae*

Esta árvore é nativa das florestas temperadas úmidas do leste da Austrália. Das suas folhas, que desprendem um forte odor de limão ao serem friccionadas, se extrai um óleo essencial antisséptico, com perfume muito acentuado.

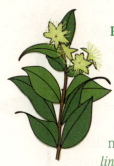
Murta-limão

Partes destiladas: as folhas
Princípios ativos: monoterpenais
(*citrais 90%: geranial 50% e noral 40%, isocitral*), monoterpenos, monoterpineóis (*geraniol, linalol*), sesquiterpenos (*fracos*)
País produtor: Austrália
Cor: amarelo-claro
Odor: suave, cítrico

SUAS PROPRIEDADES

• O óleo essencial de murta-limão é **anti-infeccioso, antibacteriano, antiviral e antifúngico**. Ele é utilizado especialmente **contra doenças da pele** como micoses, feridas e molusco contagioso (*Molluscum contagiosum*).

• É também indicado para infecções das vias respiratórias, **principalmente bronquite, traqueíte e asma**.

• Anti-inflamatório, pode ser aplicado diluído para combater **dores articulares e musculares**.

COMO UTILIZAR

• **Uso interno:** tome 1 gota em 1 colher (chá) de azeite, mel ou pasta de amêndoa ou de gergelim, 2 vezes por dia, durante 7 dias.

• **Uso externo:** de preferência diluído a 20% em óleo vegetal, aplique localmente na pele, 2 vezes por dia, durante 7 dias.

CONTRAINDICAÇÕES E CUIDADOS NO USO

Nenhuma contraindicação conhecida, mas deve ser evitado durante os três primeiros meses de gravidez.

NARDO

NOME LATINO: *Nardostachys jatamansi*
FAMÍLIA: *Valerianaceae*

O nardo é uma planta sagrada, chamada também de "nardo-do-himalaia" e "jatamansi". O seu óleo essencial é regulador do sistema neurovegetativo – que modula os órgãos vitais – e um calmante excepcional.

Partes destiladas: a resina
Princípios ativos: sesquiterpenos (*calareno 6%, α-patchouleno 10%, β-patchouleno 4%, gurjuneno etc.*), sesquiterpineóis (*patchoulol*), monoterpenos (*α- e β-pinenos total 4%*), aldeídos (*valeriana*), cetona sesquiterpênicas (*valeranona, β-ionona etc.*), ácido jatamanshinico
Países produtores: Índia, Nepal
Cor: de amarelo a âmbar
Odor: amadeirado, picante, forte

SUAS PROPRIEDADES

• O óleo essencial de nardo tem **ação profundamente calmante**: ele equilibra o sistema neurovegetativo, sobretudo em caso de **distonia** (distúrbio do tônus muscular). Também **regulariza o sistema cardiovascular** (taquicardia, por exemplo) e **estimula os ovários**.

• Além disso, é indicado para **doenças de pele, sobretudo as de origem nervosa, e psoríase**. Teria uma ação sobre o **crescimento dos cabelos** e **alivia coceiras**. É também antibacteriano.

• Na circulação, é um **excelente descongestionante venoso e linfático**, em particular de estases venosas, varizes e hemorroidas.

• No plano psíquico, ajuda a pessoa a se centrar e a **reencontrar a calma interior.** Ele é propício para a **meditação** e pode ser usado **em cuidados paliativos** (no final da vida).

COMO UTILIZAR

• **Uso externo:** de preferência diluído a 20% em óleo vegetal, aplique localmente na pele, 2 vezes por dia, durante 7 dias. Ou aplique puro sobre a região do plexo solar. Utilize aspirando ou em inalação para o reequilíbrio psíquico.

CONTRAINDICAÇÕES E CUIDADOS NO USO

Nenhuma contraindicação conhecida, mas deve ser evitado durante os três primeiros meses de gravidez.

NOZ-MOSCADA ⚠

NOME LATINO: *Myristica fragrans*
FAMÍLIA: *Myristicaceae*

A castanha da noz-moscada, especiaria bem conhecida, é produzida pela moscadeira, uma bela árvore nativa do arquipélago das Molucas. O óleo essencial de noz-moscada é analgésico eficaz e antisséptico intestinal. Mas é tóxico em doses muito elevadas.

Partes destiladas: o fruto (noz) e a casca (arilo)
Princípios ativos:
– OE do fruto (noz): fenóis metil-éteres (*miristicina 2%*), éter-óxido (*safrole 1%*), monoterpenos (α-*pineno 15%*, β-*pineno 10%*, *sabineno 20%*, α-*terpineno 5%*, γ-*terpineno 10%*, *limoneno 5% etc.*), monoterpineóis (*terpineno -1-ol-4 10%*), éteres (*metil eugenol*)
– OE da casca (arilo): um pouco menos carregado em miristicina
Países produtores: Sudeste Asiático, Sri Lanka
Cor: amarelo
Odor: apimentado, amadeirado

SUAS PROPRIEDADES

• **Analgésico e paliativo**, o óleo essencial do fruto da noz-moscada combate eficazmente dores musculares, dentárias e articulares, no uso externo. No **plano digestivo, ele atua como estimulante, anti-infeccioso e antiparasitário**.
• Neurotônico, é **estimulante geral e tônico sexual**, mas a dose não deve passar de 6 gotas por dia, devido a sua toxicidade.
• Pelo seu **efeito tônico no útero**, faz descer a menstruação e pode facilitar o parto no final da gravidez, sob supervisão médica.

COMO UTILIZAR

• **Uso interno:** tome 1 gota em 1 colher (chá) de azeite, mel ou pasta de amêndoa ou de gergelim, 1 vez por dia, durante 3 dias, no máximo.
• **Uso externo:** de preferência diluído a 20% em óleo vegetal, aplique localmente na pele, 1 a 2 vezes por dia, durante 3 dias, no máximo.

CONTRAINDICAÇÕES E CUIDADOS NO USO

Contraindicado para mulheres grávidas e em aleitamento, crianças pequenas, bebês e epilépticos. Ele é abortivo e

Noz-moscada

neurotóxico, podendo até causar alucinações, acima de 6 gotas por dia. Tome-o sob orientação de um aromaterapeuta.

OPOPÂNAX

NOME LATINO: *Opopanax chironium*
FAMÍLIA: *Apiaceae*

O óleo essencial de opopânax é um notável drenador do fígado e dos rins, assim como remédio para doenças de pele.

Parte destilada: a raiz
Princípios ativos: sesquiterpenonas, fitalida
Países produtores: por todo o Mediterrâneo

SUAS PROPRIEDADES
• Pouco conhecido, o óleo essencial de opopânax é **drenador do fígado e dos rins**, graças ao seu teor de fitalida.
• Também é indicado para aplicação local **contra doenças de pele**, como eczema, psoríase e abscessos.

COMO UTILIZAR
• **Uso interno:** tome 1 gota em 1 colher (chá) de azeite, mel ou pasta de amêndoa ou de gergelim, 2 vezes por dia, durante 7 dias.
• **Uso externo:** de preferência diluído a 20% em óleo vegetal, aplique localmente na pele, 2 vezes por dia, durante 7 dias.

CONTRAINDICAÇÕES E CUIDADOS NO USO
Nenhuma contraindicação conhecida, mas deve ser evitado durante os três primeiros meses de gravidez.

ORÉGANO KALITERI

NOME LATINO: *Origanum vulgare* var. Kaliteri
FAMÍLIA: *Lamiaceae*

O óleo essencial de orégano Kaliteri é mais doce do que o do orégano espanhol, porque contém tujanol. É um bom anti-infeccioso e protege o fígado.

Partes destiladas: os ramos floridos
Princípios ativos: monoterpenos (*sabineno 6%, α- e γ-terpinenos 20%, paracimeno 8%, terpinoleno 3%*), monoterpineóis (*trans- e cis-tujanol 21%, terpineno-4-ol 11%*), fenóis (*carvacrol 5-10%*)
País produtor: Bolívia (*a 2.500 m de altitude*)
Cor: marrom-claro
Odor: aromático, característico do orégano, mas menos agressivo

SUAS PROPRIEDADES
• Valorizado pelo dr. Daniel Pénoël, o óleo essencial de orégano Kaliteri **protege o fígado**. Ele é muito mais doce do que o do orégano-compacto, sendo, por outro lado, um anti-infeccioso de amplo espectro.
• O óleo essencial de orégano Kaliteri é um **antibacteriano muito bom**. É também antiviral, antiparasitário e fungicida. Ele **equilibra a flora intestinal e combate infecções** das vias urinárias e respiratórias.

Orégano Kaliteri

- É expectorante e **descongestionante das vias respiratórias**. Também é um **bom anti-inflamatório** ao ser aplicado no local.
- No plano emocional **é equilibrante** como os óleos essenciais de kunzea (ver pág. 200) e fragônia (ver pág. 187).

COMO UTILIZAR

- **Uso interno:** tome 1 gota em 1 colher (chá) de azeite, mel ou pasta de amêndoa ou de gergelim, ou em cápsula de acerola, 2 a 3 vezes por dia. Em comparação com os óleos essenciais com fenóis, ele pode ser tomado por um período maior, com cautela.
- **Uso externo:** aplique localmente, diluído a 20% em um óleo vegetal.

CONTRAINDICAÇÕES E CUIDADOS NO USO

Nenhuma contraindicação conhecida, mas deve ser evitado durante os três primeiros meses de gravidez.

PALO SANTO

NOME LATINO: *Bursera graveolens*
FAMÍLIA: *Burseraceae*

Palo santo significa "madeira sagrada" em espanhol: esta árvore é utilizada para purificações por indígenas da América do Sul, sobretudo no Peru. O óleo essencial é anti-inflamatório, descongestionante e regenerador de certos tecidos.

Parte destilada: a madeira morta
Princípios ativos: monoterpenos (*limoneno 60%, paracimeno*), monoterpenóis (α-*terpineol 10%*), óxidos (*mentofurano 6%*), sesquiterpenos (*eudesmeno, germacreno, β-bisaboleno*)
Países produtores: América Central e América do Sul
Cor: de amarelo-claro a marrom-claro
Odor: resinoso, condimentado, com uma nota floral

SUAS PROPRIEDADES

- O óleo essencial de palo santo é **descongestionante das veias e da linfa** (varizes, hemorroidas e congestão da pelve), **bem como das vias respiratórias e biliares**.
- **Ele é anti-inflamatório** (contra dores articulares e musculares e enxaquecas) e também **regenerador de tecidos** (tendões e ligamentos, por exemplo). É recomendado para fraturas, feridas e abscessos. Repelente eficaz de insetos, é útil **contra mosquitos e parasitas cutâneos** (traça, bicho-de-pé, carrapato).
- No plano psíquico, **favorece a concentração** e regula o sistema nervoso. É indicado **em caso de fadiga**.
- É objeto de **pesquisas sobre a sua eficácia contra o câncer**.

COMO UTILIZAR

- **Uso interno:** tome 1 gota em 1 colher (chá) de azeite, mel ou pasta de amêndoa ou de gergelim, 2 vezes por dia, durante 7 dias.
- **Uso externo:** de preferência diluído a 20% em óleo vegetal, aplique localmente na pele, 2 vezes por dia, durante 7 dias. Aplique 1 gota pura na base do crânio e na parte superior do osso esterno para regular o sistema nervoso. Aspire o frasco para meditação.

CONTRAINDICAÇÕES E CUIDADOS NO USO

Desaconselhado para mulheres grávidas e bebês. Além disso, este óleo é raro, porque a árvore da qual ele provém é protegida.

PAU-ROSA

NOME LATINO: *Aniba rosaeodora var. amazonica (= A. parviflora)*
FAMÍLIA: *Lauraceae*

O pau-rosa dos perfumistas (sem ligação de parentesco com o dos marceneiros) fornece um excelente óleo essencial para a pele. Regenerador, tem ação ao mesmo tempo antirrugas e cicatrizante. Mas é, antes de tudo, um óleo essencial anti-infeccioso de primeira, eficaz contra micoses cutâneas e infecções vaginais.

Partes destiladas: a madeira e lascas da casca
Princípios ativos: monoterpineóis (*linalol 80-95%, α-terpineol 5%, geraniol 1% etc.*), óxidos (*cis- e translinalol óxidos 2%, 1,8 cineol 1%*)
Países produtores: Amazônia (Brasil, Guiana)
Cor: de incolor a amarelo-claro
Odor: floral, suave, levemente almiscarado, lembrando rosa ou lavanda

SUAS PROPRIEDADES

- Específico para problemas cutâneos, **o óleo essencial de pau-rosa é um notável anti-infeccioso** (acne, micoses etc.), muito bem tolerado pela pele.
- Tem inúmeras outras propriedades, em particular como **anti-infeccioso geral** (antiviral e antifúngico), **regenerador da pele, firmador, tonificante do sistema linfático e cicatrizante**. Indicado em caso de congestão do sistema linfático. É também um **excelente antirrugas**.
- Particularmente recomendado **contra as infecções respiratórias**, inclusive para crianças pequenas (problemas otorrinolaringológicos: otites, sinusites, rinites, bronquiolites etc.), como complemento de tratamentos convencionais. É também indicado **contra micoses vaginais. Estimula as defesas imunológicas**, e estão em curso pesquisas para testar sua eventual eficácia contra o câncer.
- **Muito relaxante e calmante** no plano emocional, e também **tônico psíquico**, permite vencer a fadiga, início de depressão e esgotamento por excesso de trabalho.

COMO UTILIZAR

- **Uso interno:** fora das refeições, pingue 2 gotas em um suporte neutro (mel, azeite, pasta de amêndoa, miolo de pão, bolota de arroz, cápsula de acerola etc.), 3 vezes por dia, durante 7 dias.
- **Uso externo:** contra infecções vaginais, use em óvulos (1 óvulo, contendo até 300 mg de óleo essencial de pau-rosa, na hora de dormir, durante 7 dias). Em caso de problemas de pele, aplique localmente, diluído a 20% em base vegetal, um óleo de massagem (jojoba, macadâmia etc.), por exemplo. Muito seguro para a pele, pode ser

Pau-rosa

aplicado puro, por exemplo, na região do plexo solar em caso de estresse e de fadiga por excesso de trabalho.

CONTRAINDICAÇÕES E CUIDADOS NO USO

O pau-rosa infelizmente está em vias de extinção por causa da superexploração de seu óleo essencial, sobretudo em perfumaria. É um recurso que deve ser preservado. Ele pode ser substituído com vantagem pelo óleo essencial de ho wood (*Cinnamomum camphora* qt linalol), originário do Vietnã.

PAU-SANTO

NOME LATINO: *Gaiacum officinale* ou *Bulnesia sarmientoi*
OUTROS NOMES: guaiaco, pau-da-vida
FAMÍLIA: *Zygophyllaceae*

O óleo essencial de pau-santo é extraído de duas árvores diferentes: o guaiaco, originário do México e da Jamaica, e a bulnésia, que cresce nos confins da Argentina e do Paraguai. É um excelente descongestionante dos vasos sanguíneos e linfáticos.

Parte destilada: a madeira
Princípios ativos: sesquiterpineóis (*gaiol*, *bulnesol*), óxidos, sesquiterpenos (α-*bulneseno*, α- e β-*guaienos*), fenóis (*gaiacol*)
Países produtores: América do Sul
Cor: marrom-claro, marrom
Odor: amadeirado, balsâmico, aromático

SUAS PROPRIEDADES

• O óleo essencial de pau-santo é um **excelente anti-infeccioso**. Tem também propriedades imuno-estimulantes e combate a febre.
• Anti-inflamatório, age sobre as **dores de artrite** e **de reumatismo**, assim como em **inflamações de glândulas** (adenites) **e da pele** (acne).
• **Fluidifica a circulação sanguínea e descongestiona as veias e os vasos linfáticos**. Indicado para aliviar a sensação de peso na congestão de pelve na mulher.
• Internamente, é útil **em caso de cálculos renais ou gota**, por sua ação diurética.

COMO UTILIZAR

• **Uso interno:** tome 1 a 2 gotas, em 1 colher (chá) de mel ou azeite, ou em miolo de pão ou cápsula de acerola, 3 vezes por dia, durante 7 dias.
• **Uso externo:** aplique localmente na pele, de preferência diluído a 20% em bálsamo de copaíba (*Copaifera officinalis*). Tem aspecto de um líquido denso difícil de escorrer, mas pode ser fluidificado em banho-maria. Utilizado também em difusão.

CONTRAINDICAÇÕES E CUIDADOS NO USO

Não faça uso prolongado, devido ao risco de inflamação intestinal. É desaconselhado para mulheres grávidas, lactantes e crianças pequenas.

PERREXIL

NOME LATINO: *Crithmum maritimum*
FAMÍLIA: *Apiaceae*

O perrexil é também chamado "creta" ou "funcho-marinho". Seu óleo essencial constitui um remédio eficaz contra a celulite, além de ser vermífugo.

Parte destilada: a planta
Princípios ativos: monoterpenos (*γ-terpineno, β-felandreno, sabineno*), fenóis metil-éteres (*timol M.E.*), éter-óxidos (*apiol*), cumarinas
Países produtores: costeiros (Atlântico, Mediterrâneo)

SUAS PROPRIEDADES

• O óleo essencial de perrexil é diurético e depurativo, e tem **efeito vermífugo** contra parasitas intestinais.
• Ele é sobretudo digno de nota por sua ação **contra a celulite**, principalmente em aplicação externa em um óleo ou gel.

COMO UTILIZAR

• **Uso interno:** tome 1 a 2 gotas, em 1 colher (chá) de azeite, pasta de gergelim ou mel, ou em cápsula de acerola, 2 vezes por dia, durante 7 dias.
• **Uso externo:** contra a celulite, aplique localmente na pele, de preferência diluído a 20% em óleo vegetal como o de amêndoa doce (*Prunus dulcis*), em associação com os OE de cedro-do-atlas (*Cedrus atlantica*) e de *Citrus* (mas preste atenção à fotossensibilização).

CONTRAINDICAÇÕES E CUIDADOS NO USO

Nenhuma contraindicação conhecida, mas deve ser evitado por mulheres grávidas, lactantes e crianças pequenas.

PIMENTA-DA--JAMAICA

NOME LATINO: *Pimenta dioica* ou *P. racemosa*
OUTROS NOMES: murta-pimenta, pimenta-de-coroa, allspice
FAMÍLIA: *Myrtaceae*

Pouco conhecido, o óleo essencial de pimenta-da-jamaica é um excelente anti-infeccioso.

Partes destiladas: as bagas e as folhas
Princípios ativos:
– OE das bagas: fenóis (*eugenol 80% e mais*), sesquiterpenos (*β-cariofileno*), fenóis metil-éteres (*eugenol M.E.*), hidrocarbonetos
– OE das folhas: fenóis (*eugenol 50%, chavicol 15%*), monoterpineóis, monoterpenos (*mirceno 20%*)
Países produtores: Antilhas, América Central
Cor: amarelo-claro
Odor: condimentado, picante

SUAS PROPRIEDADES

• **O óleo essencial das bagas** de pimenta-da-jamaica é um notável **anti-infeccioso**. Antibacteriano, antiviral e antifúngico, é indicado contra múltiplas infecções: inflamações do intestino de origem infecciosa – inclusive amebíases (como complemento de tratamentos convencionais) –, hepatites, cistites e infecções urogenitais, e até **crises de malária**. Por sua ação

anti-inflamatória, ele alivia dores musculares. Diluído, é também indicado contra nevralgias e mesmo para dores da poliartrite reumatoide.
- No plano cutâneo, combate **herpes-zóster e herpes** depois de diluído, assim como **parasitas da pele** (como sarna, tinha e bicho-de-pé) e **arranhões e mordidas de animais de estimação**.
- Tem também ação antisséptica e cicatrizante, principalmente **contra problemas dentários**.
- **Tônico**, é recomendado em caso de esgotamento ou queda da pressão arterial, e tem efeito estimulante no plano emocional e psíquico.
- **O óleo essencial das folhas** de pimenta-da-jamaica tem propriedades similares, mas é menos agressivo para a pele. Diluído, **auxilia o crescimento dos cabelos**.

COMO UTILIZAR
- **Uso interno:** tome 1 a 2 gotas, em suporte neutro (mel, azeite ou cápsula de acerola), 3 vezes por dia, durante 7 dias.
- **Uso externo:** aplique localmente na pele, diluído a 20%.

CONTRAINDICAÇÕES E CUIDADOS NO USO
Como é agressivo para a pele, não o aplique puro.

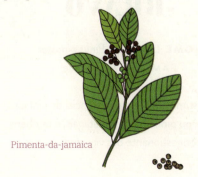
Pimenta-da-jamaica

PIMENTA-PRETA

NOME LATINO: *Piper nigrum*
FAMÍLIA: *Piperaceae*

O óleo essencial de pimenta-preta é tônico e anti-inflamatório, além de estimular a digestão.

Partes destiladas: as bagas, ditas "grãos"
Princípios ativos: sesquiterpenos (*β-cariofileno 25%, α-farneseno 3%, α-humuleno, α-gaieno, β-bisaboleno, α- e β-selinenos etc.*), monoterpenos (*α- e β-pinenos 12% cada, mirceno, α-felandreno, δ-elemeno etc.*), monoterpineóis, óxidos
Países produtores: regiões tropicais, Madagascar
Cor: verde-azulado
Odor: quente, condimentado

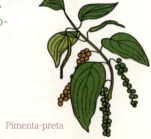
Pimenta-preta

SUAS PROPRIEDADES
- O óleo essencial de pimenta-preta é, antes de tudo, um tônico digestivo **que estimula o fígado, o estômago e o pâncreas**. É também **tônico geral, psíquico e sexual** (para impotência, principalmente). No plano psíquico, ele favorece a concentração.
- É recomendado como anti-inflamatório – sobretudo em problemas dentários – e também para dores articulares e musculares.

219

• É, por fim, um anti-infeccioso das vias otorrinolaringológicas, antipirético e expectorante (bronquite, angina etc.).

COMO UTILIZAR

• **Uso interno:** tome 1 gota em 1 colher (chá) de azeite, mel ou pasta de amêndoa ou de gergelim, 2 vezes por dia, durante 7 dias.
• **Uso externo:** de preferência diluído a 20% em óleo vegetal, aplique localmente na pele, 2 vezes por dia, durante 7 dias.

CONTRAINDICAÇÕES E CUIDADOS NO USO

Nenhuma contraindicação conhecida, mas deve ser evitado durante os três primeiros meses de gravidez.

PINHEIRO--AMARELO

NOME LATINO: *Pinus ponderosa*
FAMÍLIA: *Abietaceae*

O óleo essencial de pinheiro-amarelo é um excelente antiespasmódico e tem grande poder calmante.

Partes destiladas: as agulhas
Princípios ativos: monoterpenos 60% (*β-pineno, δ-3-careno, γ-careno*), éteres (*metil-chavicol 25%*), ésteres 5-10%
País produtor: Argentina
Cor: de incolor a amarelo-claro
Odor: resinoso, fresco, com nota de anis

SUAS PROPRIEDADES

• O óleo essencial de pinheiro-amarelo tem **efeito relaxante e reconfortante**. Ele reequilibra o sistema nervoso e **combate o estresse e a angústia**.
• É **antisséptico do ar** e descongestionante das vias respiratórias, principalmente em casos de **traqueíte**. É indicado também para **asma e bronquite asmática** (que se assemelha à asma).
• **Antiespasmódico notável**, é usado contra cãibras musculares e espasmos do útero e digestivos. É, ainda, **anti-inflamatório e analgésico**.
• Enfim, é **descongestionante dos sistemas venoso e linfático** (varizes, pernas pesadas, hemorroidas etc.).

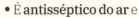
Pinheiro-amarelo

COMO UTILIZAR

• **Uso externo:** de preferência diluído a 20% em óleo vegetal, aplique localmente na pele, 2 vezes por dia, durante 7 dias. Ou colocar 1 gota pura na região do plexo solar e nos pulsos. Utilize também em difusão ou aspirando.

CONTRAINDICAÇÕES E CUIDADOS NO USO

Nenhuma contraindicação conhecida, mas deve ser evitado durante os três primeiros meses de gravidez.

PINHEIRO--BRAVO

NOME LATINO: *Pinus pinaster*
FAMÍLIA: *Abietaceae*

Tônico estimulante, o óleo essencial de pinheiro--bravo, ou pinheiro-dos-matagais, é também descongestionante das vias respiratórias.

Partes destiladas: as agulhas e a resina
Princípios ativos:
– OE das agulhas: monoterpenos (α-pineno 25%, β-pineno 18%, δ-3-careno 4%, mirceno 6%, limoneno 5%), sesquiterpenos (β-cariofileno 5%, longifoleno 6%), monoterpineóis (*borneol*), óxidos (*fracos*)
– OE da resina: monoterpenos (α-pineno 75%, β-pineno 15%, limoneno etc.), monoterpineóis (α-terpineol 2%), sesquiterpenos (*β-cariofileno, longifoleno*), ésteres (*acetato de bornila*)
Países produtores: Europa Meridional
Cor: incolor
Odor: resinoso, amadeirado, fresco

SUAS PROPRIEDADES
• O óleo essencial de pinheiro-bravo tem **efeito tônico na massagem**, principalmente na área dos rins.
• É também **antisséptico do ar e descongestionante das vias respiratórias** (contra bronquite e sinusite, por exemplo).
• Da resina do pinheiro-bravo se extrai a **terebintina**, que também é utilizada para **liberar as vias respiratórias**, principalmente em difusão como oxigenante. Pode ser usado para o banho em uma base neutra.

COMO UTILIZAR
• **Uso externo:** de preferência diluído a 20% em óleo vegetal, aplique localmente na pele, 2 vezes por dia, durante 7 dias. Ou aplique 1 gota pura sobre a região dos rins como tônico, 1 vez por dia. Utilize em difusão ou aspirando. No banho, colocar 15 a 20 gotas do OE da terebintina diluídas em um recipiente de base neutra.

CONTRAINDICAÇÕES E CUIDADOS NO USO
Pode ser localmente alergênico.

PINHEIRO-DAS--MONTANHAS

NOME LATINO: *Pinus pumilionis*
(= *P. mugo* var. *pumilio*)
FAMÍLIA: *Abietaceae*

O óleo essencial de pinheiro-das-montanhas é anti-infeccioso das vias respiratórias e, por ser litolítico, desfaz cálculos biliares.

Partes destiladas: as agulhas
Princípios ativos: monoterpenos (α-pineno 16%, β-pineno 8%, δ-3-careno 20%, β-felandreno 15%, mirceno 11%, limoneno 8% etc.), sesquiterpenos (*β-cariofileno 4%*), monoterpineóis, ésteres (*acetato de bornila*), óxidos
Países produtores: Europa Central
Cor: amarelo-claro
Odor: resinoso, com uma nota de serragem fresca

SUAS PROPRIEDADES
• O óleo essencial de pinheiro-das-montanhas é **descongestionante das vias respiratórias e antisséptico do ar** (contra bronquite, sinusite etc.). É também tônico estimulante, **em caso de fadiga geral e/ou sexual**.
• Ele drena as vias biliares e é indicado **para reduzir cálculos**: é litolítico.

COMO UTILIZAR
• **Uso interno:** tome 1 gota em 1 colher (chá) de azeite, mel ou pasta de amêndoa ou de gergelim, 2 vezes por dia, durante 7 dias.
• **Uso externo:** de preferência diluído a 20% em óleo vegetal, aplique localmente

na pele, 2 vezes por dia, durante 7 dias. Ou pingue 1 gota pura na região dos rins como tônico, 1 vez por dia. Utilize em difusão ou aspirando.

CONTRAINDICAÇÕES E CUIDADOS NO USO

Pode ser alergênico localmente.

PINHEIRO--LARÍCIO

NOME LATINO: *Pinus laricio*
FAMÍLIA: *Abietaceae*

O óleo essencial de pinheiro-larício é um excelente descongestionante das vias respiratórias, da linfa e da próstata.

Partes destiladas: as agulhas
Princípios ativos: monoterpenos (*α-pineno 60%, β-pineno, limoneno, β-felandreno, canfeno, mirceno*), sesquiterpenos (*β-cariofileno, germacreno D, δ-cadineno etc.*), monoterpineóis (*α-terpineol, borneol, linalol etc.*), ésteres (*acetatos de bornila e de linalila*)
Países produtores: Córsega, sul da Itália
Cor: verde-claro
Odor: fresco, resinoso

SUAS PROPRIEDADES

• O óleo essencial de pinheiro-larício é um **descongestionante notável**, utilizado localmente contra prostatite (infecção da próstata), sinusite e bronquite.
• Ele é **anti-inflamatório** quando aplicado localmente (para artrite e reumatismo, por exemplo), e é tônico estimulante, **em caso de fadiga geral e/ou sexual**.
• No plano psíquico, ajuda a pessoa a **se centrar e a se enraizar**.

COMO UTILIZAR

• **Uso interno:** tome 1 gota em 1 colher (chá) de azeite, mel ou pasta de amêndoa ou de gergelim, 2 vezes por dia, durante 7 dias.
• **Uso externo:** de preferência diluído a 20% em óleo vegetal, aplique localmente na pele, 2 vezes por dia, durante 7 dias. Ou pingue 1 gota pura na área dos rins, 1 vez por dia. Como tônico, utilize em difusão ou aspirando.

CONTRAINDICAÇÕES E CUIDADOS NO USO

Pode ser localmente alergênico. É desaconselhado para epilépticos e para quem tem insuficiência renal.

RAVENSARA

NOME LATINO: *Ravensara aromatica*
FAMÍLIA: *Lauraceae*

Por muito tempo confundido com o óleo essencial de ravintsara (*Cinnamomum camphora*), o óleo essencial de ravensara é sobretudo antiespasmódico e relaxante.

Partes destiladas: as folhas
Princípios ativos: monoterpenos (*α-e β-pinenos, mirceno, limoneno 18%, δ-3-careno 10%*), óxidos (*1,8 cineol 2%*), monoterpineóis (*linalol*), ésteres (*metil chavicol 2%*), fenol metil-éteres (*eugenol M.E.*), sesquiterpenos

(*germacreno D 5%, β-cariofileno*), ésteres
País produtor: Madagascar
Cor: incolor
Odor: amadeirado, condimentado, ligeiramente anisado

SUAS PROPRIEDADES

• O óleo essencial de ravensara **não tem** as propriedades anti-infecciosas do seu quase homônimo óleo de ravintsara.
• É **anti-inflamatório e analgésico**, em caso de dores articulares e musculares, poliartrite, artrite e artrose.
• É antes de tudo tranquilizante e reequilibrante nervoso que **favorece a distensão e ajuda a pessoa a se soltar**.

COMO UTILIZAR

• **Uso externo:** de preferência diluído a 20% em óleo vegetal, aplique localmente na pele em massagem, 2 vezes por dia, durante 7 dias. Utilize aspirando, em difusão ou inalação como reequilibrante psíquico.

CONTRAINDICAÇÕES E CUIDADOS NO USO

Nenhuma contraindicação conhecida, mas deve ser evitado durante os três primeiros meses de gravidez.

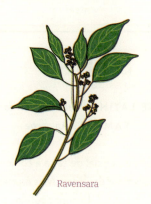

Ravensara

ROSALINA (TEA TREE LAVANDA)

NOME LATINO: *Melaleuca ericifolia*
FAMÍLIA: *Myrtaceae*

Pouco conhecida, a rosalina (ou tea tree lavanda) é próxima do niaouli, mas o seu óleo essencial tem um perfume mais sutil, que lembra os de pau-rosa e de lavanda, graças ao linalol. É um bom descongestionante das vias respiratórias.

Partes destiladas: as folhas
Princípios ativos: monoterpenos (*α-pineno 6%, limoneno, paracimeno, terpinoleno*), monoterpineóis (*linalol 50%, α-terpineol etc.*), óxidos (*1,8 cineol 20%*), sesquiterpenos, sesquiterpineóis (*trans-nerolidol*)
País produtor: Austrália
Cor: incolor
Odor: notas de lavanda, de pau-rosa

SUAS PROPRIEDADES

• O óleo essencial de rosalina é **excelente antibacteriano**; é **descongestionante das vias respiratórias** e **antiespasmódico** contra problemas como tosse, bronquite e rinofaringite, entre outros.
• É também recomendado para todos os **problemas de pele**, atuando como cicatrizante, regenerador celular (estrias), antimicótico e antiparasitário (sarna, tinha, picadas, bicho-de-pé etc.).
• Relaxante, é usado contra **angústia, estresse, medos e nervosismo**.

COMO UTILIZAR
• **Uso externo:** de preferência diluído a 20% em óleo vegetal, aplique localmente na pele, 2 vezes por dia, durante 7 dias. Utilize aspirando ou em inalação, pelo seu poder relaxante. Pingar 1 gota pura na região do plexo solar, no lado interno dos pulsos ou no arco do pé.

CONTRAINDICAÇÕES E CUIDADOS NO USO
Nenhuma contraindicação conhecida, mas deve ser evitado durante os três primeiros meses de gravidez.

ROSMANINHO ⚠

NOME LATINO: *Lavandula stoechas*
FAMÍLIA: *Lamiaceae*

Esta lavanda produz um óleo essencial muito potente, indicado no combate a infecções graves das vias respiratórias e otites. Mas é preciso usá-lo com prudência, dada a sua toxicidade.

Partes destiladas: as extremidades floridas
Princípios ativos: cetonas (*fenchona 25-30%, cânfora 20%*), monoterpenos (*α-pineno 4%, canfeno*), monoterpenoides (*linalol 14% etc.*), óxidos (*1,8 cineol 15%*), ésteres (*fracos*), sesquiterpenos (*α-farneseno 2%*)
País produtor: França
Cor: amarelo-claro a alaranjado
Odor: herbáceo, floral, com uma nota de lavanda

Rosmaninho

SUAS PROPRIEDADES
• O óleo essencial de rosmaninho é um **anti-infeccioso extremamente potente**, sobretudo contra o bacilo piociânico (*Pseudomonas aeruginosa*), causador de infecções hospitalares e otites.
• É **expectorante e descongestionante das vias respiratórias**, indicado para bronquite, sinusite (sobretudo a crônica), asma e, especialmente, para otite grave.
• Pela sua ação cicatrizante, é usado também para tratar **feridas e afecções de pele**, particularmente eczema.
• Em dose fraca, é tônico das funções mentais.

COMO UTILIZAR
• **Uso externo:** de preferência diluído a 20% em óleo vegetal, aplique localmente na área afetada (no contorno da orelha ou no conduto auditivo com um cotonete em caso de otite), 2 vezes por dia, durante 3 dias.

CONTRAINDICAÇÕES E CUIDADOS NO USO
Proibido para mulheres grávidas e em aleitamento, crianças pequenas e bebês, já que é neurotóxico e abortivo em doses fortes. Não faça uso prolongando, mesmo externamente.

SALSA ⚠

NOME LATINO: *Petroselinum sativum*
FAMÍLIA: *Apiaceae*

O óleo essencial de salsa é tônico do psiquismo e do útero. Mas é preciso manuseá-lo com cautela.

Partes destiladas: as sementes
Princípios ativos: monoterpenos (α-et β-pinenos, 14 e 10%, β-felandreno 3%), éter-óxidos (*miristicino* até 40%, *apiol* 15%, *elemicino* 3%)
País produtor: França
Cor: de amarelo a amarelo-claro
Odor: agradável, suave, fresco

Salsa

SUAS PROPRIEDADES

• O óleo essencial de salsa é, em pequenas doses, um **tônico geral**: psíquico, uterino e muscular. **Favorece a descida da menstruação** (é emenagogo) e é anti-infeccioso para a área urogenital.

• Há um **óleo essencial de salsa crespa** (*Petroselinum crispum*) que é antiepiléptico.

COMO UTILIZAR

• **Uso externo:** de preferência diluído a 20% em óleo vegetal, aplique localmente na pele, 1 a 2 vezes por dia, durante 3 dias. Ou colocar 1 gota no baixo-ventre em caso de atraso da menstruação, na base do crânio como tônico psíquico, ou na região do plexo solar.

CONTRAINDICAÇÕES E CUIDADOS NO USO

Contraindicado para mulheres grávidas e em aleitamento e para bebês. É preciso utilizar esse OE com prudência, já que ele pode conter muita miristicina (como o óleo essencial de noz-moscada, ver pág. 213), o que o torna neurotóxico e abortivo em doses além de 5 a 6 gotas por dia.

SÂNDALO

NOME LATINO: *Santalum album* ou *S. austrocaledonicum*
FAMÍLIA: Santalaceae

O óleo essencial de sândalo é extraído do sândalo branco do Sudeste Asiático ou do sândalo amarelo da Nova Caledônia. É descongestionante das veias e da linfa, antisséptico e regenerador da pele, assim como calmante.

Partes destiladas: a madeira
Princípios ativos: sesquiterpineóis (α- e β-santalóis 50% e 20%, *cislanceol* 10%, *cis-nuciferol etc.*), sesquiterpenos (α- e β-santalenos), monoterpineóis (*santalóis*)
Países produtores: Sudeste Asiático, Nova Caledônia, Austrália
Cor: incolor
Odor: amadeirado, balsâmico, forte

SUAS PROPRIEDADES

• O óleo essencial de sândalo atua contra **problemas da circulação venosa**, como hemorroidas, varizes e úlceras varicosas. Também é um **remédio regenerador da pele** em casos de eczema, psoríase, rugas e coceiras, entre outros. E é anti-inflamatório, antibacteriano e antifúngico da pele e das mucosas.

• É também **descongestionante** da pelve nas mulheres e da próstata. Antisséptico, combate **infecções urogenitais, intestinais ou pulmonares**.

• No plano emocional e psíquico, acalma e relaxa **em caso de fadiga por excesso de trabalho** e é propício para a meditação. Ele tonifica o sistema cardíaco e é usado como afrodisíaco contra a fadiga sexual.

COMO UTILIZAR
- **Uso externo:** aplique localmente na pele, de preferência diluído a 20% em óleo vegetal como o de tamanu (*Calophyllum inophyllum*), 2 vezes por dia, durante 7 dias. Aplique 1 gota pura na região do plexo solar e no lado interno dos pulsos. Utilizar aspirando ou em inalação como reequilibrante psíquico.

CONTRAINDICAÇÕES E CUIDADOS NO USO
Nenhuma contraindicação conhecida, mas deve ser evitado durante os três primeiros meses de gravidez.

SEMPRE-VIVA FARADIFANI

NOME LATINO: *Helichrysum faradifani*
FAMÍLIA: *Asteraceae*

As sempre-vivas (comumente chamadas de "perpétuas" em algumas regiões) são muito disseminadas em Madagascar. A descrita aqui é um arbusto (50 cm de altura) com pequenas flores brancas em capítulos com miolo amarelo, que cresce nos planaltos do centro da Grande Ilha. O seu óleo essencial é específico para problemas do trato urinário.

Partes destiladas: as partes aéreas
Princípios ativos: sesquiterpenos (α-fencheno 33%, β-cariofileno 10%, bornileno 3%, α- e γ-curcumenos 16%), monoterpenos (α-pineno 2%, limoneno 4%), monoterpenoides, ésteres (*acetato de lavandulila 2%*), sesquiterpenoides
País produtor: Madagascar
Cor: de incolor a amarelo-claro
Odor: balsâmico

SUAS PROPRIEDADES
- Entre os óleos essenciais extraídos das flores de Madagascar, o da sempre-viva faradifani é específico para problemas do trato urinário, como, por exemplo, **infecções**.

COMO UTILIZAR
- **Uso externo:** de preferência diluído a 20% em óleo vegetal, aplique no baixo-ventre, 2 vezes por dia, durante 7 dias. Bem tolerado, pode ser aplicado puro.

CONTRAINDICAÇÕES E CUIDADOS NO USO
Nenhuma contraindicação conhecida, mas deve ser evitado durante os três primeiros meses de gravidez.

SEMPRE-VIVA FÊMEA

NOME LATINO: *Helichrysum gymnocephalum*
FAMÍLIA: *Asteraceae*

A sempre-viva fêmea é também chamada de "perpétua de Madagascar", ou "rambiazana". O seu óleo essencial é específico para tratar afecções das vias respiratórias.

Partes destiladas: as partes aéreas
Princípios ativos: óxidos (*1,8 cineol 65%*), monoterpenos (α- e β-pinenos 3%, γ-terpineno etc.), monoterpenoides (*terpineno 4-ol 3% etc.*), sesquiterpenos, sesquiterpenoides, aldeídos
País produtor: Madagascar
Cor: de incolor a verde-amarelado
Odor: fresco, herbáceo, aromático

SUAS PROPRIEDADES
• O óleo essencial de sempre-viva fêmea é mucolítico (**descongestiona as vias respiratórias**) e expectorante, sendo indicado para bronquites – mesmo as asmáticas, isto é, semelhantes à asma –, sinusites, constipações, rinites alérgicas ou infecciosas e faringites.

COMO UTILIZAR
• **Uso externo:** de preferência diluído a 20% em óleo vegetal, aplique no peito e nas costas, 2 vezes por dia, durante 7 dias. Bem tolerado, pode ser aplicado puro nos pulsos como prevenção em períodos de epidemia, por exemplo, em sinergia com o OE de saro (*Cinnamosma fragrans*).

CONTRAINDICAÇÕES E CUIDADOS NO USO
Nenhuma contraindicação conhecida, mas deve ser evitado durante os três primeiros meses de gravidez.

SEMPRE-VIVA MACHO

NOME LATINO: *Helichrysum bracteiferum*
FAMÍLIA: *Asteraceae*

Eis outra perpétua de Madagascar que atua não somente em problemas otorrinolaringológicos como também em distúrbios circulatórios.

Partes destiladas: as partes aéreas
Princípios ativos: óxidos (*1,8 cineol 20%*), monoterpenos (α- e β-pinenos 15%, limoneno 3%, sabineno, γ-terpineno etc.), monoterpenoides (*terpineno -4-ol, linalol etc.*), sesquiterpenos (*β-cariofileno 9%, α-humuleno 12%, germacreno D 3%*), sesquiterpenoides, aldeídos.
País produtor: Madagascar
Cor: de incolor a amarelo-claro
Odor: amargo, verde, balsâmico

SUAS PROPRIEDADES
• O óleo essencial de sempre-viva macho é **anti-infeccioso e anti-inflamatório das vias respiratórias**. Ele atua contra tosse seca e persistente, alergias respiratórias, bronquites e bronquiolites. Pode-se usá-lo também para **gengivite**.
• É antiviral, principalmente **nos casos de herpes**.
• No plano circulatório, puro ou diluído no óleo de tamanu (*Calophyllum inophyllum*), é útil **no combate a problemas venosos, varizes, úlceras e hematomas**. Nisso, é comparável ao do sempre-viva italiana.
• É ainda utilizado tradicionalmente como anti-inflamatório **contra cólicas e problemas menstruais, e bócio**.

COMO UTILIZAR
• **Uso externo:** de preferência diluído a 20% em óleo vegetal, aplique no peito e nas costas, 2 vezes por dia, durante 7 dias. Em caso de tosse persistente, coloque 1 gota pura no céu da boca. Em

crianças pequenas, aplique 1 gota no arco do pé, 1 vez por dia. Pode também ser usado em difusão.

CONTRAINDICAÇÕES E CUIDADOS NO USO
Nenhuma contraindicação conhecida, mas deve ser evitado durante os três primeiros meses de gravidez.

SERPILHO

NOME LATINO: *Thymus serpyllum*
FAMÍLIA: *Lamiaceae*

Próximo ao de tomilho, o óleo essencial de serpilho também é potente em caso de infecção.

Partes destiladas: as extremidades floridas
Princípios ativos: fenóis (*timol 15%, carvacrol 15%*), monoterpineóis (*geraniol 10%, linalol 4%, borneol, terpineno-1-ol-4, α-terpineol*), monoterpenos (*γ-terpineno 10%, para-cimeno 15%, α-pineno, mirceno*), ésteres (*acetato de geranila 3%*), sesquiterpenos, éteres
Países produtores: Bálcãs, Turquia
Cor: de transparente a amarelo
Odor: herbáceo, condimentado

SUAS PROPRIEDADES
• O óleo essencial de tomilho é **tônico digestivo, bem como antisséptico intestinal e urinário**: ele combate enterocolites infecciosas, cistites e gastralgias (dor no epigastro, isto é, na região do abdome). É indicado também **para problemas pulmonares** (tosse, bronquite, gripe etc.) e **cutâneos** (feridas, micoses, infecções etc.), graças à sua ação antibacteriana e antiviral.
• Diluído, pode ser usado **como anti-inflamatório** contra artrite, ciática e nevralgias.
• É um **regulador do sistema neurovegetativo** (que modula os órgãos vitais) e utilizado como tônico geral **em caso de fadiga**.

COMO UTILIZAR
• **Uso interno:** tome 1 gota em 1 colher (chá) de mel, azeite ou pasta de amêndoa, ou em miolo de pão ou cápsula de acerola, 2 a 3 vezes por dia, durante 7 dias, no máximo.
• **Uso externo:** diluído a 10%, no máximo, em óleo de massagem tônico, aplique nos locais doloridos.

CONTRAINDICAÇÕES E CUIDADOS NO USO
Utilize com cautela no uso externo: ele pode queimar a pele. Não faça uso prolongado internamente.

TANACETO

NOME LATINO: *Tanacetum parthenium*
(= *Tanacetum partenium*)
FAMÍLIA: *Asteraceae*

O tanaceto é também chamado de "crisântemo-de-jardim" em ervanaria. Seu óleo essencial é um excelente remédio para enxaqueca.

Parte destilada: a planta
Princípios ativos: monoterpenos (*canfeno, α-pineno*), monoterpenonas

(*crisantenona 45-50%, cânfora*), ésteres (*acetatos de crisantenila 15% e de bornila 11%*)
País produtor: França
Cor: amarelo-claro
Odor: floral

SUAS PROPRIEDADES
• O óleo essencial de tanaceto é um **remédio extraordinário para a enxaqueca** e deve ser utilizado de preferência em aplicação local ou aspirado diretamente do frasco.
• É também **antiespasmódico e carminativo** (contra gases intestinais), além de favorecer o trânsito intestinal. Em caso de menstruação dolorosa, pode ser aplicado no baixo-ventre: ele é **emenagogo** (ação positiva sobre a menstruação).
• Por fim, é um tônico geral.

COMO UTILIZAR
• **Uso externo:** de preferência diluído a 20% em óleo vegetal, aplique localmente na pele, nas têmporas ou no abdome. Pode-se também utilizá-lo em difusão ou aspirando-o 2 vezes por dia.

CONTRAINDICAÇÕES E CUIDADOS NO USO
Gravidez, aleitamento, crianças pequenas. Seu uso interno é desaconselhado.

TANACETO--AZUL

NOME LATINO: *Tanacetum annuum*
FAMÍLIA: *Asteraceae*

Difícil de encontrar, este óleo essencial é um notável anti-histamínico e um bom anti-inflamatório em caso de exposição prolongada ao sol.

Partes destiladas: as extremidades floridas
Princípios ativos: sesquiterpenos (*camazuleno 20%*), monoterpenos (*limoneno 30%*)
País produtor: Marrocos
Cor: azul
Odor: floral, suave

SUAS PROPRIEDADES
• O óleo essencial de tanaceto-azul é um **anti-inflamatório notável, principalmente para irritações cutâneas**: por exemplo, após a aplicação de OE agressivos à pele e queimaduras de sol, eritemas, coceiras (prurido), especialmente as de picadas de insetos (como ácaros), inflamações e rosácea. **Anti-histamínico**, combate alergias, crises de asma e opressão respiratória.
• Como anti-inflamatório, ele é recomendado para **dores articulares (artrite), musculares e nevrálgicas, e ciáticas**. Também é calmante no plano emocional.
• É um **tônico dos sistemas venoso e linfático** e atua em problemas da circulação (como varizes e linfoedema). Por fim, tem **certo efeito hormonal**, o que o torna contraindicado durante a gravidez.

COMO UTILIZAR
• **Uso interno:** tome 1 gota em 1 colher (chá) de mel, azeite ou pasta de amêndoa, ou em miolo

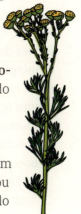

Tanaceto-azul

de pão ou cápsula de acerola, 2 a 3 vezes por dia, durante 7 dias.
- **Uso externo:** diluído de preferência a 20% em um óleo vegetal, aplique localmente. Pode ser utilizado puro nos problemas cutâneos. Atenção: ele forma uma mancha azul na pele, mas essa cor some com a absorção após alguns minutos.

CONTRAINDICAÇÕES E CUIDADOS NO USO

Desaconselhado para mulheres grávidas e em aleitamento e para crianças pequenas.

TEA TREE LIMÃO

NOME LATINO: *Leptospermum petersonii* ou *L. citratum*
OUTRO NOME: lemon tea tree
FAMÍLIA: *Myrtaceae*

Originário da Austrália, este primo do manuka (uma das plantas designadas como "tea tree", ou "árvore do chá") produz um óleo essencial que é tanto ansiolítico como anti-inflamatório.

Partes destiladas: as folhas
Princípios ativos: monoterpenóis (*citrais 50%, citronelol 35%*), monoterpenoides (*geraniol, citronelol*), ésteres (*formiatos, acetatos*), monoterpenos (*terpineno*), óxidos (*1,8 cineol*)
Países produtores: Austrália, África (Quênia, Zaire, África do Sul), Guatemala

Cor: de incolor a amarelo-claro
Odor: herbáceo, fresco, com uma nota cítrica

SUAS PROPRIEDADES

- Como todos os óleos essenciais com citrais, o de tea tree limão é um **anti-inflamatório eficaz**. É indicado contra dores, enxaquecas e neurites (lesão inflamatória de um nervo), como o herpes-zóster, por exemplo. É recomendado também **para celulite**.
- É **antiespasmódico**: no plano emocional, é indicado **contra estresse, insônia e nervosismo**; como digestivo, **contra colites espasmódicas e dispepsias** (desconforto digestivo após as refeições).
- Além disso, é **expectorante** e pode ser usado para bronquite. Repelente, **afasta mosquitos e outros insetos voadores**.

COMO UTILIZAR

- **Uso interno:** tome 1 gota em 1 colher (chá) de azeite, mel ou pasta de amêndoa ou de gergelim, 2 a 3 vezes por dia, durante 7 dias.
- **Uso externo:** aplique localmente na pele, de preferência diluído a 20% em óleo vegetal, especialmente o de arnica (*Arnica montana*), 2 vezes por dia, durante 7 dias. Pode ser associado com os OE de gaulthéria odorata (*Gaultheria fragrantissima*), eucalipto citriodora (*Eucalyptus citriodora*), pimenta-preta (*Piper nigrum*) e katrafay (*Cedrelopsis grevei*).

CONTRAINDICAÇÕES E CUIDADOS NO USO

Deve ser evitado por mulheres grávidas, em especial durante os três primeiros meses, e em aleitamento.

TOMILHO (outros quimiotipos)

NOME LATINO: *Thymus vulgaris*
FAMÍLIA: *Lamiaceae*
(ver também Tomilho, p. 154)

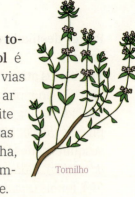
Tomilho

O óleo essencial de tomilho tem vários outros quimiotipos bastante suaves. Desse modo, pode ser usado na pele ou em inalação.

Partes destiladas: as extremidades floridas
Princípios ativos (outros quimiotipos):
– OE de tomilho com geraniol: 30% (*monoterpineóis: linalol 3%, tujanol-4: 3%, terpineno-1-ol-4: 7%*), ésteres (*acetato de geranila 40%, proprionato de geranila etc.*), monoterpenos
– OE de *Thymus hyemalis* qt cineol: 1,8 cineol 30% (*óxido*), monoterpenos (*canfeno, mirceno 5% etc.*), monoterpineóis (*15%*), cetonas (*borneona 10%*)
– OE de tomilho com paracimeno: monoterpenos (*paracimeno majoritário, γ-terpineno*), ésteres (*acetato de farnesila*)
– outros componentes: fenóis (*fracos*), sesquiterpenos
Países produtores: região mediterrânea
Cor: amarelo-claro
Odor: condimentado, herbáceo, picante

SUAS PROPRIEDADES
• **O óleo essencial de tomilho com geraniol** é anti-infeccioso das vias respiratórias, intestinais e urinárias, e da pele. Também é adstringente e antiviral.
• **O óleo essencial de tomilho com 1,8 cineol** é anti-infeccioso das vias respiratórias e do ar (sinusite, rinofaringite etc.) e combate parasitas cutâneos (sarna, tinha, bicho-de-pé etc.). É também imunoestimulante.
• **O óleo essencial de tomilho com paracimeno** é anti-inflamatório.

COMO UTILIZAR
• **Uso interno:** tome 1 a 2 gotas em 1 colher (chá) de mel, azeite ou pasta de amêndoa, ou em miolo de pão ou cápsula de acerola, 2 vezes por dia, durante 7 dias.
• **Uso externo:** aplique localmente, diluído a 20%, no máximo, em óleo vegetal, sobretudo para uso dermatológico. Ou utilize em inalação e em difusão.

CONTRAINDICAÇÕES E CUIDADOS NO USO
Nenhuma contraindicação conhecida, mas deve ser evitado – especialmente o óleo essencial de tomilho com cineol – durante a gravidez e o aleitamento.

TOMILHO BELA-LUZ

NOME LATINO: *Thymus mastichina*
FAMÍLIA: *Lamiaceae*

O tomilho bela-luz também é chamado de "tomilho espanhol" e "manjerona espanhola". O seu óleo essencial é um excelente expectorante e desinfetante das vias respiratórias.

Partes destiladas: as extremidades floridas
Princípios ativos: óxidos (*1,8 cineol 60-70%*), monoterpenos (*α- e β-pinenos, terpinoleno, limoneno etc.*), monoterpineóis (*linalol 15%, α-terpineol 8% etc.*), sesquiterpenos (*fracos*), ésteres (*acetato de linalila*), monoterpenonas (*cânfora 5%*), fenóis (*timol, fraco*)
País produtor: Espanha
Cor: de amarelo-claro a escuro
Odor: agradável, fresco

SUAS PROPRIEDADES

• **Descongestionante das vias respiratórias**, o óleo essencial de tomilho bela-luz é indicado em caso de bronquite, sinusite, rinite e rinofaringite.
• Além disso, é antisséptico, antibacteriano e antiviral. É eficaz **contra cistites, colites, diarreia e infecções intestinais, e também contra a acidez gástrica**.
• Anti-inflamatório, ele tem ação sobre **a artrose e dores musculares**, em aplicação local.
• É ainda um **regulador do sistema neurovegetativo** (que modula os órgãos vitais), além de **tônico cardíaco**.
• No plano emocional, é calmante e indicado em caso de **estresse e de depressão**.

COMO UTILIZAR

• **Uso interno:** tome uma 1 gota em 1 colher (chá) de azeite, mel ou pasta de amêndoa ou de gergelim, 2 a 3 vezes por dia, durante 7 dias.
• **Uso externo:** de preferência diluído a 20% em um óleo vegetal, aplique localmente na pele, 2 vezes por dia, durante 7 dias.

CONTRAINDICAÇÕES E CUIDADOS NO USO

Nenhuma contraindicação conhecida, mas deve ser evitado durante a gravidez e o aleitamento.

TOMILHO QT BORNEOL

NOME LATINO: *Thymus satureioides*
FAMÍLIA: *Lamiaceae*

Originário do Marrocos, o tomilho qt borneol é também denominado "tomilho branco". O seu óleo essencial é antisséptico – sobretudo no plano das vias respiratórias –, antiviral e vermífugo.

Partes destiladas: as extremidades floridas
Princípios ativos: monoterpenos (*α-pineno 7%, canfeno 10%, para-cimeno 5%, β-pineno...*), fenóis (*timol 9%, carvacrol 7%*), monoterpineóis (*cânfora-de-bornéu 35% ou mais, linalol, terpineno-1-ol-4, α-terpineol*), sesquiterpenos (*β-cariofileno 5%*)
País produtor: Marrocos
Cor: de amarelo a amarelo--amarronzado
Odor: aromático, condimentado

SUAS PROPRIEDADES

• O óleo essencial de tomilho qt borneol é um **excelente antisséptico**, que atua sobre inúmeras bactérias (colibacilos, estafilococos e estreptococos, por exemplo) e vírus, responsáveis por infecções respiratórias, intestinais, urinárias

(cistites) e cutâneas. Também é **tônico geral e imunoestimulante**.
- **É mais suave que o de tomilho** e pode ser utilizado mais facilmente diluído na pele, **contra a acne**, por exemplo.
- No uso interno, é **vermífugo, digestivo e estimulante do fígado e da vesícula biliar**.
- Por fim, pode-se utilizá-lo diluído como **anti-inflamatório** para dores articulares, como na artrose.

COMO UTILIZAR

- **Uso interno:** tome 1 a 2 gotas em 1 colher (chá) de mel, azeite ou pasta de amêndoa, ou em miolo de pão ou cápsula de acerola, 2 vezes por dia, durante 7 dias.
- **Uso externo:** aplique localmente, diluído a 20%, no máximo, em óleo vegetal, sobretudo para uso dermatológico.

CONTRAINDICAÇÕES E CUIDADOS NO USO

Nenhuma contraindicação conhecida, mas deve ser evitado durante a gravidez e o aleitamento. Não aplique puro na pele.

VARA-DE-OURO

NOME LATINO: *Solidago canadensis*
(= *Erigeron canadensis*)
FAMÍLIA: *Asteraceae*

Pouco conhecido, este óleo essencial é um potente anti-inflamatório e antiespasmódico, principalmente para problemas do sistema cardiovascular.

Partes destiladas: as extremidades floridas

Princípios ativos: ésteres (*acetato de bornila 25%*), sesquiterpenos (*isolongifoleno, germacreno D*), monoterpenos (α-*pineno, mirceno, limoneno etc.*)
País produtor: Marrocos
Cor: de incolor a amarelo
Odor: aromático, cítrico, floral

SUAS PROPRIEDADES

- O óleo essencial de vara-de-ouro é um **antiespasmódico do sistema cardiovascular** (contra a hipertensão, principalmente) **e anti-inflamatório** em caso de arterite (inflamação das paredes das artérias) e endocardite (inflamação das válvulas cardíacas). Pode ser utilizado também localmente, para dores articulares.
- Conhecido por esse uso na ervanaria, atua também na drenagem do fígado e dos rins.
- No plano emocional, é **calmante** e regulador do sistema neurovegetativo (que modula os órgãos vitais), contra a distonia (distúrbio do tônus muscular), por exemplo.

COMO UTILIZAR

- **Uso interno:** tome 1 a 2 gotas em 1 colher (chá) de mel, azeite ou pasta de amêndoa, ou em miolo de pão ou cápsula de acerola, 2 a 3 vezes por dia, durante 7 dias.
- **Uso externo:** diluído de preferência a 20% em óleo vegetal, aplique localmente. Pode ser utilizado puro nas regiões do plexo cardíaco ou do plexo solar.

CONTRAINDICAÇÕES E CUIDADOS NO USO

Nenhuma contraindicação conhecida, mas deve ser evitado durante os três primeiros meses de gravidez.

VERBENA-LIMÃO

NOME LATINO: *Lippia citriodora*
(= *Aloysia triphylla*)
FAMÍLIA: *Verbenaceae*

Caro, o óleo essencial de verbena-limão é tanto anti-inflamatório como sedativo profundo.

Partes destiladas: as folhas
Princípios ativos: monoterpenais (*citrais: geranial 25%, nerol 15% etc.*), monoterpineóis 10% (*nerol, linalol, geraniol etc.*), monoterpenos (*limoneno 10%, sabineno etc.*), sesquiterpenos (*β-cariofileno 5%, germacreno D, α-curcumeno etc.*), sesquiterpineóis (*nerolidol, espatulenol etc.*), ésteres (*acetato de geranila 6%*), óxidos, furocumarinas
Países produtores: América do Sul, Marrocos
Cor: de incolor a amarelado
Odor: cítrico, fresco, doce

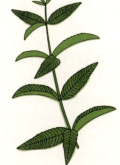
Verbena-limão

SUAS PROPRIEDADES

• O óleo essencial de verbena-limão é um **potente anti-inflamatório e antiespasmódico**. É **regulador neurovegetativo** (em caso de distonia, isto é, distúrbios musculares) e **estimulante das glândulas endócrinas** (hormônios). Em uso interno, combate **colites – incluída aí a doença de Crohn –, inflamações do fígado e dos rins (cálculos) e cistites**.
• Diluído, pode ser aplicado para combater todas as **dores articulares, musculares e nevrálgicas**, e também na região do plexo solar, **em caso de inflamação cardiovascular** – coronarite (inflamação das artérias coronárias), palpitações e hipertensão –, e na prevenção de **crises de asma**.
• No plano emocional, é usado **contra angústia, insônia e até mesmo depressão**.

COMO UTILIZAR

• **Uso interno:** tome 1 a 2 gotas em 1 colher (chá) de mel, azeite ou pasta de amêndoa, ou em miolo de pão ou cápsula de acerola, 2 a 3 vezes por dia, durante 7 dias.
• **Uso externo:** aplique localmente, de preferência diluído a 20% em óleo vegetal. Pode ser aplicado puro na região do plexo solar e no lado interno dos pulsos como reequilibrante psíquico.

CONTRAINDICAÇÕES E CUIDADOS NO USO

Desaconselhado durante a gravidez. Pode ser agressivo para a pele e é fotossensibilizante (evite a exposição ao sol).

VETIVER

NOME LATINO: *Vetiveria zizanoides*
FAMÍLIA: *Poaceae*

O vetiver é uma herbácea grande dos trópicos. Extraído das raízes, o seu óleo essencial é anti-inflamatório, descongestionante venoso e relaxante.

Partes destiladas: as extremidades floridas
Princípios ativos: sesquiterpenos (*β-vetiveneno 6%, calacoreno, valenceno, zizaneno, β-cariofileno etc.*), sesquiterpineóis (*khusimol 10%, α-cadinol, β-eudesmol, isovalencenol 5% etc.*), sesquiterpenonas (*α- e β-vetinones 3% etc.*), ácido zizanoico 4%
País produtor: Madagascar
Cor: marrom
Odor: terroso, amadeirado, com uma nota frutada

SUAS PROPRIEDADES
• No plano emocional, o óleo essencial de vetiver é **profundamente calmante**: ele enraíza, faz a pessoa se centrar e tranquiliza (depressões, angústia, estresse, fadigas psíquicas etc.). É também **estimulante imunológico e endócrino** (atua no fígado e no pâncreas), além de facilitar a menstruação (é emenagogo).
• Anti-inflamatório, é indicado **contra nevralgias, inflamações de pele e problemas cardiovasculares** (insuficiência coronariana, palpitações etc.).
• É **regenerador da pele e estimulante da microcirculação cutânea, bem como descongestionante venoso** (hemorroidas, varizes etc.).

COMO UTILIZAR
• **Uso interno:** tome 1 gota em 1 colher (chá) de mel, azeite ou pasta de amêndoa, ou em miolo de pão ou cápsula de acerola, 2 a 3 vezes por dia, durante 7 dias.
• **Uso externo:** diluído de preferência a 20% em óleo vegetal como o de tamanu (*Calophyllum inophyllum*), aplique localmente, sobretudo para a circulação venosa. Pode ser utilizado puro no arco do pé, na região do plexo solar ou no lado interno dos pulsos como reequilibrante psíquico.

CONTRAINDICAÇÕES E CUIDADOS NO USO
Desaconselhado para mulheres grávidas e em aleitamento e para crianças pequenas.

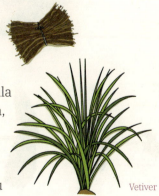
Vetiver

TRATANDO COM ÓLEOS ESSENCIAIS

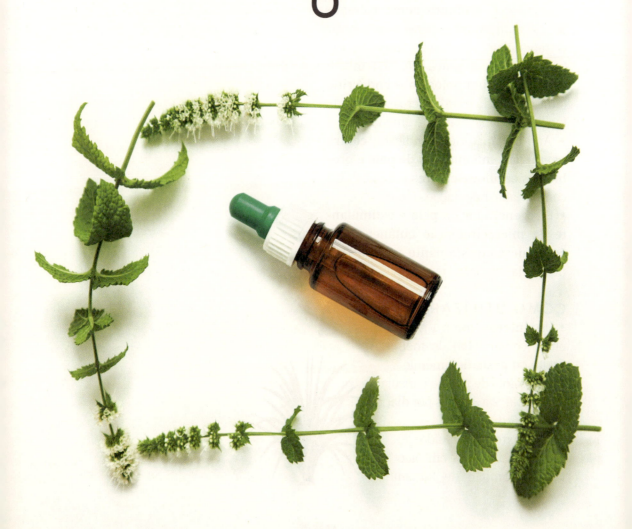

ADVERTÊNCIA: a descrição resumida dos sintomas apresentados aqui não substitui o diagnóstico de um médico, e as sugestões de tratamento não devem tomar o lugar de um tratamento em curso. É preciso consultar um profissional diante da menor dúvida ou se os sintomas persistirem.

O SÍMBOLO ⚕ indica um sintoma associado a uma patologia grave ou suscetível de assim se tornar, e para a qual a consulta a um médico é obrigatória.

DE MANEIRA GERAL, deve-se evitar o uso interno dos preparados durante o aleitamento e a gravidez – principalmente nos três primeiros meses –, e para crianças de menos de 7 anos.

SIGLAS UTILIZADAS:
OE: Óleo essencial
OV: Óleo vegetal

QSP: quantidade suficiente para
ml = mililitro = 0,001 litro = 1 g
mg = miligrama = 0,001 g
1 gota = cerca de 25 mg
1 ml de OE = cerca de 30 gotas

TODAS AS FÓRMULAS PROPOSTAS AQUI PODEM SER FEITAS EM FARMÁCIA (para cápsulas, supositórios e óvulos) e em determinados ervanários. Elas empregam óleos essenciais geralmente comuns, e também outros, mais recentes no mercado, que podem ser encomendados.

VOCÊ PODE PREPARAR ALGUMAS MISTURAS, calculando 30 gotas por 1 ml de óleo essencial. Entretanto, tome cuidado com as misturas contendo óleos essenciais que podem queimar a pele (como orégano, canela e segurelha, entre outras): lave cuidadosamente as mãos com sabonete depois da manipulação.

ABANDONO DE VÍCIO, DESINTOXICAÇÃO
(álcool, tabaco)

Abandono de vício e desintoxicação provocam síndrome de abstinência, associada ao estresse.

A FÓRMULA
Um óleo essencial eficaz
• Existe um óleo essencial específico para deixar de fumar, difícil de encontrar e que não apresentamos até aqui, o da casca da raiz de sassafrás (*Sassafras albidum*), originário da América do Norte. Ele contém 3% de cânfora e 70-80% de safrol. Preste atenção para não confundi-lo com o OE de um dos tipos de sassafrás do Brasil (*Ocotea pretiosa cymbarum*), muito carregado em safrol (90-95%), que é tóxico e tem venda proibida.
• Se o OE de sassafrás não estiver disponível, é possível substituí-lo pelo de kunzea (*Kunzea ambigua*). Aplique 1 gota de OE de kunzea na região do plexo solar e no lado interno dos pulsos,

2 vezes por dia, durante 20 dias, em associação com aspiração do frasco.

Uma fórmula mais completa, mas também mais cara
• Uso externo, prepare a seguinte mistura em um frasco 5 ml:
  • 1 ml de OE de sândalo (*Santalum austrocaledonicum*)
  • 1 ml de OE de raspa de grapefruit (*Citrus grandis*)
  • 1 ml de OE de gerânio-rosa (*Pelargonium x asperum*)
  • 1 ml de OE de lírio-do-brejo (*Hedychium coronarium*)
  • 1 ml de OE de sassafrás (*Sassafras albidum*) ou kunzea (*Kunzea ambigua*)

Aplique 1 a 2 gotas da mistura pura na região do plexo solar e no lado interno dos pulsos, 2 a 3 vezes por dia, e faça também aspiração, passando o frasco sob o nariz diversas vezes por dia.

ASSOCIE essa aplicação à ingestão de 1 cápsula por dia de kudzu (*Pueraria lobata*), exceto em caso de estrogênio em excesso no organismo ou de antecedentes de câncer hormonodependente.

Contraindicações: não se exponha ao sol, por causa do OE de grapefruit.

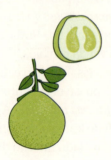

ABSCESSO

O abscesso é resultado da acumulação de pus em um tecido tumeficado. Pode ser superficial (sob a pele) ou profundo (sobre um órgão). O abscesso quente ocorre pelo desenvolvimento de bactérias (como estafilococos e estreptococos) ou de amebas (que atacam o fígado) e se manifesta por uma inflamação (vermelhidão, calor, inchaço e dor). O abscesso frio é provocado pelo bacilo de Koch (o agente da tuberculose) e não apresenta inflamação.

A FÓRMULA
Para tratar e desinfetar o abscesso
• Uso externo, aplique no abscesso, de manhã e à noite, durante 1 semana, 1 gota dos óleos essenciais de cravo (*Eugenia caryophyllata*) e lavanda aspic (*Lavandula latifolia spica*), com um cotonete previamente embebido com um pouco de óleo vegetal de amêndoa doce (*Prunus dulcis*) para reduzir a causticidade do OE de cravo.

Para você fazer ou mandar preparar na farmácia
• Uso interno, misture os seguintes óleos anti-infecciosos em um frasco de 15 ml:
  • 1 ml de OE de orégano-compacto (*Origanum compactum*)
  • 1 ml de OE de canela (*Cinnamomum zeylanicum*)
  • 1 ml de OE de tomilho com tujanol (*Thymus vulgaris* qt tujanol)
  • Dispersante do tipo Disper qsp 15 ml

Tome 10 gotas, 3 vezes por dia, em 1 colher (chá) de azeite, durante 7 dias.

Contraindicações: mulheres grávidas ou em aleitamento, crianças e adolescentes.

ABSCESSO DENTÁRIO
(• ver também Abscesso)

O abscesso dentário é uma acumulação de pus no dente ou na gengiva.

A FÓRMULA
Para aliviar a dor até ir ao dentista
• Uso interno, tome 1 gota de óleo essencial de cravo (*Eugenia caryophyllata*) puro ou diluído, 1 a 2 vezes por dia, enquanto não vai ao dentista. Para um tratamento mais suave, tome 1 gota de óleo essencial de louro (*Laurus nobilis*).

ACIDEZ GÁSTRICA

O estômago produz naturalmente um suco digestivo cuja acidez se deve à presença do ácido clorídrico. O excesso de secreção ácida provoca queimação e azia. Geralmente ela é provocada por determinados alimentos gordurosos e álcool. Mas uma condição de estresse também pode facilitar a manifestação da azia.

A FÓRMULA
Contra a azia
• Uso externo, aplique 1 gota pura de óleo essencial de manjericão (*Ocimum basilicum*) na região do plexo solar, de manhã e à noite.
• Uso interno, pingue 1 gota de óleo essencial de manjerona (*Origanum majorana*) em 1 colher (chá) de óleo ou pasta de gergelim, 1 a 2 vezes por dia.

ASSOCIE esta receita a uma infusão de raiz de alcaçuz (*Glycyrrhiza glabra*) e beba de 2 a 3 xícaras por dia (exceto se for hipertenso), ou ao macerado mãe de brotos de figueira (*Ficus carica*), em dose de 5 gotas, 3 vezes por dia, alternando com 1 copo de água de argila branca (ou de citratos), de manhã, em jejum.

Ácido úrico, ureia
(• ver Gota, Insuficiência renal)

ACNE

A acne se manifesta por cravos (botões brancos e pontos pretos), inflamados ou não, resultantes da produção excessiva de gordura por determinadas glândulas da pele, que pode até ser duplicada pela proliferação de uma bactéria (*Propionibacterium acnes*). Essa dermatose atinge 80% dos adolescentes, mas desaparece por volta dos 19 anos em 90% dos casos. Existe um tipo de acne que atinge mulheres entre 30 e 40 anos. Outras formas de acne são provocadas por intoxicações medicamentosas ou por contato com poluentes industriais.

A FÓRMULA

Para tratar pele com acne

• Prepare em um frasco de 30 ml a seguinte mistura:
  • 1 ml de OE de tomilho com geraniol (*Thymus vulgaris* qt geraniol)
  • 1 ml de OE de tomilho qt borneol (*Thymus satureioides*)
  • 2 ml de OE de gerânio-rosa (*Pelargonium x asperum*)
  • 1 ml de OE de palmarosa (*Cymbopogon martinii*)
  • Óleo vegetal de rosa-mosqueta do Chile (*Rosa rubiginosa*) qsp 30 ml

Aplique a mistura nos botões com um pincel ou cotonete 2 vezes por dia. É aconselhável alternar a aplicação deste preparo com uma máscara de argila verde para limpar a pele.

ASSOCIE esta receita a uma infusão depurativa da pele à base de bardana-maior (*Arctium lappa*), amor-perfeito (*Viola tricolor*) e salsaparrilha (*Smilax sarsaparilla*). Beba 3 xícaras por dia, durante 3 semanas. Repita depois de 3 meses.

Acufenos
(• ver Zumbido nas orelhas)

AEROFAGIA

A aerofagia consiste na deglutição excessiva de ar, que, ao se acumular no esôfago e no estômago, provoca uma sensação desagradável. Essa acumulação de ar acarreta uma distensão do estômago ou do intestino e arrotos. Ela se deve em geral a um grande nervosismo ou à ingestão excessiva de ar durante a refeição, quando se come muito depressa, em grandes bocados.

A FÓRMULA

Para diminuir o desconforto no estômago

• Uso externo, aplique 1 gota pura de óleo essencial de manjericão (*Ocimum basilicum*) na região do plexo solar.

Para facilitar a expulsão dos gases e eliminar o desconforto

• Uso interno, pingue 1 gota de óleo essencial de sementes de angélica (*Angelica archangelica*), manjericão (*Ocimum basilicum*) ou cardamomo (*Elettaria cardamomum*) em 1 colher (chá) de azeite ou gergelim, 2 vezes por dia, depois das refeições.

Contraindicações: evite a exposição ao sol imediatamente depois de ter utilizado o OE de angélica.

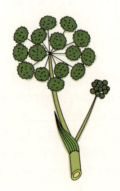

Afecções cutâneas
(• ver Acne, Eczema, Furúnculos, Irritações da pele, Psoríase, Rosácea)

Afecções das vias respiratórias
(• ver Angina, Asma, Bronquite, Dor de garganta)

AFTAS

Aftas são pequenas ulcerações dolorosas da mucosa bucal, provocadas por lesões (mordidas acidentais) ou por acidez. Quando elas assumem caráter recidivo ou crônico, pode haver aí uma causa infecciosa, hormonal, alimentar (queijo gruyère, oleaginosas como nozes, frutas ácidas como abacaxi, e especiarias) ou pode se tratar de manifestação física de fadiga por excesso de trabalho.

A FÓRMULA
Contra aftas (para um tratamento sintomático)
• Uso externo, misture 1 ml de óleo essencial de louro (*Laurus nobilis*) e 1 ml de OE de tea tree, ou árvore do chá (*Melaleuca alternifolia*), em 8 ml de óleo vegetal de rosa-mosqueta do Chile, em um frasco de 10 ml, e aplique 2 vezes por dia nas aftas.

AGITAÇÃO

A agitação é um distúrbio nervoso que combina frequentemente excitação física e excitação mental. Ela é encontrada em crianças que transbordam energia e podem ser, às vezes, hiperativas. Mas, em geral, essa excitação é natural e não precisa ser moderada, a não ser quando se torna um pouco... invasiva.

A FÓRMULA
Para acalmar uma criança agitada
• Para crianças, aplique água floral de lavanda (*Lavandula angustifolia*) ou de néroli (*Citrus aurantium*, flores) em *spray*, no tórax. Ou dê para beber 1 colher (chá) à noite, na hora de dormir, em 1 copo de água. Outra possibilidade: aplique uma gota de óleo essencial de pau-rosa (*Aniba rosaeodora*), ho wood (*Cinnamomum camphora* qt linalol) ou petitgrain de laranja-amarga (folhas, *Citrus aurantium*) no arco do pé.

Para um efeito relaxante
• Para adultos, aplique 1 gota de um dos seguintes óleos essenciais listados abaixo, na região do plexo solar e nos pulsos, 2 vezes por dia, durante 7 dias. Lista de óleos essenciais relaxantes para escolher: raiz de angélica (*Angelica archangelica*), manjericão (*Ocimum basilicum*), pau-rosa (*Aniba rosaeodora*), ho wood (*Cinnamomum camphora* qt linalol), fragônia (*Agonis fragrans*), gerânio-rosa (*Pelargonium x asperum*), lírio-do-brejo (*Hedychium coronarium*), kunzea (*Kunzea ambigua*), manjerona (*Origanum majorana*), lavanda (*Lavandula angustifolia*), lítsea cítrica (*Litsea citrata*), magnólia (*Michelia alba*), maniguette (*Aframomum angustifolium*), palmarosa (*Cymbopogon martinii*), ravintsara (*Cinnamomum camphora* qt cineol), saro (*Cinnamosma fragrans*), ylang-ylang (*Cananga odorata*), assim como os OE de diferentes petitgrains (folhas de cítricos): laranja-amarga

(*Citrus aurantium*), clementina (*Citrus clementina*), limão (*Citrus limonum*), combava (*Citrus hystrix*) e tangerina (*Citrus reticulata*), por exemplo.

Aleitamento
(• ver Desmame, Ingurgitamento mamário, Lactação insuficiente, Rachaduras nos seios)

Alergia
(• ver Asma, Eczema, Rinite alérgica)

Alopecia
(• ver Queda de cabelo)

Amenorreia
(ausência de menstruação)
(• ver Menstruação)

ANGINA

A angina é a inflamação aguda, mais frequentemente de origem infecciosa, do fundo da boca e da faringe, que se traduz por uma dor de garganta espontânea ou apenas na deglutição. É chamada também de "faringite". No exame clínico, no caso da angina vermelha a mucosa da garganta se mostra mais vermelha do que o normal. Na angina branca, a mucosa apresenta uma camada esbranquiçada. A angina é causada por um vírus ou bactéria e pode ser sinal de uma doença mais grave (difteria ou mononucleose). Recomenda-se enfaticamente uma consulta para descartar o risco de uma angina bacteriana por estreptococo, que, sem tratamento com antibiótico, pode evoluir para reumatismo articular agudo.

A FÓRMULA
Para diminuir a dor e, sobretudo, desinfetar a garganta
• Uso interno. Pingue 1 a 2 gotas de OE de tomilho com tujanol (*Thymus vulgaris* qt tujanol), ou de tea tree, ou árvore do chá (*Melaleuca alternifolia*), de manuka (*Leptospermum scoparium*) ou de orégano Kaliteri (*Origanum vulgaris* var. Kaliteri) em 1 colher (chá) de mel. Tome 2 vezes por dia, fora das refeições, durante 7 dias.

Uma mistura mais elaborada
• Uso interno, prepare a seguinte fórmula:
 • 1 ml de OE de tomilho com tujanol (*Thymus vulgaris* qt tujanol)
 • 1 ml de OE de orégano Kaliteri (*Origanum vulgaris* var. Kaliteri)
 • 1 ml de OE de tea tree, ou árvore do chá (*Melaleuca alternifolia*)
 • Dispersante do tipo Solubol ou Disper qsp 10 ml

Tome 5 gotas, 2 vezes por dia, durante 7 dias.

Anorexia
(• ver Apetite)

ANSIEDADE, ANGÚSTIA
(• Ver também Agitação)

A ansiedade é um sentimento confuso de medo, inquietude e insegurança. Em geral é normal, podendo porém se tornar patológica quando a pessoa perde o centro. Ela se caracteriza pelo pressentimento de um perigo iminente, mas vago, por reações físicas (palpitações, suores) e por um sentimento de impotência.

A FÓRMULA
Ansiolítico, para diminuir eficazmente a angústia
• Uso externo. Aplique na região do plexo solar e no lado interno dos pulsos 1 gota de óleo essencial de raiz de angélica (*Angelica archangelica*), camomila-romana (*Anthemis nobilis*), olíbano (*Boswellia carterii*), gerânio-rosa (*Pelargonium x asperum*) ou de flores de néroli (*Citrus aurantium*), 3 a 4 vezes por dia, durante 7 dias.
• Alternativamente, uso interno. Tome 1 gota de OE de gerânio-rosa ou néroli em 1 colher (chá) de mel, 1 a 2 vezes por dia.

APETITE (FALTA DE)

O apetite diminui e a pessoa não se sente mais atraída pela comida por diferentes razões, como fadiga, enjoo, desgosto e peso no estômago.

A FÓRMULA
Para recuperar o apetite
• Uso interno, antes das refeições, tome 1 gota de óleo essencial de gengibre (*Zingiber officinalis*), hortelã-pimenta (*Mentha x piperita*) ou funcho (*Foeniculum vulgaris*), com um pouco de mel, ou então em 1 colher (chá) de pasta de gergelim ou azeite, 2 a 3 vezes por dia, durante 7 dias.

ARROTOS

A eructação (ou arroto) é a emissão ruidosa, pela boca, de gases contidos no estômago. Os arrotos devem ser distinguidos da aerofagia causada pela deglutição de ar. A mamada dos bebês em geral é encerrada com um arroto, acompanhado da regurgitação de um pouco de leite. É preciso então segurar a criança verticalmente e esperar o arroto antes de deitá-la para evitar que o leite siga a via errada.

A FÓRMULA
Para reduzir os gases do estômago
• Em adultos ou crianças com mais de 7 anos, aplique na região do plexo solar 1 a 2 gotas de óleo essencial puro de manjerona (*Origanum majorana*) ou manjericão (*Ocimum basilicum*), 2 a 3 vezes por dia.

ARTERIOSCLEROSE

A arteriosclerose é o endurecimento e espessamento das artérias pela destruição das fibras musculares lisas e das fibras elásticas que constituem a parede das artérias. Ela é facilitada por fatores de risco cardiovasculares, como tabagismo, hipertensão arterial, diabetes, obesidade, alimentação muito rica em proteínas animais, antecedentes familiares e vida sedentária. Atinge mais os homens do que as mulheres, e sua incidência aumenta com a idade.

A FÓRMULA
Para prevenir o risco de arteriosclerose
- Uso externo, misture em um frasco de 30 ml:
  - 2 ml de OE de cedro-do-atlas (*Cedrus atlantica*)
  - 2 ml de OE de raspa de limão (*Citrus limonum*)
  - 2 ml de OE de niaouli (*Melaleuca quinquenervia*)
  - OV de tamanu (*Calophyllum inophyllum*) qsp 30 ml

Massageie as pernas 2 vezes por dia, durante 20 dias.

Contraindicações: não se exponha ao sol depois da aplicação, porque a receita é fotossensibilizante.

Artrite reumatoide
(• ver Reumatismo)

Artrose
(• ver Reumatismo)

Ascárides
(• ver Vermes)

ASMA

A asma é uma inflamação crônica dos brônquios, geralmente de origem alérgica, que se manifesta por crises de desconforto respiratório (chiado) provocadas por espasmos brônquicos. Estes são associados a edema e hipersecreção das mucosas das vias aéreas. Em geral as crises são precedidas de tosse seca. Existe o fator hereditário na asma, mas ela revela sobretudo uma sensibilidade exacerbada a alérgenos como pólen, poeira, ácaros e mofo. Certos medicamentos, estresse, contrariedades, exercício físico e infecção respiratória podem provocar uma crise de asma.

A FÓRMULA
Em caso de crise de asma
- Aspiração ou uso interno. Passe o frasco aberto sob cada narina e inspire profundamente, ou aplique no céu da boca 1 gota de OE de camomila-alemã (*Matricaria recutita*) ou estragão (*Artemisia dracunculus*).

Para prevenir ou atenuar as crises
- Para aplicação local, prepare a seguinte mistura em um frasco de 10 ml:
  - 1 ml de OE de tanaceto-azul (*Tanacetum annuum*)
  - 1 ml de OE de hissopo (*Hyssopus officinalis* var. *decumbens*)
  - 1 ml de OE de khella (*Ammi visnaga*)
  - OV de cominho-preto (*Nigella sativa*) qsp 10 ml

Aplique no peito, nas costas e na região do plexo solar, 2 a 3 vezes por dia.

Contraindicações: não se exponha ao sol ao utilizar o OE de khella, porque ele é fotossensibilizante.

ASSADURAS

As assaduras consistem em uma irritação da pele do bebê na região coberta pela fralda. Caracteriza-se por vermelhidão, que desaparece sob pressão. Elas são provocadas pela dilatação dos vasos sanguíneos cutâneos.

A FÓRMULA
Para fazer desaparecer a vermelhidão
• Aplique localmente óleo vegetal de calêndula (*Calendula officinalis*), 2 vezes por dia, até o desaparecimento dos sintomas.

Astenia
(• ver Fraqueza)

Aumento da próstata
(• ver Próstata)

Bichos-de-pé
(• ver Parasitas cutâneos, Picadas de insetos)

Boca
(• ver Aftas, Estomatite, Gengivite, Queda de dentes)

Bolha de febre
(• ver Herpes labial)

BRONQUITE

A bronquite é uma inflamação dos brônquios, aguda (de origem bacteriana ou viral) ou crônica (facilitada por tabagismo, poluição ou alergia). De surgimento brusco e duração curta, ela ocorre sobretudo durante o inverno. Os sinais clínicos são acessos de tosse e rouquidão, expectoração (escarros) e febre, cuja manifestação varia segundo o vírus, mas que não ultrapassa 39 °C. A evolução pode se fazer por uma infecção bacteriana, e então a expectoração torna-se purulenta, amarelada ou esverdeada.

A FÓRMULA
Para você fazer, em caso de bronquite
• Uso externo, misture em um frasco de 15 ml:
  • 1 ml de OE de saro (*Cinnasmoma fragrans*)
  • 1 ml de OE de pinheiro-bravo (*Pinus pinaster*)
  • 1 ml de OE de niaouli (*Melaleuca quinquenervia*)
  • OV de caroço de damasco (*Prunus armeniaca*) qsp 15 ml
Aplique 2 vezes por dia no peito e nas costas, durante 7 dias.

• Uso interno, misture em um frasco de 15 ml:
  • 1 ml de OE de orégano Kaliteri (*Origanum vulgaris* var. Kaliteri)
  • 1 ml de OE de saro (*Cinnamosma fragrans*)
  • 1 ml de OE de canela (*Cinnamomum zeylanicum*)
  • Dispersante do tipo Solubol ou Disper qsp 15 ml
Tome 5 gotas em 1 colher de mel ou azeite, 3 vezes por dia, durante 7 dias.

Cápsulas aviadas em farmácia
• Uso interno, cápsulas contendo:

- 30 mg de OE de orégano Kaliteri (*Origanum vulgaris* var. Kaliteri)
- 30 mg de OE de saro (*Cinnamosma fragrans*)
- 30 mg de OE de canela (*Cinnamomum zeylanicum*)
- 200 mg de OV de cominho-preto (*Nigella sativa*)

Tome 1 cápsula de manhã e à noite, durante 7 dias.

Supositórios para preparar em farmácia
- Para bebês e crianças, supositórios compostos com fórmula mais suave:
  - OE de ravintsara (*Cinnamomum camphora* qt cineol): 10 mg para bebês / 25 mg para crianças
  - OE de eucalipto radiata (*Eucalyptus radiata*): 10 mg para bebês / 25 mg para crianças
  - OE de orégano Kaliteri (*Origanum vulgaris* var. Kaliteri): 10 mg para bebês / 25 mg para crianças
  - Excipiente do tipo Suppocire qsp 1 supositório 1 g dt 14

Use 1 supositório, 2 vezes por dia, durante 7 dias.

Cabelos
(• ver Caspa, Queda de cabelo)

CÃIBRAS

A cãibra é a contração involuntária brusca, intensa e dolorosa de um músculo. Geralmente, ela ocorre ao se praticar esporte sem prévio aquecimento e preparação e se deve à má irrigação sanguínea do músculo. Pode também resultar de produção excessiva de ácido lático. Mais raramente, as cãibras podem ter origem mais grave, em caso de doença neurológica, como a de Charcot – quando já atingiu a medula espinhal –, de diabetes ou de alcoolismo. Pode também vir de uma arterite dos membros inferiores (complicação possível do diabetes do tipo 2) ou de déficit de sais minerais (potássio, sódio e cálcio).

A FÓRMULA
Para aliviar cãibras comuns
- Uso externo, misture em um frasco de 15 ml:
  - 1 ml de OE de eucalipto citriodora (*Eucalyptus citriodora*)
  - 1 ml de OE de gaulthéria odorata (*Gaultheria fragrantissima*)
  - 1 ml de OE de katrafay (*Cedrelopsis grevei*)
  - 1 ml de OE copaíba (*Copaifera officinalis*)
  - 1 ml de OE de alecrim com cânfora (*Rosmarinus officinalis* qt cânfora)
  - OV de arnica (*Arnica montana*) qsp 15 ml

Aplique 2 vezes por dia, durante 7 dias. Repita, se necessário.

Cãibras estomacais
(• ver Espasmos digestivos)

Cãibras musculares
(• ver Cãibras)

CÁLCULOS

São "pedrinhas" que se formam nas vias biliares e urinárias. Em geral, elas se desfazem espontaneamente e são eliminadas naturalmente. As maiores causam cólicas hepáticas ou renais muito dolorosas e podem necessitar de extração cirúrgica ou quebra por ultrassom. Causados principalmente por excesso de ureia no sangue, se formam nos rins e podem migrar para os ureteres e a bexiga. Os cálculos biliares são facilitados por alimentação gordurosa, obesidade, diabetes e determinados medicamentos. São mais frequentes em mulheres.

A FÓRMULA
Para facilitar a dissolução de cálculos
• Para cálculos biliares ou renais, e de acordo com o tamanho deles, tome em 1 colher (chá) de azeite, de manhã e à noite, durante 7 dias: 1 gota de OE de khella (*Ammi visnaga*) e 1 gota de OE de limão (*Citrus limonum*).

É ACONSELHÁVEL associar os óleos essenciais a 2-3 xícaras por dia de uma infusão feita com tília (*Tilia cordata*) e arenária (*Arenaria rubra*), durante 3 semanas. A repetir.

Contraindicações: evite a exposição ao sol durante o tratamento.

CALOS

Calos são calosidades dolorosas que se formam nos dedos dos pés. Eles se devem geralmente a atritos repetidos. O calo forma um cone amarelado doloroso e pode apresentar um aspecto macerado ("olho de perdiz"). Ele se localiza em cima das articulações dos dedos, entre eles ou na planta dos pés.

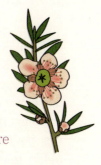

A FÓRMULA
Para amolecer e reduzir os calos
> Uso externo, misture em um frasco de 10 ml:
• 1 ml de OE de tea tree, ou árvore do chá (*Melaleuca alternifolia*)
• 1 ml de OE de manuka (*Leptospermum scoparium*)
• 1 ml de OE de gerânio-rosa (*Pelargonium x asperum*)
• OV de calêndula (*Calendula officinalis*) qsp 10 ml

Massageie o local 2 vezes por dia, todos os dias.

CÂNCER

O câncer tem como mecanismo uma proliferação celular anárquica, descontrolada e incessante. É causado por exposição a vírus, determinadas substâncias naturais (poeira de madeira, de carvão) e sobretudo químicas (desreguladores endócrinos, principalmente) e raios radioativos ou eletromagnéticos. Esses cancerígenos induzem a mutações ou a expressão imprópria de determinados genes ditos "oncogenes". O tabaco, a alimentação pobre em fibras – principalmente as contidas em frutas e

legumes –, o sedentarismo, a obesidade e algumas predisposições familiares favorecem a ocorrência de cânceres.
Poucos óleos essenciais são reconhecidos como coadjuvantes de tratamentos convencionais da doença. Com reservas, podemos citar os OE de pau-rosa (*Aniba rosaeodora*) e palo santo (*Bursera graveolens*).

RECEITAS COMO COMPLEMENTO
Em caso de infecções
• Uso interno, misture óleos essenciais anti-infecciosos potentes e imunoestimulantes:
  • 1 ml de OE de canela (*Cinnamomum zeylanicum*)
  • 1 ml de OE de orégano Kaliteri (*Origanum vulgaris* var. Kaliteri)
  • 1 ml de OE de manjericão (*Ocimum basilicum*)
  • OV de cominho-preto (*Nigella sativa*) qsp 10 ml

Tome 5 gotas com 1 colher de mel, 3 vezes por dia, durante 7 dias.

ASSOCIE essa prescrição a fórmulas concentradas ou infusões de ipê-roxo (*Tabebuia impetiginosa*) ou de unha-de-gato (*Uncaria tomentosa*). Beba 3 xícaras por dia, ininterruptamente.

Contra enjoos, em caso de quimioterapia
• Uso interno, misture os seguintes óleos essenciais em um frasco de 10 ml:
  • 1 ml de OE de ledum (*Ledum groenlandicum*)
  • 1 ml de OE de tomilho com tujanol (*Thymus vulgaris* qt tujanol)
  • 1 ml de OE de manjericão (*Ocimum basilicum*)
  • Azeite de oliva (*Olea europea*) ou dispersante do tipo Solubol ou Disper qsp 10 ml

Tome 5 gotas com 1 colher de mel, 3 vezes por dia, durante 7 dias.

Para evitar ou aliviar queimaduras de radioterapia
O óleo essencial de niaouli (*Melaleuca quinquenervia*), de tea tree, ou árvore do chá (*Melaleuca alternifolia*), ou de cajepute (*Melaleuca cajuputii*) pode ser aplicado antes e depois das sessões de radioterapia, desde que a pele esteja bem seca no momento das sessões. Depois delas, pode-se aplicar o gel de *Aloe vera* em alternância com o óleo essencial escolhido, porque ele também alivia queimaduras na pele.

CANDIDÍASE
(• ver também Flores-brancas, Intertrigo, Leucorreia, Micoses, Sapinho)

A candidíase é uma infecção da pele e das mucosas (bucal, intestinal e genital), provocada por um fungo do grupo das leveduras, *Candida albicans*. Na pele, as candidíases se localizam sobretudo nas dobras do corpo e são facilitadas pelo calor e pela umidade. Elas se manifestam por uma lesão na dobra, que fica vermelha, úmida e coçando, com borda esbranquiçada.

A FÓRMULA
Para tratar micose vaginal (candidíase)
• Uso interno, injete localmente com uma ducha ginecológica: OE de árvore

do chá (*Melaleuca alternifolia*) diluída a 5% em óleo de amêndoa doce (*Prunus dulcis*), 1 vez por dia.

Para mandar preparar em farmácia
- Encomende óvulos de 4 g com 250 mg de OE de árvore do chá (*Melaleuca alternifolia*) ou fragônia (*Agonis fragrans*), excipiente do tipo Whitepsol qsp 1 óvulo dt 20. Insira 1 óvulo à noite na hora de dormir, durante 20 dias.

CONSELHO
Se possível, injete prata coloidal diariamente na vagina.

Para você fazer
- Uso interno, misture em um frasco de 10 ml:
  - 1 ml de OE de manuka (*Leptospermum scoparium*)
  - 1 ml de OE de canela-do-ceilão (*Cinnamomum zeylanicum*)
  - 1 ml de OE de orégano Kaliteri (*Origanum vulgaris* var. Kaliteri)
  - Dispersante do tipo Disper ou Solubol qsp 10 ml

Tome 5 gotas, 3 vezes por dia, em 1 colher de azeite ou pasta de gergelim, durante 7 dias.

CONSELHOS
Uso interno, alterne o tratamento com um preparado de extrato de sementes de grapefruit (20 gotas em 1 copo de água, 3 vezes por dia, durante 7 dias), depois um preparado de tintura de própolis (10 gotas em 1 copo de água, 3 vezes por dia, durante 7 dias). Repita no mês seguinte, se necessário.

Evite açúcares, produtos lácteos e refinados (e talvez frutas durante 1 semana, por exemplo) e faça um tratamento com prebióticos e probióticos durante 14 dias.

Cáries
(• ver Dor de dente)

CARRAPATOS
(• ver também Lyme [doença de], Parasitas cutâneos)

Os carrapatos são ácaros parasitas externos. Agarram-se à pele e se nutrem de sangue ao infligirem picadas. Sua saliva é irritante e as mordidas provocam uma forte vermelhidão circular (eritema), e às vezes até reações alérgicas. Além disso, os carrapatos podem transmitir doenças graves, como a borreliose (doença de Lyme), causada por uma bactéria.

A FÓRMULA
Para desinfetar a área da picada e aliviar a irritação
- Em primeiro lugar, remova o carrapato com uma pinça apropriada antes de aplicar 1 gota de óleo essencial de tea tree, ou árvore do chá (*Melaleuca alternifolia*), de manuka (*Leptospermum scoparium*), de iary (*Psiadia altissima*) ou de palo santo (*Bursera graveolens*).

CONSELHO
É preciso retirar os carrapatos com o auxílio de uma pinça de depilação ou de uma pinça tira-carrapato (com um

pequeno gancho, vendida em farmácia). Para evitar o risco de que o carrapato regurgite sua saliva (irritante e até infectada por uma bactéria) no momento da extração, não se deve pressionar seu corpo nem tentar sufocá-lo ou adormecê-lo com álcool ou éter.

CASPA
(• ver também Queda de cabelo)

A caspa é um conjunto de finas escamas esbranquiçadas do couro cabeludo. É o sinal da localização, no couro cabeludo, de uma micose (pitirosporose ou pitiríase). As escamas podem ser muito finas ou formar placas mais espessas.

A FÓRMULA
Para lavar os cabelos com xampu anticaspa e óleos essenciais
• Uso externo, juntar 60 gotas de OE de cade (*Juniperus oxycedrus*) em seu xampu (*200 ml*), ou prepare a seguinte mistura:
  • 20 gotas de OE de ylang-ylang (*Cananga odorata*)
  • 20 gotas de OE de cade (*Juniperus oxycedrus*)
  • 20 gotas de OE de alecrim com verbenona (*Rosmarinus officinalis* qt verbenona)
  • Em frasco de 200 ml de xampu neutro.

Massagear o couro cabeludo com o xampu por 5 minutos antes de enxaguar. Utilize 2 a 3 vezes por semana.

CELULITE

A celulite modifica ou altera visivelmente o tecido cutâneo ou subcutâneo. Pode ser de natureza inflamatória e resultado de um depósito de gordura subcutâneo. Mais frequente entre as mulheres – atinge 95% delas –, a celulite pode ter diversas causas: hereditariedade, excesso calórico, retenção de água, excesso de estrogênios, insuficiência da circulação venosa ou linfática, ou mesmo uso de roupas muito justas.

A FÓRMULA
Para fazer desaparecer ondulações e placas de celulite
• Uso externo, massageie localmente 2 vezes por dia com a seguinte mistura:
  • 4 ml de OE de cedro-de-atlas (*Cedrus atlantica*)
  • 4 ml de OE de cipreste (*Cupressus sempervirens*)
  • 4 ml de OE de limão (*Citrus limonum*)
  • OV de amêndoa doce (*Prunus dulcis*) qsp 60 ml

• Uso interno, utilize a fórmula antiobesidade (*ver Emagrecimento*).

Contraindicações: a exposição ao sol é totalmente desaconselhável depois da aplicação.

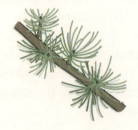

Ciática
(• ver Nevralgia)

CICATRIZAÇÃO DIFÍCIL

A cicatrização é um processo de reparação espontânea de um tecido depois de uma lesão, acarretando a formação de uma cicatriz. Ela depende de diversos fatores genéticos, mas a higiene precária e determinados medicamentos podem retardar esse processo. Pessoas que sofrem de insuficiência venosa também podem ter má cicatrização.

A FÓRMULA
Para acelerar a cicatrização de uma ferida e limitar a cicatriz
• Uso externo, misture em um frasco de 15 ml:
  • 1 ml de OE de gerânio-rosa (*Pelargonium x asperum*)
  • 1 ml de OE de milefólio azul (*Achillea millefolium*)
  • 1 ml de OE de esteva (*Cistus ladaniferus*)
  • 1 ml de OE de helicriso italiano (*Helichrysum italicum*)
  • 1 ml de OE de lavanda (*Lavandula angustifolia*)
  • OV de rosa-mosqueta do Chile (*Rosa rubiginosa*) qsp 15 ml

Aplique na cicatriz 2 vezes por dia, até a reabsorção.

CIEIROS

Cieiros são pequenas fissuras na pele provocadas pelo frio, ocorrendo mais frequentemente nos lábios e nas mãos.

A FÓRMULA
Para cuidar dos cieiros
• Aplique localmente óleo de calêndula puro ou bálsamo de calêndula (*Calendula officinalis*) 2 vezes por dia, ou prepare:

• Uso externo, em um frasco de 10 ml:
  • 2 ml de OE de lavanda aspic (*Lavandula latifolia spica*)
  • 2 ml de OE de ho wood (*Cinnamomum camphora* qt linalol)
  • OV de calêndula (*Calendula officinalis*) qsp 10 ml

Aplique 2 vezes por dia, principalmente nos períodos de frio.

Circulação
(• ver Insuficiência venosa)

CIRROSE
(• ver também Hepatite)

A cirrose é uma doença grave do fígado, caracterizada principalmente por uma alteração de suas células (hepatócitos). É uma das primeiras causas de mortalidade nos países industrializados. Ela se manifesta por uma fibrose do tecido hepático, isto é, pela formação de uma rede de cicatrizes fibrosas no fígado. As cirroses mais frequentes são ligadas ao alcoolismo, mas também podem ter origem infecciosa (hepatites virais B, C e D), metabólica e autoimune.

A FÓRMULA
Para proteger o fígado e facilitar sua regeneração
• Uso externo, para evitar o uso interno, que afeta diretamente o fígado, misture em um frasco de 15 ml:
  • 1 ml de OE de ledum (*Ledum groenlandicum*)
  • 1 ml de OE de cenoura (*Daucus carota*)
  • 1 ml de OE de hortelã-pimenta (*Mentha x piperita*)
  • 1 ml de OE de limão (*Citrus limonum*)
  • 1 ml de OE de alecrim com verbenona (*Rosmarinus officinalis* qt verbenona)
  • OV de caroço de damasco (*Prunus armeniaca*) qsp 15 ml

Massageie a região do fígado 2 vezes por dia, e ASSOCIE essa aplicação a 2-3 xícaras por dia da mistura de infusões de *Desmodium adscendens* e cardo-mariano (*Silybum marianum*).

Contraindicações: não se exponha ao sol depois da aplicação.

CISTALGIA

A cistalgia é uma inflamação dolorosa da bexiga, sem infecção urinária. Geralmente tem origem psicossomática e espasmódica. Pode ser causada por esforço no baixo-ventre para retenção de urina (criança que se segura na escola, por exemplo).

A FÓRMULA
Para aliviar a dor na bexiga
• Uso externo, misture em um frasco de 10 ml:
  • 1 ml de OE de cardamomo (*Elettaria cardamomum*)
  • 1 ml de OE de ho wood (*Cinnamomum camphora* qt linalol)
  • 1 ml de OE de manjericão-de-folha-miúda (*Ocimum basilicum* var. *minimum*)
  • OV de caroço de damasco (*Prunus armeniaca*) qsp 10 ml

Aplique no baixo-ventre, 2 vezes por dia, durante 7 dias.

Cistite
(• ver Infecções urinárias)

COCEIRAS
(• ver também Picadas de insetos, Prurido vulvar)

Coceiras, ou pruridos, são um sintoma frequente, na maioria das vezes causado por lesões dermatológicas. Estas podem ter como origem principal uma doença de pele (como eczema, psoríase, urticária, reação alérgica e líquen plano) ou uma doença infecciosa (por exemplo, parasitoses, como sarna e piolhos, micoses e varicela).

A FÓRMULA
Para aliviar as coceiras
- Uso externo, misture em um frasco de 15 ml:
   - 1 ml de OE de camomila-romana (*Anthemis nobilis*)
   - 2 ml de OE de lavanda aspic (*Lavandula latifolia spica*)
   - 1 ml de OE de tanaceto-azul (*Tanacetum annuum*)
   - 1 ml de OE de gerânio-rosa (*Pelargonium x asperum*)
   - OV de calêndula (*Calendula officinalis*) qsp 15 ml

Aplique 2 vezes por dia, até a melhora completa.

EM CASO DE ALERGIA, ASSOCIE essa aplicação a uma infusão de plantago (*Plantago lanceolata*) e *Desmodium adscendens*. Beba 3 xícaras, por dia, durante 3 semanas.

COLESTEROL, HIPERCOLESTEROLEMIA

As taxas de colesterol no sangue (colesterolemia) constituem um dos indicadores do risco de aterosclerose (entupimento e endurecimento das artérias por depósitos lipídicos). A medicina convencional recomenda que as taxas de colesterol total sejam inferiores a 190 mg/dl para prevenir qualquer risco cardiovascular. O colesterol é uma substância lipídica sintetizada pelo fígado que entra na composição das membranas celulares ou serve de precursor dos hormônios esteroides (corticoides, hormônios sexuais) e de sais biliares, indispensáveis à digestão dos lipídios. Seu aumento indica que o fígado precisa ser drenado. As principais fontes alimentares de colesterol são gema de ovo, miúdos, laticínios, carnes e peixes.

A FÓRMULA
Para reduzir as taxas de colesterol
- Uso interno, misture em um frasco de 15 ml:
   - 1 ml de OE de cenoura (*Daucus carota*)
   - 1 ml de OE de alho (*Allium sativum*)
   - 1 ml de OE de aipo (*Apium graveolens*)
   - Azeite de oliva (*Olea europea*) qsp 15 ml

Tome 10 gotas em 1 colher, 3 vezes por dia, durante 3 semanas.

ASSOCIE a uma infusão de chrysantellum (*Chrysanthellum americanum*). Beba de 2 a 3 xícaras por dia. Repita durante 3 meses.

CÓLICA INTESTINAL OU COLITE

(• ver também Síndrome do intestino irritável)

A cólica intestinal, ou colite, é uma dor espasmódica causada pela distensão do tubo digestivo. Ela se deve à inflamação aguda ou crônica do cólon. As colites agudas geralmente têm origem infecciosa (bactéria, vírus, vermes ou fungos) ou medicamentosa (ingestão de antibióticos por um período longo). As colites crônicas, por sua vez, podem ter origem nervosa, psicossomática (ligada ao estresse) ou autoimune. Neste último caso, trata-se de uma doença inflamatória crônica do intestino (DII), como a doença de Crohn ou a retocolite hemorrágica.

A FÓRMULA

Para aliviar o distúrbio

• Uso interno, tome 1 a 2 gotas de OE de manjericão (*Ocimum basilicum*) ou hortelã-pimenta (*Mentha x piperita*) em 1 colher (chá) de mel ou azeite, 2 vezes por dia, durante 3 a 4 dias.

• Uso externo, misture 3 gotas de OE de manjericão (*Ocimum basilicum*), estragão (*Artemisia dracunculus*) ou manjerona (*Origanum majorana*) em 1 colher (chá) de óleo de amêndoa doce (*Prunus dulcis*) e besunte em volta do umbigo.

• Pode-se também preparar a mistura com antecedência:
  • 1 ml de OE de manjericão (*Ocimum basilicum*)
  • 1 ml de OE de estragão (*Artemisia dracunculus*)
  • 1 ml de OE de manjerona (*Origanum majorana*)
  • OV de amêndoa doce (*Prunus dulcis*) qsp 10 ml

Besunte em volta do umbigo, 2 vezes por dia, durante 10 dias.

Colobacilose
(• ver Diarreia, Infecções urinárias)

Cólon irritável, colonopatia funcional
(• ver Síndrome do intestino irritável)

CONCENTRAÇÃO

Falamos aqui da redução da capacidade de concentração.

A FÓRMULA

Para melhorar a concentração

Muitos óleos essenciais têm ação estimulante na concentração, como o de manjericão (*Ocimum basilicum*), kunzea (*Kunzea ambigua*), hortelã-pimenta (*Mentha x piperita*), espruce branco (*Picea alba*) e verbena-limão (*Lippia citriodora*), entre outros.

Aplique 1 gota do OE escolhido na base da nuca, 1 a 2 vezes por dia, durante 7 dias.

CONDILOMA
(• Ver também Convalescença e Displasia do colo)

O condiloma é uma verruga, geralmente genital, de origem viral (papilomavírus humano, ou HPV), sexualmente transmissível e muito contagiosa. Impõe-se o uso de preservativo para

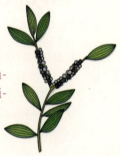

proteger o parceiro. É uma verruga benigna e indolor. Atinge pessoas jovens, 90% com menos de 40 anos. Além dos desconfortos que acarreta, a infecção por papilomavírus humano tende a recidivar e facilita o desenvolvimento de câncer do útero.

A FÓRMULA
Para você fazer
- Uso externo, prepare a seguinte mistura em um frasco de 30 ml:
  - 2 ml de OE de eucalipto polibractea qt criptona (*Eucalyptus polybractea cryptonifera*)
  - 2 ml de OE de niaouli (*Melaleuca quinquenervia*)
  - 2 ml de OE de tea tree, ou árvore do chá (*Melaleuca alternifolia*)
  - 1 ml de OE de palmarosa (*Cymbopogon martinii*)
  - OV de tamanu (*Calophyllum inophyllum*) qsp 30 ml

Aplique, se possível no local, com um cotonete, lavando cuidadosamente as mãos antes e depois, 2 vezes por dia, durante 20 dias.

Para preparar em farmácia
- Por via vaginal, óvulos contendo:
  - 50 mg de OE de eucalipto polibractea qt criptona (*Eucalyptus polybractea cryptonifera*)
  - 50 mg de OE de niaouli (*Melaleuca quinquenervia*)
  - 50 mg de OE de tea tree, ou árvore do chá (*Melaleuca alternifolia*)
  - 100 mg de OV de tamanu (*Calophyllum inophyllum*)
  - Excipiente do tipo Whitepsol qsp 1 óvulo de 4 g dt 40

Insira 1 óvulo pela manhã (com um absorvente interno) e à noite durante 3 semanas, repetindo se necessário por 3 meses, depois de 1 semana de pausa com acompanhamento ginecológico. É aconselhável também fazer duchas vaginais diárias com prata coloidal.

ASSOCIE esse tratamento a infusões de ipê-roxo (*Tabebuia impetiginosa*) ou unha-de-gato (*Uncaria tomentosa*), bebendo de 2 a 3 xícaras por dia, durante 3 semanas por mês: meça 1 colher (sopa) por xícara, ferva por 5 minutos, depois deixe em infusão por 15 minutos.

Congestão da pelve
(• ver menstruação dolorosa, em Menstruação)

CONGESTÃO DO FÍGADO

A congestão do fígado provoca o aumento do seu volume e sensibilidade, que se manifesta pela acumulação anormal de sangue e pelo mau funcionamento desse órgão. É recomendável drenar o fígado duas vezes por ano, no outono e na primavera.

A FÓRMULA
Para você fazer
- Uso externo, misture em um frasco de 10 ml:
  - 1 ml de OE de cenoura (*Daucus carota*)
  - 1 ml de OE de hortelã-pimenta (*Mentha x piperita*)

- 1 ml de OE de limão (*Citrus limonum*)
- OV de caroço de damasco (*Prunus armeniaca*) qsp 10 ml

Massageie a região do fígado 2 vezes por dia, e ASSOCIE essa aplicação a 2-3 xícaras por dia de uma infusão feita com uma mistura de plantas drenadoras do fígado: alcachofra (*Cynara scolymus*), boldo (*Peumus boldus*), fumária (*Fumaria officinalis*), cardo-mariano (*Silybum marianum*) e alecrim (*Rosmarinus officinalis*), por exemplo. Beba durante 3 semanas.

Para preparar em farmácia
- Uso interno, cápsulas feitas com os seguintes elementos:
  - 25 mg de OE de aipo (*Apium graveolens*)
  - 25 mg de OE de alecrim com verbenona (*Rosmarinus officinalis* qt verbenona)
  - 25 mg de OE de tomilho com tujanol (*Thymus vulgaris* qt tujanol)
  - 25 mg de OE de manjericão (*Ocimum basilicum*)
  - 300 mg de OV de amêndoa doce (*Prunus dulcis*)
  - 1 cápsula nº 0 dt 40

Tome 1 cápsula de manhã e à noite durante 3 semanas.

CONJUNTIVITE

A conjuntivite é uma inflamação das membranas do olho (conjuntivas), que pode ter origem alérgica, bacteriana, viral ou parasitária. Ela é frequente e, em geral, benigna. As conjuntivites alérgicas são provocadas por poeira ou pólen, e também por colírios, lentes de contato ou cosméticos. As conjuntivites podem também ser causadas por vírus (adenovírus, vírus do herpes, varicela ou sarampo).

A FÓRMULA
Para aliviar a inflamação
Não aplique nenhum óleo essencial nos olhos; coloque compressas embebidas de água floral de escovinha (*Centaurus cyanus*), camomila-romana (*Anthemis nobilis*) ou rosa-damascena (*Rosa damascena*).

CONSTIPAÇÃO

Um bom trânsito intestinal corresponde a 1-2 evacuações por dia. Fala-se então de constipação quando a pessoa não evacua todos os dias. As causas possíveis são inúmeras: repouso prolongado em leito, febre, regime alimentar ou jejum, determinados medicamentos, gravidez, viagem, estresse ou cólon muito longo (delicocólon), entre outras. Uma drenagem do organismo por meio de plantas na mudança de estação, mais particularmente no outono e na primavera, favorece um bom trânsito.

A FÓRMULA
Para aliviar os distúrbios do ventre e facilitar o trânsito
- Uso externo, misture os seguintes óleos essenciais:
  - 2 gotas de OE de gengibre (*Zingiber officinale*)
  - 2 gotas de OE de manjericão (*Ocimum basilicum*)

Associe a 1 colher (chá) de óleo de amêndoa doce (*Prunus dulcis*) e massageie o abdome em sentido horário, 2 vezes por dia, durante 3 dias.

ASSOCIE essa aplicação a uma infusão laxante à base de flores de malva (*Malva sylvestris*), boldo (*Peumus boldus*), fumária (*Fumaria officinalis*), alecrim (*Rosmarinus officinalis*) e amieiro-negro (*Rhamnus frangula*), em partes iguais. Misture 1 colher (sopa) por xícara, ferva por 3 minutos, depois deixe em infusão por 10 minutos. Tome 1 xícara de manhã e na hora de dormir, durante 3 dias.

- Uso interno, misture os seguintes óleos essenciais em um frasco de 15 ml:
  - 2 ml de OE de gengibre (*Zingiber officinale*)
  - 2 ml de OE de pimenta-preta (*Piper nigrum*)
  - 1 ml de OE de estragão (*Artemisia dracunculus*)
  - Dispersante do tipo Solubol ou Disper qsp 15 ml

Tome 10 gotas em 1 colher de mel ou azeite, 3 vezes por dia, durante 7 dias.

CONTUSÕES

As contusões são machucados causados por pancada ou batida, sem ferida ou esfolamento da pele, nem fratura de ossos. Podem variar de gravidade e são acompanhadas frequentemente de hematoma, isto é, uma pequena hemorragia local interna, e de lesões internas.

A FÓRMULA
Para fazer desaparecer as contusões
- Uso externo, misture em um frasco de 30 ml:
  - 3 ml de OE de helicriso italiano (*Helichrysum italicum*)
  - OV de arnica (*Arnica montana*) qsp 10 ml

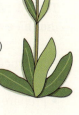

Aplique 2 vezes por dia.

CONVALESCENÇA

No final de uma doença, a convalescença é o período necessário para a recuperação da boa saúde física e/ou psíquica. Com efeito, dependendo da duração ou da gravidade da doença, o organismo pode não ficar totalmente recuperado. Geralmente, permanece algum cansaço, que pode ser mais ou menos intenso, e um tempo de repouso parece bem-vindo e mesmo necessário, o que nem sempre é possível nos dias atuais.

A FÓRMULA
Para preparar em farmácia, para uma ação revitalizante
- Uso interno, cápsulas feitas com os seguintes elementos:
  - 25 mg de OE de orégano Kaliteri (*Origanum vulgaris* var. Kaliteri)
  - 25 mg de OE de orégano-compacto (*Origanum compactum*)
  - 25 mg de OE de canela (*Cinnamomum verum*)
  - 25 mg de OE de saro (*Cinnamosma fragrans*)

- 300 mg de OV de cominho-preto (*Nigella sativa*)
- 1 cápsula nº 0 dt 14

Tome 1 cápsula com 1 copo de água, de manhã e à noite, durante 7 dias.

Para você fazer, para uma ação revitalizante
- Prepare a seguinte mistura em gotas:
  - 1 ml de OE de orégano Kaliteri (*Origanum vulgaris* var. Kaliteri)
  - 1 ml de OE de orégano-compacto (*Origanum compactum*)
  - 1 ml de OE de canela (*Cinnamomum verum*)
  - 2 ml de OE de saro (*Cinnamosma fragrans*)
  - Dispersante do tipo Solubol ou Disper qsp 30 ml

Tome 10 gotas com 1 colher de mel, azeite ou pasta de gergelim, 3 vezes por dia, durante 7 dias.

Se o seu fígado ainda estiver frágil depois de tratamentos medicamentosos, por exemplo, ASSOCIE com os óleos essenciais uma mistura de infusão de *Desmodium adscendens* e cardo-mariano (*Silybum marianum*), em partes iguais. Beba de 2 a 3 xícaras por dia, antes das refeições, durante 3 semanas.

CORTES
(• ver também Feridas)

O corte é uma pequena incisão na pele sem gravidade, mas que em geral ocasiona um sangramento. Ele pode acontecer na vida diária com qualquer objeto cortante, como uma simples folha de papel, ou em uma queda acidental. As camadas da pele (epiderme, derme e hipoderme) podem ser lesionadas e, quando pequenos nervos são atingidos, um corte, mesmo que pequeno, pode ser sentido como doloroso. Para evitar a penetração de bactérias, recomenda-se a utilização de um antisséptico.

A FÓRMULA
Para estancar o sangramento
- Aplique localmente 1 gota de óleo essencial de esteva (*Cistus ladaniferus*).

Para desinfetar e facilitar a cicatrização do corte
- Aplique 1 gota de milefólio azul (*Achillea millefolium*) ou lavanda aspic (*Lavandula latifolia spica*) no ferimento, previamente limpo com água e sabonete. Repita 3 vezes por dia, durante vários dias.

Crohn
(• ver Doença de Crohn)

CROSTAS DE LEITE
(bebês)

A crosta de leite é uma afecção cutânea caracterizada pelo surgimento de manchas vermelhas cobertas de escamas amareladas e gordurosas, localizadas no couro cabeludo e no rosto (sobretudo nas sobrancelhas e asas do nariz), isto é, as regiões onde a secreção de seborreia é mais acentuada. Afecção também chamada de "dermatite seborreica".

A FÓRMULA

Para fazer desaparecer crostas de leite
• Uso externo, misture 1% de OE de cade (*Juniperus oxycedrus*) ou manuka (*Leptospermum scoparium*) em OV de tamanu (*Calophyllum inophyllum*). Por exemplo, misture 1 ml de OE com 99 ml de OV de tamanu.

Aplique localmente 1 vez por dia.

Contraindicações: é raro, mas existe o risco de alergia. Evite cuidadosamente o contorno dos olhos.

Defesas imunológicas
(• ver Convalescença, Doenças infecciosas, Fraqueza, Sistema imunológico)

Dentes
(• ver Cáries, Dor de dente)

Dependências
(• ver Abandono de vício, desintoxicação [álcool, tabaco])

DEPRESSÃO

A depressão é um estado patológico marcado por tristeza contínua acompanhada de perda da autoestima, falta de apetite, libido baixa, insônia e desinteresse intelectual. Pode aparecer depois de um acontecimento que exija uma nova adaptação: separação, perda de emprego, luto etc. Falamos, então, de "depressão reativa". Ela também pode vir em seguida a uma doença física, parto ou mau funcionamento hormonal da tireoide. Existe também uma síndrome depressiva associada à condição de neurose ou de psicose.

A FÓRMULA

Para recuperar um pouco de serenidade
• Uso externo, misture os seguintes óleos em um frasco de 15 ml:
  • 1 ml de OE de flor de néroli (*Citrus aurantium*)
  • 1 ml de OE de ho wood (*Cinnamomum camphora* qt linalol)
  • 1 ml de OE de eucalipto staigeriana (*Eucalyptus staigeriana*)
  • 1 ml de OE de olíbano (*Boswellia carterii*)
  • 1 ml de OE de lírio-do-brejo (*Hedychium coronarium*)
  • OV de caroço de damasco (*Prunus armeniaca*) qsp 15 ml

Aplique 2 a 3 vezes por dia na região do plexo solar, no lado interno dos pulsos e no arco do pé, até os sintomas melhorarem.

CONSELHO

Complete sua alimentação com alimentos ricos em magnésio (oleaginosas) e em ômega-3 (pequenos peixes gordurosos) ou sob a forma de suplementos alimentares.

Dermatite seborreica
(• ver Crostas de leite)

Dermatoses
(• ver Acne, Crostas de leite, Dermatite seborreica, Eczema, Furúnculos, Herpes-zóster, Impetigo, Intertrigo, Psoríase, Varicela, Verruga)

DESCAMAÇÕES

A descamação é uma afecção cutânea caracterizada pelo surgimento de pequenas placas secas e escamosas na epiderme, geralmente nos braços e no rosto. As causas podem ser uma infecção primária do tipo micose (fungo) ou uma irritação da pele por queimadura de sol ou por clima frio.

A FÓRMULA
Para fazer desaparecer as descamações
• Uso externo, misture em um frasco de 10 ml:
  • 2 ml de OE ho wood (*Cinnamomum camphora* qt linalol)
  • 1 ml de OE de niaouli (*Melaleuca quinquenervia*)
  • OV de rosa-mosqueta do Chile (*Rosa rubiginosa*) ou tamanu (*Calophyllum inophyllum*) qsp 10 ml

Aplique 2 vezes por dia, durante 7 dias.

• Uso interno, ASSOCIE com uma infusão à base de bardana-maior (*Arctium lappa*) e amor-perfeito (*Viola tricolor*). Beba 3 xícaras por dia, durante 3 semanas.

DESMAME

O desmame é a parada do aleitamento ao seio para alimentação.

A FÓRMULA
Para inibir a secreção de leite (mas parando completamente a amamentação, já que a mistura é tóxica para a criança)
• Uso externo, misture os seguintes óleos essenciais:
  • 1 ml de OE de eucalipto-hortelã (*Eucalyptus dives*)
  • 1 ml de OE de salsa (*Petroselinum sativum*)
  • 1 ml de OE de patchuli (*Pogostemon cablin*)
  • OV de caroço de damasco (*Prunus armeniaca*) qsp 10 ml

Aplique sobre os seios 1 a 2 vezes por dia durante o desmame.

ASSOCIE, segundo a necessidade, com uma infusão de sementes de salsa (*Petroselinum sativum*) para frear a lactação. Meça 1 colher (sopa) para 1 xícara, deixe em infusão por 10 minutos. Beba de 2 a 3 xícaras por dia, durante 3 semanas.

Contraindicações: aleitamento, como dito acima, esse preparo é tóxico para a criança.

DIABETES

O diabetes é uma doença caracterizada pela eliminação excessiva de uma substância na urina. Na linguagem comum, ele designa o diabetes açucarado, isto é, a presença excessiva de açúcar na urina, provocada pelo excesso de açúcar (glicose) no sangue (hiperglicemia). O valor normal de glicemia é até 99 mg/dl. Chama-se "diabetes renal" a presença de açúcar na urina sem hiperglicemia, e "diabetes gestacional", uma forma de diabetes açucarada que surge na gravidez. Existem dois tipos de diabetes açucarado: o não insulinodependente (tipo 2), que resulta em geral de uma alimentação desequilibrada e é frequentemente associado à obesidade, e o diabetes insulinodependente (tipo 1), que exibe um grande déficit de produção de insulina e é provocado por uma destruição, de origem autoimune, das células que fabricam esse hormônio.

ADVERTÊNCIA: as preparações a seguir são indicadas quando a glicemia está próxima do limite e podem complementar um tratamento convencional, mas não o substituem em nenhum caso. Não interrompa um tratamento sem consultar um médico.

A FÓRMULA
Para estimular o funcionamento do pâncreas
- Uso interno, prepare a seguinte mistura em um frasco de 10 ml:
    - 2 ml de OE de limão-siciliano (*Citrus limonum*)
    - 2 ml de OE de cenoura (*Daucus carota*)
    - 2 ml de OE de gerânio-rosa (*Pelargonium x asperum*)
    - 2 ml de OE de hortelã-bergamota (*Mentha citrata*)
    - 1 ml de OE de pimenta-preta (*Piper nigrum*)
    - 1 ml de OE de vetiver (*Vetiveria zizanoides*)
    - 1 ml de OE de alecrim com verbenona (*Rosmarinus officinalis* qt verbenona)

Tome 1 a 2 gotas dessa mistura em 1 colher (chá) de azeite, 3 vezes por dia, durante 3 semanas, repetindo depois de 1 semana de pausa.

ASSOCIE esse preparado a uma mistura em partes iguais de folhas de *Gymnema sylvestris*, folhas de amora (*Morus nigra*), folhas de mirtilo (*Vaccinium myrtillus*), sementes de feno-grego (*Trigonella foenum graecum*), folhas de erva-roberta (*Geranium robertianum*) e de pau de canela (*Cinnamomum verum*). Beba de 2 a 3 xícaras por dia, durante 3 semanas. Repita 3 semanas por mês, durante 4 meses.

Contraindicações: evite a exposição ao sol depois da ingestão da receita.

CONSELHOS
No plano alimentar, escolha alimentos com teor glicêmico baixo: evite alimentos refinados, sem fibras, que têm geralmente teor glicêmico superior a 80. Pratique uma atividade física regularmente e informe-se com um naturopata ou nutricionista.

DIARREIA

A diarreia é a evacuação de fezes líquidas e frequentes, geralmente provocada por infecção bacteriana ou viral. A diarreia aguda, de origem infecciosa, surge de forma abrupta e tem duração limitada. Ela é transmitida por água ou alimentos contaminados ou higiene das mãos insuficiente depois de contato com fezes. A diarreia crônica caracteriza-se por uma duração de mais de 3 semanas. Ela se origina de lesão da mucosa intestinal e/ou má absorção intestinal. As causas possíveis: intolerância à lactose, trânsito excessivo (ligado a uma disfunção endócrina [tireoide]) e secreção excessiva da mucosa intestinal.

A FÓRMULA
Para você fazer
• Uso interno, procure, em farmácias ou lojas especializadas, cápsulas de OE de orégano-compacto (*Origanum compactum*) e tome 6 cápsulas por dia, durante 7 dias. Pode-se associar essa receita de OE a uma infusão de salicária (*Lythrum salicaria*), raiz de potentila (*Potentilla tormentilla*) ou persicária bistorta (*Polygonum bistorta*). Beba 3 xícaras por dia, durante 7 dias. Pense também em argila verde em pó ou carvão vegetal: tome 1 colher (chá) de um deles em 1 copo de água.

Cápsulas para mandar preparar em farmácia
• Uso interno, cápsulas feitas com os seguintes elementos:
  • 25 mg de OE de cravo (*Eugenia caryophyllata*)
  • 25 mg de OE de canela-da-china (*Cinnamomum cassia*)
  • 25 mg de OE de orégano Kaliteri (*Origanum vulgaris* var. Kaliteri)
  • 25 mg de OE de manjericão (*Ocimum basilicum*)
  • 300 mg de OV de cominho-preto (*Nigella sativa*)
  • 1 cápsula nº 0 dt 21

Tome 2 cápsulas, 3 vezes por dia, durante 7 dias.

Contraindicações: evite esse tratamento se estiver tomando anticoagulantes. Nesse caso, substitua a canela-da-china (*Cinnamomum cassia*) pela canela-do-ceilão (*Cinnamomum zeylanicum*).

Gotas para mandar preparar em farmácia
• Mande preparar a seguinte mistura:
  • 1 ml de OE de cravo (*Eugenia caryophyllata*)
  • 1 ml de OE de canela-da-china (*Cinnamomum cassia*)
  • 1 ml de OE de orégano Kaliteri (*Origanum vulgaris* var. Kaliteri)
  • 1 ml de OE de manjericão (*Ocimum basilicum*)
  • Dispersante do tipo Solubol ou Disper qsp 15 ml

Tome 5 a 10 gotas, 3 vezes por dia, em 1 colher de azeite.

• Uso externo, massageie o abdome em torno do umbigo com 2 a 3 gotas de OE de manjericão (*Ocimum basilicum*) ou de manjerona (*Origanum majorana*), 2 vezes por dia.

DIGESTÃO DIFÍCIL

Diversos processos intervêm na digestão, tanto mecânicos quanto bioquímicos, e a digestão difícil pode ser ocasionada por vários fatores: secreções digestivas insuficientes (sucos e enzimas), contrações intestinais insuficientes (geralmente por causa de estresse), insuficiência de flora intestinal, refeição muito rápida ou muito pesada, entre outros.

A FÓRMULA
Depois de refeição pesada
• Uso externo, massageie o abdome e a região do plexo solar com 1 gota de OE de manjericão (*Ocimum basilicum*) ou gengibre (*Zingiber officinale*) para 2 gotas de OV de amêndoa doce (*Prunus dulcis*), 2 vezes por dia.

• Passe o dedo na borda do frasco de OE de hortelã-pimenta (*Mentha x piperita*) e passe-o na língua, ou então 1 gota em 1 colher (chá) de mel, 2 vezes por dia.

• Uso interno, misture em 1 colher de azeite:
  • 1 gota de OE de cardamomo (*Elettaria cardamomum*)
  • 1 gota de OE de coentro (*Coriandrum sativum*)
  • 1 gota de OE de sementes de angélica (*Angelica archangelica*)

Tome de manhã e à noite durante 4 dias.

Disenteria
(• ver Diarreia)

Dismenorreia
(• ver menstruação dolorosa, em Menstruação)

Dispepsia
(desconforto digestivo)
(• ver Digestão difícil)

DISPLASIA DO COLO
(• Ver também Condiloma)

A displasia do colo representa um estado considerado como pré-canceroso, caracterizado por uma multiplicação anormal de certas células da mucosa do colo do útero. Ela deve ser prevenida por um exame (colpocitológico). Essas lesões são geralmente virais, provocadas pelo papilomavírus humano (HPV), que é muito contagioso; a proteção do parceiro deve ser feita com o uso de preservativo.

A FÓRMULA
Para agir local e rapidamente
• Mande preparar em farmácia óvulos vaginais com os seguintes elementos:
  • 50 mg de OE de eucalipto polibractea qt criptona (*Eucalyptus polybractea cryptonifera*)
  • 100 mg de OE de niaouli (*Melaleuca quinquenervia*)
  • 50 mg de OE de tea tree, ou árvore do chá (*Melaleuca alternifolia*)
  • 50 mg de OE de manuka (*Leptospermum scoparium*)
  • 50 mg de OE de palmarosa (*Cymbopogon martinii*)
  • Excipiente do tipo Whitepsol qsp 1 óvulo de 4 g dt 40

Coloque 1 óvulo de manhã (com um absorvente interno) e à noite durante 3 semanas, repetindo por 3 meses se houver necessidade, depois de 1 semana de pausa com acompanhamento ginecológico.

Aconselha-se também fazer duchas vaginais diárias com prata ionizada.

Para limpar a área, estimular a imunidade e combater o vírus

• Uso interno, mande preparar em farmácia cápsulas com os seguintes elementos:
  • 25 mg de OE de orégano Kaliteri (*Origanum vulgaris* var. Kaliteri)
  • 25 mg de OE de niaouli (*Melaleuca quinquernervia*)
  • 25 mg de OE de louro (*Laurus nobilis*)
  • 25 mg de OE de eucalipto polibractea qt criptona (*Eucalyptus polybractea cryptonifera*)
  • 300 mg de OV de cominho-preto (*Nigella sativa*)
  • 1 cápsula nº 0 dt 40

Tome 1 cápsula 2 vezes por dia, durante 20 dias. Repita se houver necessidade, depois de 1 semana de pausa.

ASSOCIE às cápsulas a ingestão de infusões de ipê-rosa (*Tabebuia avellanedae*) ou unha-de-gato (*Uncaria tomentosa*), bebendo de 2 a 3 xícaras por dia, durante 3 semanas por mês. Meça 1 colher (sopa) por xícara, ferva por 5 minutos, depois deixe em infusão por 15 minutos.

DOENÇAS AUTOIMUNES

Uma doença autoimune é uma patologia em que algumas células do organismo são atacadas por suas próprias defesas imunológicas. A maior parte das doenças autoimunes é específica de um órgão: a tireoidite de Hashimoto está ligada à tireoide; o diabetes tipo 1, às células de insulina do pâncreas; a doença de Crohn e a retocolite hemorrágica, ao intestino; a miastenia, aos músculos; a esclerose múltipla, ao sistema nervoso, e assim por diante). Algumas, não específicas, atingem o organismo de forma sistêmica (como a poliartrite reumatoide e o lúpus erimatoso).

A FÓRMULA

Para ajustar o sistema imunológico e limitar sua ação autoimune

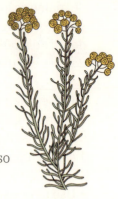

• Uso interno, misture:
  • 1 gota de OE de esteva (*Cistus ladaniferus*)
  • 1 gota de OE de helicriso italiano (*Helichrysum italicum*)

Em 1 colher (chá) de azeite ou pasta de gergelim, tome 3 vezes por dia, sob supervisão médica, durante 7 dias. Seguindo a orientação de seu aromaterapeuta, repita durante 7 dias por mês.

CONSELHO

Para complementar, adote durante algumas semanas ou vários meses uma dieta sem glúten (isto é, sem centeio, aveia, trigo e cevada) e sem laticínios, optando por cozidos em fogo lento e marinadas (regime Seignalet). Na culinária, utilize diariamente cúrcuma (*Curcuma longa*), com um pouco de pimenta-preta (*Piper nigrum*).

DOENÇA DE CROHN

Esta é uma doença inflamatória crônica do intestino, de origem autoimune.

Ela se localiza sobretudo no íleo (parte final do intestino delgado), cólon e ânus. Manifesta-se por lesões, ulcerações e o espessamento da parede intestinal. Os sintomas são diarreia aguda ou crônica, perda de apetite, emagrecimento e anemia por deficiência de absorção.

A FÓRMULA
Para equilibrar o sistema imunológico
• Veja a receita no tópico *Doenças autoimunes*

Para acalmar a mucosa intestinal
• Tome de manhã e à noite 1 copo com um licor de gel de *Aloe vera*, e também uma infusão contra colites à venda em ervanário (de 2 a 3 xícaras por dia).

DOENÇAS INFECCIOSAS

(• Ver também Angina, Bronquite, Constipação, Febre, Gripe, Sistema imunológico)

As doenças infecciosas são provocadas por um agente patogênico: bactéria, vírus, fungo ou parasita. Muitos óleos essenciais têm atividade anti-infecciosa (antiviral, antifúngica ou antibacteriana) muito forte, equivalente ou até superior à de determinados antibióticos. Os micro-organismos agem ao se multiplicar, e também ao secretar toxinas. Eles se desenvolvem quando as defesas imunológicas ficam impotentes para eliminá-los. Os sintomas podem ser febre, arrepios, fadiga geral, cãibras em caso de infecção viral e, em caso de infecção local, uma inflamação localizada, até mesmo um abscesso cheio de pus. As fórmulas a seguir reúnem os óleos essenciais mais potentes como antivirais e antibacterianos.

A FÓRMULA
A fórmula antiviral mais simples
• Uso externo, aplique localmente puras, ou diluídas a 20% em óleo vegetal (principalmente para crianças de menos 3 anos), 2 gotas de OE de saro (*Cinnamosma fragrans*) ou de ravintsara (*Cinnamomum camphora* qt cineol), no peito, nas costas e no arco do pé. Esses dois óleos essenciais podem ser usados externamente sem perigo, mesmo em bebês (diluídos a 20%).

Uma fórmula mais potente, que age sobre todos os micro-organismos
• Uso interno, mande preparar em farmácia cápsulas com os seguintes elementos:
 • 25 mg de OE de canela (*Cinnamomum zeylanicum*)
 • 25 mg de OE de orégano-grego (*Origanum heracleoticum*)
 • 25 mg de OE de ajowan (*Trachyspermum ammi*)
 • 25 mg de OE de tomilho com tujanol (*Thymus vulgaris* qt tujanol)
 • 150 mg de OV de cominho-preto (*Nigella sativa*)
 • 1 cápsula nº 0 dt 14

Tome 1 cápsula de manhã e à noite, durante 7 dias, no máximo.

Contraindicações: gravidez, aleitamento, crianças com menos de 7 anos.

• Em alternância, uma fórmula mais suave, que pode ser preparada em ervanário:
   • 1 ml de OE de canela-da-china (*Cinnamomum cassia*)
   • 2 ml de OE de orégano Kaliteri (*Origanum vulgaris* var. Kaliteri)
   • 2 ml de OE de tea tree, ou árvore do chá (*Melaleuca alternifolia*)
   • Dispersante do tipo Solubol ou Disper qsp 15 ml

Tome 5 gotas em 1 colher de azeite ou de mel, 3 vezes por dia, durante 7 dias.

Contraindicações: anticoagulantes, gravidez, aleitamento, crianças com menos de 7 anos.

• Para crianças de 3 a 7 anos, mande preparar na farmácia supositórios com os seguintes elementos:
   • OE de saro (*Cinnamosma fragrans*): crianças 25 mg / adultos 50 mg
   • OE de ho wood (*Cinnamomum camphora* qt linalol): crianças 25 mg / adultos 50 mg
   • OE de orégano Kaliteri (*Origanum vulgaris* var. Kaliteri): crianças 25 mg / adultos 50 mg
   • Excipiente do tipo Suppocire qsp 1 supositório: crianças 1,2 g / adultos 2 g dt 14

Use 1 supositório, 2 vezes por dia, durante 7 dias.

• Uso interno: pode ser aconselhável usar infusões de plantas com ação antiviral, como a raiz de equinácea purpúrea (*Echinacea purpurea*), a casca de ipê-rosa (*Tabebuia avellanedae*) e unha-de-gato (*Uncaria tomentosa*), bebendo 2 xícaras por dia, durante 3 semanas – meça 1 colher (sopa) de plantas por xícara, ferva por 5 minutos, depois deixe em infusão por 15 minutos.

DOR DE CABEÇA

As dores de cabeça comuns são chamadas de "cefaleias", enquanto as "enxaquecas" são dores de cabeça pulsantes, frequentemente localizadas em uma metade do crânio. Algumas cefaleias são provocadas por fadiga, estresse, distúrbios psicológicos e até mesmo depressão. Outras, chamadas de "sintomáticas", resultam de uma afecção ocular, arterial, dentária ou reumatológica (artrose cervical). As enxaquecas são dores de cabeça às vezes muito incapacitantes, causadas por uma constrição, seguida de uma dilatação de uma artéria da cabeça. A dor pode ser intensa, pulsante (batimentos) e associada a distúrbios digestivos, enjoos e vômitos. Pode durar de algumas horas a alguns dias. Certas dores de cabeça podem ter causas mais graves, tais como hipertensão arterial, intoxicação por monóxido de carbono, certos medicamentos, infecção com febre, meningite, hemorragia cerebral, tumor, traumatismo craniano, hematoma cerebral ou ainda um aneurisma.

A FÓRMULA
Para aliviar uma dor de cabeça comum
• Uso externo, prepare a seguinte mistura em um frasco de 10 ml:
   • 1 ml de OE de tanaceto (*Tanacetum parthenium*)

- 1 ml de OE de hortelã-pimenta (*Mentha x piperita*)
- 1 ml de OE de kunzea (*Kunzea ambigua*)
- OV de caroço de damasco (*Prunus armeniaca*) qsp 10 ml

Aplique sobre as têmporas e na base do crânio de manhã e à noite até a melhora dos sintomas.

ASSOCIE, se necessário, com chás de crisântemo-de-jardim ou tanaceto (*Tanacetum parthenium*). Beba 3 xícaras por dia, durante 3 semanas.

Contraindicações: gravidez, aleitamento, crianças pequenas.

DOR DE DENTE

A dor de dente pode ser causada por cárie muito próxima de um nervo, por abscesso gengival, por retração da gengiva deixando o colo exposto, entre outros.

A FÓRMULA
Para você fazer, a fim de aliviar a dor
- Uso externo, prepare a seguinte mistura em um frasco de 10 ml:
  - 2 ml de OE de cravo (*Eugenia caryophyllata*)
  - 1 ml de OE de louro (*Laurus nobilis*)
  - OV de hipérico (*Hypericum perforatum*) qsp 10 ml

Aplique 1 gota da mistura, 3 a 4 vezes por dia, na gengiva.

Dor de garganta
(• ver Angina, Tosse)

Dores
(• ver Dor de cabeça, Dor de dente, Dor de garganta, Espasmos digestivos, Nevralgia, Reumatismo, e menstruação dolorosa, em Menstruação)

ECZEMA

O eczema é uma afecção da pele de origem alérgica. Ele se caracteriza por áreas vermelhas com pequenas bolhas ou escamas, frequentemente associadas a coceiras (pruridos). Existem dois tipos principais de eczema: o eczema de contato ocorre por contato repetido com substâncias alergizantes (níquel, detergentes). O eczema atópico aparece em pessoas que apresentam predisposição genética a manifestações alérgicas, principalmente na presença de alérgenos aéreos.

A FÓRMULA
Para uma ação local sobre o eczema
- Uso externo, mande preparar em um frasco de 15 ml:
  - 1 ml de OE de rosmaninho (*Lavandula stoechas*)
  - 1 ml de OE de gerânio-rosa (*Pelargonium x asperum*)
  - 1 ml de OE de iary (*Psiadia altissima*)
  - 1 ml de OE de palmarosa (*Cymbopogon martinii*)

• 1 ml de OE de tea tree, ou árvore do chá (*Melaleuca alternifolia*)
• 5 ml de OV de rosa-mosqueta do Chile (*Rosa rubiginosa*)
• OV de tamanu (*Calophyllum inophyllum*) qsp 15 ml

Aplique localmente 3 vezes por dia, até o desaparecimento das placas.

ASSOCIE, se necessário, a uma infusão composta de uma mistura de raiz de bardana-maior (*Arctium lappa*) e extremidades de amor-perfeito (*Viola tricolor*) ou raiz de salsaparrilha (*Smilax regelii*). Beba 3 xícaras por dia, durante 3 semanas.

PARA BEBÊS, aplique água floral de gerânio-rosa (*Pelargonium x asperum*) ou de lavanda (*Lavandula angustifolia*), 2 vezes por dia, durante 3 semanas.

Edema
(• ver Retenção de água)

Edema venoso
(• ver Insuficiência venosa)

EMAGRECIMENTO
(• ver também Celulite)

Só um regime alimentar equilibrado, associado à prática de atividade física regular, pode sensatamente permitir perda de peso. Entretanto, os óleos essenciais são aliados preciosos no quadro de um tratamento emagrecedor. As raspas de cítricos, em particular, são notáveis "queimadores de gordura".

A FÓRMULA
Para uma fórmula queimadora de gordura e emagrecedora
• Uso interno, prepare a fórmula antiobesidade e misture todos ou alguns dos seguintes óleos essenciais:
  • 1 ml de OE de raspa de laranja-doce (*Citrus sinensis*)
  • 1 ml de OE de raspa de laranja-amarga (*Citrus aurantium*)
  • 1 ml de OE de raspa de bergamota (*Citrus bergamia*)
  • 1 ml de OE de raspa de limão (*Citrus limonum*)
  • 1 ml de OE de raspa de grapefruit (*Citrus x paradisii*)
  • 1 ml de OE de raspa de tangerina (*Citrus reticulata*)
  • Dispersante do tipo Solubol ou Disper qsp 30 ml

Tome 10 gotas, 2 vezes por dia, durante 7 dias, a repetir.

VOCÊ PODE ASSOCIAR a ingestão dessa mistura a uma infusão emagrecedora vendida em ervanário, a qual pode, geralmente, ser tomada por um período de 3 semanas, 3 xícaras por dia. O chá verde também contribui para a perda de peso: ele é rico em polifenóis, que ajudam a aumentar a queima de gordura pelo organismo (lipolise).

Contraindicações: evite totalmente a exposição ao sol, porque todos os óleos essenciais de raspas de cítricos são fotossensibilizantes.

Para uma fórmula redutora de apetite e drenante:
- 0,5 ml de OE de canela-da-china (*Cinnamomum cassia*)
- 1 ml de OE de camomila-romana (*Chamaemelum nobile*)
- 0,5 ml de OE de raspa de tangerina (*Citrus reticulata*)
- 1 ml de OE de raspa de grapefruit (*Citrus x paradisii*)
- Azeite de oliva (*Olea europea*) ou dispersante do tipo Solubol ou Disper qsp 10 ml

Tome 5 gotas, 2 vezes por dia, durante 7 dias.

EMOTIVIDADE
(• ver também Agitação, para uma lista de óleos essenciais relaxantes)

A emotividade é a reação afetiva aos acontecimentos. A fragilidade emocional provoca reações emotivas excessivas (hiperemotividade), que podem ser constrangedoras.

A FÓRMULA
Para uma ação calmante
- Aplique localmente 1 gota pura de OE de folhas ou petitgrain de laranja-amarga (*Citrus aurantium*), de folhas ou petitgrain de combava (*Citrus hystrix*) ou de lírio-do-brejo (*Hedychium coronarium*), na região do plexo solar, no lado interno dos pulsos e no arco do pé, 3 a 4 vezes por dia, durante 7 dias.

ENJOOS
(• ver também Enjoo de movimento e Câncer, principalmente durante a quimioterapia)

O enjoo é a vontade de vomitar que geralmente precede o vômito. Indica às vezes uma doença do sistema digestório (indigestão, insuficiência do fígado e da vesícula biliar, estreitamento do piloro ou do intestino) ou do sistema nervoso central (hipertensão intracraniana). Aparece também durante o primeiro trimestre de gravidez.

A FÓRMULA
Para combater o enjoo
- Uso externo, dilua 1 gota de OE de gengibre (*Zingiber officinale*) e de hortelã-pimenta (*Mentha x piperita*) em 1 colher (chá) de óleo de amêndoa doce (*Prunus dulcis*) e massageie o pescoço na altura da carótida.

- Uso interno, tome 1 gota de OE de gengibre (*Zingiber officinale*) ou de hortelã-pimenta (*Mentha x piperita*) com um pouco de mel, 2 a 3 vezes por dia.

Contraindicações: gravidez, aleitamento.

Contra os enjoos de gravidez
- Aspire o OE de limão (*Citrus limonum*) ou de gengibre (*Zingiber officinale*). Pingue, quando necessário, 1 gota de OE de gengibre

(*Zingiber officinale*) ou de limão (*Citrus limonum*) em 1 colher (chá) de óleo de amêndoa doce (*Prunus dulcis*) e aplique na região da boca do estômago. Prepare decocções de raiz de gengibre e beba de 1 a 2 xícaras por dia.

ENJOO DE MOVIMENTO

O enjoo de movimento compreende o conjunto de desconfortos sentidos por algumas pessoas quando viajam de barco ("enjoo marítimo"), trem, carro ou avião ("enjoo aéreo"). Os sintomas são sensação de vertigem, suores, mal-estar, enjoo e vômito, salivação excessiva, ansiedade. O enjoo marítimo pode levar à prostração.

A FÓRMULA
Para aliviar os sintomas

• Uso externo, dilua 1 gota de OE de gengibre (*Zingiber officinale*) e 1 gota de hortelã-pimenta (*Mentha x piperita*) em 1 colher (chá) de óleo de amêndoa doce (*Prunus dulcis*) e massageie o pescoço na altura da carótida.

• Uso interno, tome 1 gota de OE de gengibre (*Zingiber officinale*) ou 1 gota de hortelã-pimenta (*Mentha x piperita*) com um pouco de mel, 2 a 3 vezes por dia.

ENTORSE, DISTENSÃO

Entorse é a lesão traumática de uma articulação resultante de uma torção brusca. Se houver uma distensão simples dos ligamentos, trata-se de entorse benigno, se houver o rompimento dos ligamentos, trata-se de entorse grave. O entorse comum exige geralmente uma contenção de 2 a 3 semanas com enfaixamento.

A FÓRMULA
Para o entorse comum, em alternância com o enfaixamento convencional

• Uso externo, prepare ou mande preparar a seguinte mistura:
 • 2 ml de OE de gaulthéria odorata (*Gaultheria fragrantissima*)
 • 1 ml de OE de hortelã-pimenta (*Mentha x piperita*)
 • 1 ml de OE de katrafay (*Cedrelopsis grevei*)
 • 1 ml de OE de pimenta-preta (*Piper nigrum*)
 • 2 ml de OE de copaíba (*Copaifera officinalis*)
 • OV de arnica (*Arnica montana*) qsp 15 ml

Aplique 2 a 3 vezes por dia, até o desaparecimento dos sintomas. É possível alternar essa aplicação com cataplasmas grossos de argila verde. Para o entorse grave, a mistura pode ser aplicada depois, quando o emplastro for retirado.

ENURESE, XIXI NA CAMA

A enurese é a emissão involuntária de urina, geralmente à noite, por crianças maiores que não sofrem de lesões orgânicas. As causas frequentes são de ordem psicossomática (por exemplo, separação dos pais ou dificuldades em se relacionar), mas também podem ser de origem hormonal.

A FÓRMULA

Para agir localmente no aparelho urinário
• Uso externo, prepare a seguinte mistura:
  • 2 ml de OE de cipreste (*Cupressus sempervirens*)
  • 2 ml de OE de katrafay (*Cedrelopsis grevei*)
  • 1 ml de OE de mirra (*Commiphora molmol*)
  • OV de caroço de damasco (*Prunus armeniaca*) qsp 10 ml

Aplique no baixo-ventre, 2 vezes por dia, durante 7 dias.

Enxaqueca
(• ver Dores de cabeça)

EQUIMOSES, ROXOS, HEMATOMAS

A equimose é um derrame superficial de sangue que se deposita sob a pele e forma uma mancha visível. Resulta de uma pancada ou traumatismo local. Pode também se manifestar espontaneamente em caso de fragilidade capilar. A mancha pode ser extensa, vermelha, azul ou preta, e persistente. Ela passa a ser verde e amarela antes de desaparecer normalmente em alguns dias.

A FÓRMULA

Para agir rapidamente no local
• Uso externo, misture os seguintes elementos:
  • 1 ml de OE de helicriso italiano (*Helichrysum italicum*)
  • 1 ml de OE de esteva (*Cistus ladaniferus*)
  • 1 ml de OE de louro (*Laurus nobilis*)
  • OV de arnica (*Arnica montana*) qsp 10 ml

Aplique de 2 a 3 gotas localmente, 3 a 4 vezes por dia. É possível aplicar 1 a 2 gotas de helicriso italiano (*Helichrysum italicum*) puro sobre um roxo: o resultado é espetacular.

ESPASMOFILIA
(• ver Agitação, Angústia, Ansiedade, Estresse, Excitação nervosa, Fadiga anormal, Fraqueza, Nervosismo)

Trata-se de contrações musculares espasmódicas, provocadas por estresse e pela carência de magnésio dele resultante. Pode ser um problema fisiológico (hiperexcitabilidade neuromuscular crônica) ou decorrer de hiperventilação, indicando um estado de angústia ou de ansiedade.

ESPASMOS DIGESTIVOS
(• ver também Digestão difícil, Estufamentos)

São dores espasmódicas do tubo digestivo que acompanham a digestão difícil. O espasmo é uma contração involuntária e arrítmica de um músculo. Frequentemente é espontâneo, sem causa definida, mas pode indicar um estado de estresse ou de nervosismo.

A FÓRMULA
Para relaxar o plexo solar
• Uso externo, aplique 1 gota pura de OE de manjericão (*Ocimum basilicum*) ou manjerona (*Origanum majorana*) na região do plexo e sobre o abdome, 2 a 3 vezes por dia, até a melhora dos sintomas.

ESTOMATITE
(• ver também Aftas)

A estomatite é uma inflamação da mucosa da boca. Pode ter origens muito diferentes: uma infecção de origem viral (herpes, por exemplo) ou bacteriana, uma alergia, um atrito mecânico, uma micose (sapinho) ou, mais grave, um câncer de boca. Em todos os casos, é sinal de uma área fragilizada.

A FÓRMULA
Para reduzir a inflamação
• Uso externo, prepare a seguinte mistura:
  • 1 ml de OE de louro (*Laurus nobilis*)
  • 1 ml de OE de mirra (*Commiphora molmol*)
  • 1 ml de OE de hipérico (*Hypericum perforatum*)
  • 3 ml de OV de rosa-mosqueta do Chile (*Rosa rubiginosa*)
  • OV de hipérico (*Hypericum perforatum*) qsp 10 ml

Faça de 2 a 3 aplicações por dia, durante 7 dias. Repetir, se necessário.

ESTRESSE
(• ver Agitação, Angústia, Ansiedade, Excitação nervosa, Fadiga anormal, Fraqueza, Nervosismo)

O estresse se assemelha à tensão nervosa, a uma situação de reação do organismo, caso este esteja submetido a uma agressão. Problemas diversos podem aparecer com o estresse prolongado: fadiga, distúrbios psíquicos (ansiedade, insônia ou depressão), cutâneos (eczema, queda de cabelo) e ginecológicos (problemas de ovulação e/ou da menstruação).

A FÓRMULA
Para atuar favoravelmente sobre o sistema nervoso
• Uso externo, prepare a seguinte mistura de óleos essenciais relaxantes:
  • 1 ml de OE de kunzea (*Kunzea ambigua*)
  • 1 ml de OE de folhas ou petitgrain de combava (*Citrus hystrix*) ou de folhas ou petitgrain de laranja-amarga (*Citrus aurantium*)
  • 2 ml de OE de lítsea (*Litsea citrata*)
  • OV de caroço de damasco (*Prunus armeniaca*) qsp 10 ml

Aplique 2 a 3 vezes por dia na região do plexo solar, no lado interno dos pulsos e no arco dos pés, durante 20 dias por mês.

ESTRIAS

As estrias se formam em paralelo sobre a pele. Correspondem a uma alteração das fibras da derme, pela distensão desta, acompanhando um aumento brusco e excessivo de peso (crescimento rápido na puberdade, obesidade ou gravidez). De um vermelho violáceo no início, elas adquirem na sequência um tom branco nacarado.

A FÓRMULA
Para a prevenção das estrias
• Uso externo, prepare a seguinte mistura (utilizável durante a gravidez, mas somente a partir do 4º mês):
  • 1 ml de OE de pau-rosa (*Aniba rosaedora*)
  • 1 ml de OE de esteva (*Cistus ladaniferus*)
  • 1 ml de OE de rosalina (*Melaleuca ericifolia*)
  • 5 ml de OV de abacate (*Persea grattissima*)
  • OV de rosa-mosqueta do Chile (*Rosa rubiginosa*) qsp 15 ml

Faça de 2 a 3 aplicações por dia, durante 3 semanas.

É possível substituir o pau-rosa, que está em vias de extinção, pelo ho wood (*Cinnamomum camphora* qt linalol)

TOME UM CHÁ "drenagem detox", que pode ser encontrado em ervanários. Beba 3 xícaras por dia, durante 3 semanas, na mudança de estação.

CONSELHOS
No que se refere à alimentação, prefira óleos de boa qualidade, bem equilibrados em ômega-3 (canola, noz e cânhamo, por exemplo), e tome complementos alimentares ricos em silício, que nutrem e relaxam o tecido conjuntivo. Vigie o ganho de peso seguindo uma dieta apropriada.

ESTUFAMENTOS
(• ver também Aerofagia)

Os estufamentos abdominais são provocados por acumulação de gases no intestino grosso, o que causa distensão intestinal, acompanhada do aumento de volume do abdome e sensação dolorosa de barriga inchada. Os gases provêm do ar engolido no momento da deglutição quando a comida é ingerida rápido demais, do ar contido nos alimentos, assim como da fermentação ligada à digestão (gases produzidos pela digestão de açúcares, e também de proteínas, principalmente de origem animal).

A FÓRMULA
Para eliminar estufamentos
• Uso externo, misture:
  • 1 gota de OE de manjerona (*Origanum majorana*)
  • 1 gota de OE de manjericão (*Ocimum basilicum*)
  • 1 gota de OE de hortelã-pimenta (*Mentha x piperita*)

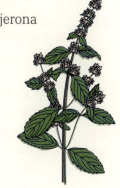

273

Misture a 1 colher (chá) de óleo de amêndoa doce (*Prunus dulcis*) e massageie o abdome em torno do umbigo, 2 vezes por dia, durante 2 a 3 dias.

• Uso interno, tome 1 a 2 gotas de OE de coentro (*Coriandrum sativum*) em 1 colher (chá) de azeite ou pasta de gergelim, 2 vezes por dia.

CONSELHOS
Acrescente às suas refeições condimentos ou grãos de plantas "carminativas" (que facilitam a eliminação dos gases), como gengibre, hortelã-pimenta e cominho. Limite o consumo de cebola, rabanete, repolho, feijão, lentilha, soja (eles provocam flatulência) e evite bebidas gasosas. Produtos lácteos também devem ser evitados porque a lactose (açúcar do leite) é de difícil digestão para algumas pessoas.

Excesso de trabalho
(• ver Agitação, Angústia, Ansiedade, Excitação nervosa, Fadiga anormal, Fraqueza, Nervosismo)

EXCITAÇÃO NERVOSA, NERVOSISMO
(• ver também Agitação, Ansiedade, Estresse, Nervosismo)

O estado de superexcitação do sistema nervoso pode ter diversas causas. Acontece frequentemente em decorrência de estresse, o que provoca um desequilíbrio do sistema neurovegetativo. Existem inúmeros óleos essenciais com efeito relaxante sobre o sistema nervoso.

A FÓRMULA
Para relaxar
• É possível empregar OE relaxantes (como petitgrain de laranja-amarga, ravintsara, ylang-ylang e lavanda) individualmente, ou associá-los, por exemplo, na mistura a seguir, aplicando-a na região do plexo solar e no lado interno dos pulsos.

• Uso externo, prepare ou mande preparar em um frasco de 10 ml:
  • 2 ml de OE de folhas ou petitgrain de laranja-amarga (*Citrus aurantium*)
  • 2 ml de OE de ravintsara (*Cinnamomum camphora* qt 1,8 cineol)
  • 1 ml de OE de ylang-ylang (*Cananga odorata*)
  • 2 ml de OE de lavanda (*Lavandula angustifolia*)
  • 2 ml de OE de lítsea (*Litsea citrata*)
  • 1 ml de OE de maniguette (*Aframomum angustifolium*)

Aplique pura na região do plexo solar, no lado interno dos pulsos e no arco do pé, 2 a 3 vezes por dia, principalmente à noite para se desligar da jornada diária e facilitar o adormecimento.

• Uso interno, caso necessário, tome 1 a 2 gotas de OE de raspa de tangerina (*Citrus reticulata*) em 1 colher (chá) de mel, 2 vezes por dia, principalmente à noite.

EXCITAÇÃO SEXUAL, LIBIDO

O desejo sexual pode variar, em função de fatores hormonais, da idade, ou depois de um distúrbio psicológico (traumas psíquicos, depressão, estresse), ou ainda o uso de determinados medicamentos.

A FÓRMULA

Para estimular a libido (efeito afrodisíaco)
- Para homens, misture:
  - 1 gota de OE de madeira-do-sião (*Fokienia hodginsii*)
  - 1 gota de OE de cabreúva (*Myrocarpus frondosus*)
  - 1 gota de OE de hortelã-bergamota (*Mentha citrata*)

Aplique a mistura pura, ou diluída a 20% em óleo vegetal, na região lombar e na do plexo solar.

- Para mulheres, aplique 1 gota de OE de ylang-ylang (*Cananga odorata*) ou monarda (*Monarda fistulosa*) sob o umbigo e na região do plexo solar.

- Prepare ou mande preparar um óleo de massagem sensual com a seguinte mistura:
  - 2 ml de OE de casca de canela (*Cinnamomum zeylanicum*)
  - 2 ml de OE de gengibre (*Zingiber officinale*)
  - 3 ml de OE de cravo (*Eugenia caryophyllata*)
  - 2 ml de OE de maniguette (*Aframomum angustifolium*)
  - 1 ml de OE de sândalo (*Santalum austrocaledonicum*)
  - OV de caroço de damasco (*Prunus armeniaca*) qsp 60 ml

Para diminuir a excitação sexual (efeito anafrodisíaco)
- Aplique 1 gota de OE de mirra (*Commiphora molmol*) pura no baixo-ventre e na região do plexo solar, 2 vezes por dia.

ASSOCIE, caso necessário, a infusões de lúpulo (*Humulus lupulus*), que também é anafrodisíaco. Tome de 2 a 3 xícaras por dia, durante 3 semanas (exceto se houver antecedentes de cânceres hormonodependentes).

Fadiga sexual
(• ver Excitação sexual)

Falta de apetite, perda de apetite
(• ver Apetite [falta de])

Faringite: faringite aguda
(• ver Angina)

Faringite crônica
(• ver Dor de garganta)

FEBRE

A febre é a elevação da temperatura do corpo acima do normal (37 °C na boca, 37,5 °C na orelha e 37,7 °C no ânus). A febre é uma arma de defesa do organismo para eliminar vírus e bactérias, mas não deve subir demais. O estado febril é acompanhado geralmente de sensação intensa de sede, de frio e mesmo de arrepios, chegando às vezes (em temperaturas superiores a 39 °C) a convulsões ou delírio.

A FÓRMULA

Para você fazer, com efeito antiviral e antibacteriano

• Uso externo, prepare ou mande preparar a seguinte mistura em um frasco de 15 ml:
  • 2 ml de OE de ravintsara (*Cinnamomum camphora* qt cineol)
  • 1 ml de OE de eucalipto radiata (*Eucalyptus radiata*)
  • 1 ml de OE de niaouli (*Melaleuca quinquenervia*)
  • 1 ml de OE de louro (*Laurus nobilis*)
  • OV de amêndoa doce (*Prunus dulcis*) qsp 15 ml

Massageie o peito e as costas, 2 vezes por dia, durante 7 dias.

• Uso interno, prepare a seguinte mistura em um frasco de 30 ml:
  • 1 ml de OE de saro (*Cinnamosma fragrans*)
  • 1 ml de OE de pimenta-preta (*Piper nigrum*)
  • 1 ml de OE de ho wood (*Cinnamomum camphora* qt linalol)
  • 1 ml de OE de tomilho com cânfora-de-bornéu (*Thymus satureioides*)
  • 1 ml de OE de tomilho com tujanol (*Thymus vulgaris* qt tujanol)
  • Dispersante do tipo Solubol ou Disper qsp 30 ml

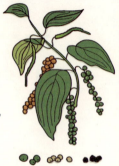

Tome 10 gotas em 1 colherada de azeite ou mel, 3 vezes por dia, durante 7 dias.

Para mandar preparar em farmácia
• Para crianças de 3 a 7 anos ou para adultos, supositórios contendo os seguintes elementos:
  • OE de saro (*Cinnamosma fragrans*): crianças 25 mg / adultos 50 mg
  • OE de ho wood (*Cinnamomum camphora* qt linalol): crianças 25 mg / adultos 50 mg
  • OE de orégano Kaliteri (*Origanum vulgaris* var. Kaliteri): crianças 25 mg / adultos 50 mg
  • Excipiente do tipo Suppocire qsp 1 supositório: crianças 1,2 g / adultos 2 g dt 14

Use 1 supositório 2 vezes por dia, durante 7 dias.

Contraindicações: gravidez, aleitamento.

ASSOCIE em uso interno a infusões de plantas antipiréticas ou sudoríferas: sabugueiro (*Sambucus nigra*), borragem (*Borrago officinalis*), tomilho (*Thymus vulgaris*) etc. Meça 1 colher (sopa) por xícara e deixe em infusão por 10 minutos. Beba de 2 a 3 xícaras por dia, durante 7 dias.

Febre do feno
(• ver Rinite alérgica)

FERIDAS, LESÕES CUTÂNEAS, MACHUCADOS BENIGNOS
(• ver também Corte)

São cortes dos tecidos que se seguem a um acidente ou a uma intervenção cirúrgica. É necessário desinfetar cuidadosamente a área, depois de ter removido todos os corpos estranhos e estar seguro de que o ferimento não é profundo e que o sangramento não é muito abundante.

A FÓRMULA
Para estancar um pequeno sangramento, aliviar a dor e estimular a cicatrização
• Uso externo, prepare a seguinte mistura:
   • 1 ml de OE de ho wood (*Cinnamomum camphora* qt linalol)
   • 2 ml de OE de lavanda aspic (*Lavandula angustifolia*)
   • 1 ml de OE de gerânio-rosa (*Pelargonium x asperum*)
   • 1 ml de OE de esteva (*Cistus ladaniferus*)
   • OV de rosa-mosqueta do Chile (*Rosa rubiginosa*) qsp 15 ml

Aplique 3 a 4 vezes por dia até a cicatrização.

Fígado
(• ver Congestão do fígado, Insuficiência biliar, Insuficiência hepática)

FISSURA ANAL

É uma fissura ou ulceração localizada no ânus, que se manifesta por uma dor forte depois da evacuação. Ela resulta muitas vezes de uma ferida que aparece quando da evacuação e acarreta uma contração muscular que dificulta a cicatrização.

A FÓRMULA
Para diminuir a dor e favorecer a cicatrização
• Uso externo, prepare a seguinte mistura:
   • 1 ml de OE de louro (*Laurus nobilis*)
   • 1 ml de OE de lavanda aspic (*Lavandula latifolia spica*)
   • OV de hipérico (*Hypericum perforatum*) qsp 10 ml

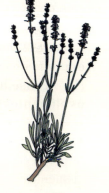

Aplique no local 2 vezes por dia, alternando com gel de *Aloe vera*.

FLATULÊNCIA

A flatulência é a emissão de gases intestinais pelo ânus. Um adulto emite normalmente entre 2 e 20 litros de gases intestinais por dia. Eles resultam da fermentação de alimentos como leguminosas e alguns legumes (repolho e aipo, entre outros), cereais, fibras, frutas (uva-passa, damasco, cítricos e bananas). São normais, mas podem acarretar constrangimento.

A FÓRMULA

Para favorecer a eliminação de gases (efeito "carminativo")

- Uso externo, prepare ou mande preparar a seguinte mistura:
  - 1 ml de OE de sementes de coentro (*Coriandrum sativum*)
  - 1 ml de OE de cardamomo (*Elettaria cardamomum*)
  - 1 ml de OE de sementes de angélica (*Angelica archangelica*)
  - 2 ml de OE de manjericão (*Ocimum basilicum*)
  - OV de caroço de damasco (*Prunus armeniaca*) qsp 15 ml

Aplique 2 vezes por dia no abdome, em volta do umbigo, em sentido horário. Aconselha-se também restringir os alimentos mais fermentáveis.

- Uso interno, mande preparar em farmácia cápsulas com os seguintes elementos:
  - 25 mg de OE de hortelã-pimenta (*Mentha x piperita*)
  - 25 mg de OE de manjericão (*Ocimum basilicum*)
  - 25 mg de OE de sementes de coentro (*Coriandrum sativum*)
  - 25 mg de OE de gengibre (*Zingiber officinale*)
  - 300 mg de OV de amêndoa doce (*Prunus dulcis*)
  - 1 cápsula n° 0 dt 14

Tome 1 cápsula 2 vezes por dia, durante 7 dias.

FLEBITE

É a formação de um coágulo no interior de uma veia, às vezes associada a uma inflamação da parede venosa. Caso surjam sintomas de flebite profunda (panturrilha dura, quente, vermelha e latejante, tornozelo e perna inchados), é preciso consultar um médico com urgência. Nesse caso, não se deve usar nenhum óleo essencial. As fórmulas abaixo são aplicáveis apenas na prevenção ou no tratamento das sequelas das flebites superficiais.

A FÓRMULA

Somente para flebite superficial ou na sua prevenção

- Uso externo, prepare a seguinte mistura:
  - 2 ml de OE de helicriso italiano (*Helichrysum italicum*)
  - 2 ml de OE de lentisco (*Pistacia lentiscus*)
  - 1 ml de OE de limão (*Citrus limonum*)
  - OV de tamanu (*Calophyllum inophyllum*) qsp 15 ml

Aplique 3 a 4 vezes por dia, durante 20 dias.

Uma fórmula com os óleos essenciais de Madagascar, menos caros

- Uso externo, prepare a seguinte mistura:
  - 2 ml de OE de sempre-viva macho (*Helichrysum bracteiferum*)
  - 2 ml de OE de issa (*Rhus taratana*)

• 1 ml de OE de limão (*Citrus limonum*)
• OV de tamanu (*Calophyllum inophyllum*) qsp 15 ml

ASSOCIE, no uso interno, um chá, que se pode comprar em ervanário, para uma drenagem do organismo, através dos órgãos emunctórios (fígado, vesícula biliar, rins, intestino etc.). Beba de 2 a 3 xícaras por dia, durante 3 semanas, na mudança de estação.

Flores-brancas
(• ver Leucorreia)

FRAGILIDADE CAPILAR
(• Ver também Insuficiência venosa)

É a diminuição da resistência dos vasos sanguíneos mais finos (capilares), em virtude de uma alteração em suas paredes. Ela pode ser constitucional, mas resultar também de algumas patologias (por exemplo, diabetes, cirrose, uremia, infecções) ou de um tratamento de longa duração com corticosteroides.

A FÓRMULA
Para reforçar os capilares
• Uso externo, prepare a seguinte mistura em um frasco de 15 ml:
  • 1 ml de OE de limão (*Citrus limonum*)
  • 1 ml de OE de cipreste (*Cupressus sempervirens*)
  • 1 ml de OE de famonty (*Pluchea grevei*)
  • 1 ml de OE de cedro-do-atlas (*Cedrus atlantica*)

• OV de tamanu (*Calophyllum inophyllum*) qsp 15 ml

Aplique 2 vezes por dia, subindo particularmente pelo lado interno dos membros inferiores.

Contraindicações: gravidez, aleitamento, cânceres hormonodependentes e fotossensibilização (não se exponha ao sol depois da aplicação).

ASSOCIE se possível a infusões de videira vermelha (*Vitis vinifera*), hamamélis (*Hamamelis virginiana*) e castanheiro-da-índia (*Aesculus hippocastanum*), bebendo 3 xícaras por dia. Pratique também uma atividade física regular.

FRAQUEZA, FADIGA ANORMAL (astenia)

A astenia é um estado de fadiga generalizada não ligada ao trabalho nem a um esforço e que não desaparece depois do repouso. É diferente da fadiga normal – que é um fenômeno natural – e se manifesta em diferentes esferas: física, psíquica ou sexual.

A FÓRMULA
Contra a fadiga física
• Uso externo, prepare a seguinte mistura em um frasco de 30 ml:
  • 2 ml de OE de copaíba (*Copaifera officinalis*)
  • 2 ml de OE de espruce negro (*Picea mariana*)
  • 2 ml de OE de katrafay (*Cedrelopsis grevei*)

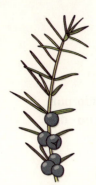

- 1 ml de OE de junípero (*Juniperus communis*)
- 1 ml de OE de abeto-balsâmico (*Abies balsamea*)
- 1 ml de OE de cravo (*Eugenia caryophyllata*)
- OV de caroço de damasco (*Prunus armeniaca*) qsp 30 ml

Aplique na lombar e na parte inferior das costas, 2 vezes por dia, durante 7 dias.

- Como alternativa, pingue 10 gotas de OE de espruce negro (*Picea mariana*) ou pinheiro-bravo (*Pinus pinaster*) em uma base neutra para um banho tônico e revitalizante.

Contra a fadiga psíquica, nervosa ou mental
- Uso externo, prepare a seguinte mistura em um frasco de 30 ml:
  - 2 ml de OE de saro (*Cinnamosma fragrans*)
  - 2 ml de OE de palmarosa (*Cymbopogon martinii*)
  - 1 ml de OE de raspa de combava (*Citrus hystrix*)
  - 1 ml de OE de ho wood (*Cinnamomum camphora* qt linalol)
  - 1 ml de OE de sementes de coentro (*Coriandrum sativum*)
  - 1 ml de OE de manjericão (*Ocimum basilicum*)
  - OV de amêndoa doce (*Prunus dulcis*) qsp 30 ml

Aplique 2 vezes por dia na região do plexo solar e no lado interno dos pulsos, assim como no arco do pé. ASSOCIE, caso necessário, a um tratamento com magnésio (3 cápsulas por dia).

CONSELHO
Complete sua alimentação com alimentos ricos em magnésio (oleaginosas) e em ômega-3 (peixes pequenos gordurosos) ou sob a forma de suplementos alimentares.

FRIEIRAS

As frieiras são placas vermelhas, violáceas, inchadas e dolorosas, que aparecem nas extremidades (mãos, pés, nariz e orelhas) por causa do frio. Elas se devem à exposição ao tempo frio e úmido e atingem, sobretudo, mulheres e crianças. É preciso não confundi-las com as geladuras, que resultam de um acidente agudo grave provocado por exposição ao frio intenso.

A FÓRMULA
Para ativar a circulação local e reduzir as frieiras
- Uso externo, prepare ou mande preparar a seguinte mistura:
  - 1 ml de OE de cipreste (*Cupressus sempervirens*)
  - 1 ml de OE de lentisco (*Pistacia lentiscus*)
  - 1 ml de OE de cedro-do-atlas (*Cedrus atlantica*)
  - OV de tamanu (*Calophyllum inophyllum*) qsp 10 ml

Aplique 2 a 3 vezes por dia até o desaparecimento das frieiras. ASSOCIE, se houver necessidade, com banhos nos pés feitos com decocção de videira vermelha (*Vitis vinifera*), 1 a 2 vezes por dia.

FURÚNCULOS
(• ver também Sistema imunológico)

O furúnculo é a infecção de um folículo piloso por uma bactéria, o estafilococo dourado (*Staphylococcus aureus*). Ele se manifesta por um pequeno inchaço vermelho, quente e doloroso em volta de um pelo, no centro do qual, depois de alguns dias, aparece uma bolha amarelada: o folículo piloso fica com aparência necrosada e cheio de pus. Quando ele é eliminado, frequentemente deixa uma cicatriz definitiva. Não se deve apertar o furúnculo para tentar extrair o pus, porque isso facilita a passagem de bactérias para o sangue e a septicemia.

A FÓRMULA
Para facilitar a reabsorção do furúnculo
- Uso externo, prepare a seguinte mistura em um frasco de 15 ml:
  - 1 ml de OE de cravo (*Eugenia caryophyllata*)
  - 1 ml de OE de manuka (*Leptospermum scoparium*)
  - 1 ml de OE de gerânio-rosa (*Pelargonium x asperum*)
  - 3 ml de extrato de sementes de grapefruit (*Citrus grandis*)
  - OV de rosa-mosqueta do Chile (*Rosa rubiginosa*) qsp 15 ml

Aplique 2 vezes por dia, até o desaparecimento do furúnculo. É possível também aplicar alternadamente uma compressa embebida com extrato de sementes de grapefruit (*Citrus grandis*).

ASSOCIE a uma drenagem geral do organismo durante 3 semanas, em dose de 2 a 3 ampolas por dia ou de 2 a 3 xícaras para beber por dia de uma infusão preparada em ervanário: mistura em partes iguais de raiz de bardana-maior (*Arctium lappa*), raiz de dente-de-leão (*Taraxacum dens leonis*), cardo-mariano (*Silybum marianum*) e amor-perfeito (*Viola tricolor*).

GASTROENTERITE

A gastroenterite é a inflamação das mucosas do estômago e dos intestinos, em geral causada por uma infecção viral ou bacteriana, em seguida à ingestão de água ou alimentos contaminados, ou por má higiene das mãos depois de contato com fezes. Ela se manifesta por uma diarreia mais ou menos forte, acompanhada de dores gástricas e intestinais, além de vômitos.

A FÓRMULA
Para aliviar as dores e por sua ação antisséptica
- Uso externo, prepare ou mande preparar a seguinte mistura em um frasco de 30 ml:
  - 2 ml de OE de manjericão-de-folha-grande (*Ocimum basilicum* var. "grande verde" qt linalol)
  - 1 ml de OE de hortelã-pimenta (*Mentha x piperita*)
  - 2 ml de OE de estragão (*Artemisia dracunculus*)
  - 2 ml de OE de cravo (*Eugenia caryophyllata*)
  - OV de caroço de damasco (*Prunus armeniaca*) qsp 30 ml

Besunte no abdome 2 a 3 vezes por dia, durante 7 dias.

• Uso interno, pode ser mais prático procurar cápsulas de orégano-compacto (*Origanum compactum*) em farmácias ou ervanários: tome 2 cápsulas por dia, durante 7 dias. Ou mande preparar a seguinte mistura:
   • 1 ml de OE de canela (*Cinnamomum zeylanicum*)
   • 1 ml de OE de orégano Kaliteri (*Origanum vulgaris* var. Kaliteri)
   • 1 ml de OE de hortelã-silvestre (*Mentha longifolia*)
   • Eventualmente 1 ml de OE de ledum (*Ledum groenlandicum*)
   • 1 ml de OE de mirra (*Commiphora molmol*)
   • Dispersante do tipo Solubol ou Disper qsp 15 ml

Tome 5 a 10 gotas, 3 vezes por dia, em 1 colher de mel ou azeite.

Para mandar preparar em farmácia
• Uso interno, cápsulas feitas com os seguintes elementos:
   • 25 mg de OE de canela (*Cinnamomum zeylanicum*)
   • 25 mg de OE de orégano Kaliteri (*Origanum vulgaris* var. Kaliteri)
   • 25 mg de OE de hortelã-silvestre (*Mentha longifolia*)
   • Eventualmente 25 mg de OE de ledum (*Ledum groenlandicum*)
   • 25 mg de OE de mirra (*Commiphora molmol*)
   • 300 mg de OV de cominho-preto (*Nigella sativa*)
   • 1 cápsula n° 0 dt 21

Tome 3 cápsulas por dia, durante 7 dias.

Essa fórmula pode ser ASSOCIADA a uma infusão de potentila (*Potentilla tormentilla*) ou bistorta (*Polygonum bistorta*), que podem ser encontradas em ervanários ou farmácias. Ferva 1 colher (sopa) da raiz de uma das plantas durante 5 minutos e deixe em infusão por 10 minutos. Beba de 2 a 3 xícaras por dia, durante 7 dias.

CONSELHO
Quando viajar, pense também em argila verde ou carvão ativado em pó (1 colher (chá) em 1 copo de água, 1 vez por dia, durante 7 dias), e evite alimentos crus, água que não seja mineral e cubos de gelo.

GASTROPARESIA
(• Ver também Digestão difícil)

É a lentidão do estômago em realizar as suas funções. Também conhecida como "estômago preguiçoso".

A FÓRMULA
Para estimular o estômago preguiçoso
• Uso externo, aplique 1 gota de óleo essencial de manjericão (*Ocimum basilicum*) na região do osso esterno, após cada refeição.

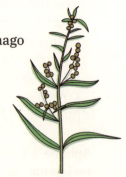

• Uso interno, tome 1 gota de OE de limão (*Citrus limonum*) e de estragão (*Artemisia dracunculus*) em 1 colher (chá) de azeite, antes da refeição.

Gengiva
(• ver Gengivite)

GENGIVITE

É uma inflamação da gengiva. Pode ser provocada por má escovação dos dentes, acarretando uma acumulação de placas bacterianas e de tártaro, e também por causas hormonais (gravidez, por exemplo) ou ingestão de certos medicamentos. A gengiva fica vermelha, inchada e muito sensível, sangrando com facilidade.

A FÓRMULA
Para aliviar a dor e reduzir a inflamação
- Uso externo, prepare a seguinte mistura em um frasco de 10 ml:
    - 2 ml de OE de louro (*Laurus nobilis*)
    - 2 ml de OE de lavanda aspic (*Lavandula latifolia spica*)
    - 1 ml de OE de cravo (*Eugenia caryophyllata*)
    - OV de hipérico (*Hypericum perforatum*) qsp 10 ml

Aplique 2 a 3 vezes por dia na gengiva, até o desaparecimento dos sintomas.

Glicemia
(• ver Diabetes)

GOTA

A gota é uma doença provocada pelo excesso de ácido úrico no organismo, caracterizada por crises de dores agudas em determinadas articulações (na base do dedão do pé, principalmente). Atinge em geral homens de idade madura e é muitas vezes ligada à alimentação muito rica em carne ou à obesidade. Mas existe, em algumas pessoas, predisposição genética. O aumento de ácido úrico pode ser também resultado de algumas doenças do sangue ou de ingestão de medicamentos. A gota requer uma reeducação alimentar (favorecendo as proteínas vegetais) e evitar o álcool, principalmente vinho branco e champanhe.

A FÓRMULA
Para drenar o ácido úrico e aliviar a dor
- Uso externo, prepare a seguinte mistura em um frasco de 30 ml:
    - 2 ml de OE de katrafay (*Cedrelopsis grevei*)
    - 2 ml de OE de copaíba (*Copaifera officinalis*)
    - 1 ml de OE de eucalipto citriodora (*Eucalyptus citriodora*)
    - 1 ml de OE de gaulthéria odorata (*Gaultheria fragrantissima*)
    - 1 ml de OE de pimenta-preta (*Piper nigrum*)
    - OV de arnica (*Arnica montana*) qsp 30 ml

Aplique 3 vezes por dia, durante 7 dias.

Para drenar o organismo
• Uso interno, prepare a seguinte mistura:
   • 2 ml de OE de eucalipto-hortelã (*Eucalyptus dives*)
   • 1 ml de OE de raiz de aipo (*Apium graveolens*)
   • 1 ml de OE de levístico (*Levisticum officinalis*)
   • 1 ml de OE de junípero (*Juniperus communis*)
   • Dispersante do tipo Solubol ou Disper qsp 15 ml

Tome 10 gotas em 1 colher de azeite ou mel, 3 vezes por dia, durante 7 dias.

COMO COMPLEMENTO, prepare uma infusão drenante de ácido úrico: durante cerca de 20 minutos, ferva 3 colheres (sopa) de alburno de tília (*Tilia cordata*) em uma panela de água fria, até reduzir a ¾ de litro. Desligue o fogo e deixe esfriar por 5 minutos, depois acrescente 1 colher (chá) de cassis (*Ribes nigrum*), 1 de freixo (*Fraxinus excelsior*) e 1 de rainha-dos-prados (*Filipendula ulmaria*). Deixe em infusão por 10 minutos. Beba 3 xícaras por dia, fora das refeições, durante 3 semanas.

Contraindicações: evite as fontes de ácido úrico (álcoois brancos, carnes gordas, embutidos e laticínios).

Gravidez (doenças)
(• ver Constipação, Enjoos, Hemorroidas, Preparação para o parto)

GRIPE

A gripe é uma doença infecciosa causada por vírus, muito contagiosa, que provoca febre alta e cãibras e atinge as vias otorrinolaringológicas (rinite, tosse e dor de garganta). Ela é transmitida por via respiratória a curta distância e é responsável por epidemias anuais. A doença pode ser grave quando atinge pessoas frágeis (idosos ou quem sofre de bronquite crônica ou insuficiência cardíaca), com risco de estresse respiratório.

A FÓRMULA
Em caso de epidemia, como prevenção
• Sem demora, não hesite em difundir ou aplicar o óleo essencial de saro (*Cinnamosma fragrans*) puro na curva do pé ou na lombar, 2 a 3 vezes por dia.

Para mandar fazer em ervanário ou em farmácia
• Uso externo, a mistura dos seguintes óleos essenciais:
   • 2 ml de OE de ravintsara (*Cinnamomum camphora* qt cineol)
   • 2 ml de OE de louro (*Laurus nobilis*)
   • 2 ml de OE de niaouli (*Melaleuca quinquenervia*)
   • 2 ml de OE de eucalipto radiata (*Eucalyptus radiata*)
   • 2 ml de OE de ho wood (*Cinnamomum camphora* qt linalol)

Aplique, pura ou diluída em um pouco de óleo de amêndoa doce (*Prunus dulcis*), no peito e nas costas, 2 a 3 vezes por dia, durante 7 dias.

• Uso interno, cápsulas feitas com os seguintes elementos:
  • 25 mg de OE de orégano Kaliteri (*Origanum vulgaris* var. Kaliteri)
  • 25 mg de OE de louro (*Laurus nobilis*)
  • 25 mg de OE de canela-do-ceilão (*Cinnamomum verum*)
  • 25 mg de OE de orégano-compacto (*Origanum compactum*)
  • 300 mg de OV de cominho-preto (*Nigella sativa*)
  • 1 cápsula nº 0 dt 21

Tome 3 cápsulas por dia, durante 7 dias, com 1 copo de água. Também pode-se mandar preparar supositórios com os mesmos componentes.

COMO COMPLEMENTO, **tome infusões de sabugueiro (*Sambucus nigra*), bebendo de 3 a 4 xícaras por dia, durante 7 dias.**

• Para bebês e crianças, supositórios feitos com uma fórmula mais suave:
  • OE de saro (*Cinnamosma fragrans*): bebês 10 mg / crianças 25 mg
  • OE de niaouli (*Melaleuca quinquenervia*): bebês 10 mg / crianças 25 mg
  • OE de tomilho com tujanol (*Thymus vulgaris* qt tujanol): bebês 10 mg / crianças 25 mg
  • Excipiente do tipo Suppocire qsp 1 supositório 1 g dt 14

Use 1 supositório, 2 vezes por dia, durante 7 dias.

Hálito
(• ver Mau hálito)

Hematomas
(• ver Equimoses)

Hemorragias
(• ver Lóquios, Metrorragias, Sangramento nasal)

HEMORROIDAS

As hemorroidas provocam a dilatação das veias (varizes) do ânus e do reto. É uma patologia comum em adultos. Podem ser internas ou externas, e são facilitadas pela hereditariedade, constipação ou gravidez, por exemplo. Acarretam dores fortes e sangramentos. Podem necessitar de cirurgia. Geralmente consecutivas, surgem após uma congestão do fígado.

A FÓRMULA
Para aliviar as dores e reabsorver as hemorroidas
• Uso externo, prepare a seguinte mistura:
  • 1 ml de OE de cajepute (*Melaleuca cajuputii*)
  • 1 ml de OE de cipreste (*Cupressus sempervirens*)
  • 1 ml de OE de gerânio-rosa (*Pelargonium x asperum*)
  • 1 ml de OE de murta vermelha (*Myrtus communis* qt acetato de mirtenila)
  • 1 ml de OE de patchuli (*Pogostemon cablin*)
  • 1 ml de OE de espruce branco (*Tsuga canadensis*)
  • OV de hipérico (*Hypericum perforatum*) qsp 15 ml

Aplique 2 vezes por dia, durante 7 dias, alternando com gel de *Aloe vera*.

Para drenar o fígado
• Uso interno, tome uma infusão associando raiz de dente-de-leão (*Taraxacum dens leonis*), alecrim (*Rosmarinus officinalis*), boldo (*Peumus boldus*) e cardo-mariano (*Silybum marianum*), preparada por herborista, acrescentando castanheiro-da-índia (*Aesculus hippocastanum*). Beba 3 xícaras por dia, durante 3 semanas, principalmente na primavera.

• Como complemento da infusão, prepare a seguinte mistura em um frasco de 5 ml:
　• 1 ml de OE de cenoura (*Daucus carota*)
　• 1 ml de OE de limão (*Citrus limonum*)
　• 1 ml de OE de alecrim com verbenona (*Rosmarinus officinalis* qt verbenona)
　• 1 ml de OE de manjericão (*Ocimum basilicum*)
　• 1 ml de OE de hortelã-silvestre (*Mentha longifolia*)

Tome 1 gota pura da mistura em 1 colher de azeite, 2 vezes por dia, durante 7 dias

Contraindicações: mulheres grávidas e em aleitamento.

HEPATITE

A hepatite é uma inflamação do fígado, aguda ou crônica. As hepatites podem ser causadas por infecção viral (hepatites A, B, C, D e E). A hepatite A é contraída através de alimentos contaminados, a hepatite B por secreções humanas (contaminação sexual, sanguínea ou fetal) e a hepatite C pelo sangue (transfusões, seringas). As hepatites tóxicas são provocadas pela ingestão por longo período de medicamentos (por exemplo, antibióticos e paracetamol) ou pelo alcoolismo. As hepatites bacterianas agudas resultam frequentemente de uma infecção primária pelo bacilo da tuberculose. Os sintomas são amarelamento (ver Icterícia), urina escura, fezes claras, enjoo e fígado sensível à palpação. Em todos os casos, a consulta médica é indispensável. A hepatite grave pode acarretar cirrose, e esta pode evoluir para câncer do fígado.

A FÓRMULA
Para tratar localmente, sem risco para o fígado
• Uso externo, misture em um frasco de 15 ml:
　• 1 ml de OE de ledum (*Ledum groenlandicum*)
　• 1 ml de OE de cenoura (*Daucus carota*)
　• 1 ml de OE de manjericão (*Ocimum basilicum*)
　• 1 ml de OE de tomilho com tujanol (*Thymus vulgaris* qt tujanol)
　• 1 ml de OE de alecrim com verbenona (*Rosmarinus officinalis* qt verbenona)
　• OV de caroço de damasco (*Prunus armeniaca*) qsp 15 ml

Massageie a área do fígado 2 vezes por dia, e ASSOCIE essa aplicação a

2-3 xícaras por dia de uma mistura de infusões de *Desmodium adscendens* e cardo-mariano (*Silybum marianum*), durante 3 semanas, com 1 semana de pausa. Repita por 3 meses.

Para uma ação mais profunda
• Uso interno, prepare ou mande preparar a seguinte mistura:
  • 1 ml de OE de pimenta-da-jamaica (*Pimenta racemosa*)
  • 1 ml de OE de manjericão (*Ocimum basilicum*)
  • 1 ml de OE de alecrim com verbenona (*Rosmarinus officinalis* qt verbenona)
  • 1 ml de OE de hortelã-pimenta (*Mentha x piperita*)
  • 1 ml de OE de cravo (*Eugenia caryophyllata*)
  • 1 ml de OE de niaouli (*Melaleuca quinquenervia*)
  • Dispersante do tipo Solubol ou Disper qsp 15 ml

Tome 5 gotas em 1 colher de azeite, 3 vezes por dia, durante 3 semanas, depois faça 1 semana de pausa. Repita sob supervisão médica.

• Ou em cápsulas preparadas em farmácia:
  • 25 mg de OE de pimenta-da-jamaica (*Pimenta racemosa*)
  • 25 mg de OE de manjericão (*Ocimum basilicum*)
  • 25 mg de OE de alecrim com verbenona (*Rosmarinus officinalis* qt verbenona)
  • 25 mg de OE de ledum (*Ledum groenlandicum*)
  • 25 mg de OE de niaouli (*Melaleuca quinquenervia*)
  • 300 mg de OV de cominho-preto (*Nigella sativa*)
  • 1 cápsula nº 0 dt 40

Tome 2 cápsulas por dia, durante 3 semanas, depois faça 1 semana de pausa. Repita sob supervisão médica.

HERPES LABIAL/GENITAL

Esta doença viral passa geralmente despercebida quando ocorre a infecção primária, mas podem ocorrer em seguida, ao menor indício de fadiga, erupções recorrentes de bolhas em volta da boca e do nariz (bolhas de febre), às vezes na parte genital, chegando a evoluir para herpes-zóster. O herpes labial é causado pelo vírus HSV1 e o herpes genital, pelo vírus HSV2. São muito contagiosos e transmitidos por contato ou secreção, o que requer uma higiene muito bem-feita.

A FÓRMULA
Para você fazer
• Uso externo, um óleo essencial da família das Melaleuca – tea tree, ou árvore do chá (*Melaleuca alternifolia*), niaouli (*Melaleuca quinquinervia*) ou cajepute (*Melaleuca cajuputii*) – pode ser aplicado puro ou diluído a 20% em óleo vegetal (amêndoa doce, por exemplo), se as mucosas estiverem sensíveis. Outros óleos essenciais possíveis: fragônia (*Agonis fragrans*) e manuka (*Leptospermum*

scoparium). Evite tocar a pele com os dedos e lave cuidadosamente as mãos, antes e depois da aplicação.

Para mandar preparar em ervanário ou em farmácia

- Associe os seguintes OE a óleos vegetais cicatrizantes em um frasco de 15 ml:
    - 1 ml de OE de ravintsara (*Cinnamomum camphora* qt cineol)
    - 2 ml de OE de niaouli (*Melaleuca quinquenervia*)
    - 1,5 ml de OE de cajepute (*Melaleuca cajuputii*)
    - 0,5 ml de OE de cravo (*Eugenia caryophyllata*)
    - 5 ml de OV de tamanu (*Calophyllum inophyllum*)
    - 5 ml de OV de rosa-mosqueta do Chile (*Rosa rubiginosa*)

Aplique 2 vezes por dia com um cotonete até a cicatrização.

- Uso interno, você pode estimular as defesas imunológicas com a ajuda de outras fórmulas propostas (ver Convalescença).

ASSOCIE, caso necessário, infusões de ipê-rosa (*Tabebuia avellanedae*) ou unha-de-gato (*Uncaria tomentosa*). Meça 1 colher (sopa) por xícara, ferva por 5 minutos e deixe em infusão por 15 minutos. Beba 3 xícaras por dia.

HERPES-ZÓSTER

O herpes-zóster é uma doença infecciosa causada pela reativação do vírus varicela-herpes-zóster, caracterizado por uma sensação muito dolorosa de queimadura no trajeto de um nervo e a erupção, no final de alguns dias, de pequenas manchas vermelhas cobertas de vesículas. O vírus permanece em estado latente no organismo, principalmente se a pessoa teve varicela na infância, e ressurge na idade adulta devido ao estresse ou à baixa das defesas imunológicas. É uma doença contagiosa por contato cutâneo com as lesões.

A FÓRMULA

Para auxiliar a cura e a cicatrização das lesões

- Uso externo, prepare a seguinte mistura:
    - 3 ml de OE de tea tree, ou árvore do chá (*Melaleuca alternifolia*)
    - 1 ml de OE de eucalipto citriodora (*Eucalyptus citriodora*)
    - 1 ml de OE de fragônia (*Agonis fragrans*)
    - 1 ml de OE de manuka (*Leptospermum scoparium*)
    - 1 ml de OE de hortelã-pimenta (*Mentha x piperita*)
    - 1 ml de OE de cravo (*Eugenia caryophyllata*)
    - OV de tamanu (*Calophyllum inophyllum*) qsp 15 ml

Aplique 5 a 6 vezes por dia, até o desaparecimento dos sintomas, evitando cuidadosamente tocar as lesões com as mãos. Lave bem as mãos antes e depois da aplicação.

- Uso interno, prepare a seguinte mistura antiviral:

- 2 ml de OE de manjericão (*Ocimum basilicum*)
- 2 ml de OE de saro (*Cinnamosma fragrans*)
- 2 ml de OE de louro (*Laurus nobilis*)
- 2 ml de OE de niaouli (*Melaleuca quinquenervia*)
- 2 ml de OE de tea tree, ou árvore do chá (*Melaleuca alternifolia*)

Tome 1 a 2 gotas em 1 colher (chá) de mel, azeite ou pasta de gergelim, 3 vezes por dia, durante 7 dias. Repetir.

ASSOCIE a mistura a chás de plantas imunoestimulantes e antivirais: ipê-rosa (*Tabebuia avellanedae*), equinácea púrpura (*Echinacea purpurea*) ou unha-de-gato (*Uncaria tomentosa*). Beba 3 xícaras por dia, durante 3 semanas. Meça 1 colher (sopa) por xícara, ferva por 5 minutos e deixe em infusão por outros 15 minutos.

Hiperglicemia
(• ver Diabetes, Glicemia)

HIPERTENSÃO ARTERIAL

A hipertensão arterial é uma tensão arterial em repouso anormalmente alta. A tensão diastólica (2º número) não deve ser mais alta do que a metade da tensão sistólica (1º número), mais 1: por exemplo, diz-se hipertensão a partir de 15/9, isto é, uma tensão sistólica de 15 mm de mercúrio por uma tensão diastólica de 9 mm de mercúrio. Não se fala de hipertensão quando a mínima é inferior a 9. A hipertensão é dita "essencial" quando nenhuma causa puder ser identificada formalmente, o que é o caso de 90% dos hipertensos. Para os 10% restantes, as causas podem ser insuficiência renal, doença nas glândulas suprarrenais e estenose aórtica, entre outras. Importante: nunca abandone um tratamento médico sem falar com seu médico.

A FÓRMULA
Para você fazer
- Aplique 1 a 2 gotas de óleo essencial de ylang-ylang (*Cananga odorata*) puro na região do coração, 2 a 3 vezes por dia.

Para mandar fazer em ervanário ou em farmácia
- Uso externo, uma fórmula mais elaborada:
  - 1 ml de OE de ylang-ylang (*Cananga odorata*)
  - 1 ml de OE de vara-de-ouro (*Solidago canadensis*)
  - 1 ml de OE de verbena-limão (*Lippia citriodora*)
  - 1 ml de OE de manjerona (*Origanum majorana*)
  - 1 ml de OE de lavandin (*Lavandula x burnatii*)
  - 1 ml de OE de gaulthéria odorata (*Gaultheria fragrantissima*)
  - OV de caroço de damasco (*Prunus armeniaca*) qsp 15 ml

Aplique 2 vezes por dia, na região do coração, no peito.
ASSOCIE essa aplicação a uma infusão feita com a mistura, em partes iguais, de folhas de oliveira (*Olea europaea*), flores de espinheiro (*Crataegus oxyacantha*), folhas de alho-dos-ursos (*Allium ursinum*) e das extremidades de uma variedade da vara-de-ouro (*Solidago virga aurea*). Beba 3 xícaras por dia, durante 3 semanas por mês.

HIPOTENSÃO ARTERIAL

Existe hipotensão arterial quando a tensão arterial em repouso é muito baixa, inferior a 11 para a pressão sistólica (1º número, expresso em mm de mercúrio). Esse diagnóstico, entretanto, é reservado a pessoas com sintomas graves ligados à queda de pressão, como desmaios e vertigens. A hipotensão arterial pode ser causada por fadiga generalizada, convalescença prolongada, emagrecimento significativo ou, mais grave, hemorragia interna, desidratação profunda, intoxicação aguda ou estado de choque (forte reação alérgica, infarto do miocárdio ou doença infecciosa).

A FÓRMULA
Para hipotensão comum
• Uso interno, aplique simplesmente 1 a 2 gotas de OE de pinheiro-silvestre (*Pinus sylvestris*) ou espruce negro (*Picea mariana*) no peito, na altura do coração, e na região dos rins, 2 vezes por dia, durante 7 dias.

• Uso externo, mande preparar em um frasco de 15 ml:
• 1 ml de OE de pimenta-da-jamaica (*Pimenta racemosa*)
• 2 ml de OE de pinheiro-silvestre (*Pinus sylvestris*)
• 2 ml de OE de hortelã-pimenta (*Mentha x piperita*)
• OV de amêndoa doce (*Prunus dulcis*) qsp 15 ml

Aplique no peito, na altura do coração, e na região dos rins (lombar) 2 vezes por dia, durante 7 dias.

• Uso interno, associe os seguintes óleos essenciais em um frasco de 15 ml:
• 1 ml de OE de cravo (*Eugenia caryophyllata*)
• 1 ml de OE de segurelha (*Satureja montana*)
• 2 ml de OE de hortelã-pimenta (*Mentha x piperita*)
• OV de amêndoa doce (*Prunus dulcis*) qsp 15 ml

Tome 5 gotas em 1 colher de azeite ou mel, 3 vezes por dia, durante 7 dias.

ICTERÍCIA
(• ver Cirrose, Hepatite)

Coloração amarela da pele, do branco do olho e das mucosas, causada pela acumulação, no sangue, de um pigmento amarelo derivado da hemoglobina (bilirrubina). A icterícia resulta tanto da destruição excessiva de glóbulos vermelhos como de um déficit enzimático das células do fígado (que pode ser hereditário ou consequência de uma doença do fígado ou das vias biliares).

IMPETIGO

O impetigo é uma infecção da pele, supurada e contagiosa, causada por uma bactéria (estafilococo dourado ou estreptococo), frequente sobretudo em crianças de menos de 10 anos. Os germes entram na pele por um corte ou uma lesão. Essa infecção se manifesta por placas vermelhas, onde surgem bolhas cheias de pus, seguidas pouco tempo depois por uma casca amarelada. Atinge os lábios, narinas e olhos. O impetigo pode ser transmitido na escola e no ambiente familiar. Exige higiene rigorosa e, dependendo do caso, o portador deve deixar de ir à escola por alguns dias.

A FÓRMULA
Para facilitar a cicatrização e a desinfecção das lesões
- Uso externo, prepare a seguinte mistura em um frasco de 10 ml:
  - 1 ml de OE de lavanda aspic (*Lavandula latifolia spica*)
  - 1 ml de OE de tea tree, ou árvore do chá (*Melaleuca alternifolia*)
  - OV de rosa-mosqueta do Chile (*Rosa rubiginosa*) qsp 10 ml

Aplique 2 vezes por dia com um cotonete, até a cicatrização. Evite tocar as lesões com os dedos e lave as mãos cuidadosamente antes e depois. Se necessário, use uma solução antisséptica.

CONSELHOS
Pense em cortar as unhas da criança para evitar que se arranhe. Lave regularmente as mãos dela e também as fronhas e toalhas com as quais a criança tenha contato.

Impotência, problemas de ereção
(• ver Excitação sexual)

Imunidade
(• ver Convalescença, Sistema imunológico)

Indigestão
(• ver Digestão difícil)

Infecções gastrointestinais
(• ver Gastroenterite)

Infecções respiratórias
(• ver Angina, Bronquite, Constipação, Gripe)

INFECÇÕES URINÁRIAS

As infecções urinárias envolvem um órgão do trato urinário, em particular a bexiga e a uretra. Muitas vezes, elas se caracterizam pela presença de germes e pus nas vias urinárias. Podem atingir todos os órgãos geniturinários e, se não forem tratadas rapidamente, podem acarretar complicações: pielonefrite, abscesso (no rim, testículo, próstata etc.) ou tumefação. Podem também ser indício de uma patologia mais grave (como diabetes ou aids). Os sintomas são geralmente queimação ou dor ao urinar, micções mais frequentes e até febre e arrepios.

A FÓRMULA
Para aliviar os sintomas
• Uso externo, misture em um frasco de 10 ml:
   • 1 ml de OE de eucalipto staigeriana (*Eucalyptus staigeriana*)
   • 1 ml de OE de bálsamo-do-peru (*Myroxylon balsamum* var. *pereirae*)
   • 1 ml de OE de sempre-viva faradifani (*Helichrysum faradifani*)
   • OV de caroço de damasco (*Prunus armeniaca*) qsp 10 ml

Aplique no baixo-ventre 2 vezes por dia, durante 7 dias.

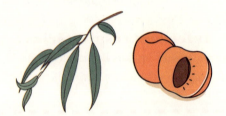

Para eliminar os germes, como complemento de um tratamento convencional
• Uso interno, misture em um frasco de 10 ml:
   • 2 ml de OE de orégano Kaliteri (*Origanum vulgaris* var. Kaliteri)
   • 1 ml de OE de canela (*Cinnamomum zeylanicum*)
   • 1 ml de OE de palmarosa (*Cymbopogon martinii*)
   • 1 ml de OE de monarda (*Monarda fistulosa*), se disponível
   • Dispersante do tipo Solubol ou Disper qsp 15 ml

Tome 5 gotas em 1 colher de azeite ou de mel, 3 vezes por dia, durante 7 dias.

Se necessário, **ASSOCIE** a infusões de barba de milho (*Zea mayis*), urze (*Calluna vulgaris*), uva-de-urso (*Arctostaphylos uva-ursi*) ou cranberry (*Vaccinium macrocarpon*). Beba 3 xícaras por dia, durante 3 semanas.

Contraindicações: esses remédios são desaconselhados para mulheres grávidas e em aleitamento.

CONSELHO
Beba ao menos 2 litros de água pouco mineralizada todos os dias, urine regularmente, trate sem demora qualquer irregularidade do trânsito intestinal (diarreia ou constipação) e mantenha uma boa higiene genital e perineal.

Inflamação da garganta
(• ver Dor de garganta)

Inflamações
(• ver Irritações)

INGURGITAMENTO MAMÁRIO
(• ver também Desmame, Mastite, Mastose)

Durante o aleitamento, a tensão e a dor mamárias são provocadas pela acumulação de leite, que pode ocorrer alguns dias depois do parto (desde a descida do leite), quando sua produção se torna maior que a demanda do bebê (se ele deixa de acordar à noite, por exemplo) ou uma mamada foi pulada.

A FÓRMULA
Para aliviar a dor nos seios
• Misture 1 gota de OE de gerânio-rosa (*Pelargonium x asperum*) e 1 gota de OE de palmarosa (*Cymbopogon martinii*) em 1 colher (chá) de OV de rosa-mosqueta do Chile (*Rosa rubiginosa*), e massageie os seios 2 vezes por dia. Não amamente depois da aplicação.

ASSOCIE, se for necessário, a uma infusão de sementes de salsa (*Petroselinum sativum*) para diminuir a lactação.

- - - - - - - - - - - - - - - -

INSÔNIA

A insônia é uma insuficiência de sono que surge quando o indivíduo tem dificuldade em adormecer, acorda repetidamente durante a noite, tem sono perturbado por pesadelos ou desperta muito cedo pela manhã. Os sintomas diferem de uma pessoa para outra. Ela costuma se manifestar por um estado de cansaço generalizado, consequência de um sono não reparador, e pela impressão mais ou menos subjetiva de não ter dormido. A insônia aguda, que dura de alguns dias a algumas semanas, resulta de um acontecimento exterior (choque, estresse emocional, preocupações profissionais ou dor localizada, por exemplo). Ela difere da insônia crônica, que pode estar ligada a um estado geral de ansiedade (dificuldade para adormecer) ou a uma depressão subjacente (despertares noturnos).

A FÓRMULA
Para um sono melhor. É muito eficaz quando passada na pele (ligada ao sistema nervoso)
• Uso externo, misture em um frasco de 10 ml:
  • 2 ml de OE de ravintsara (*Cinnamomum camphora* qt cineol)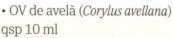
  • 1 ml de OE de lítsea cítrica (*Litsea cubeba*)
  • 1 ml de OE de murta verde (*Myrtus officinalis* qt cineol)
  • 1 ml de OE de ylang-ylang (*Cananga odorata*)
  • OV de avelã (*Corylus avellana*) qsp 10 ml

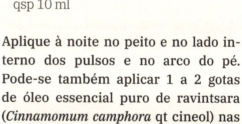

Aplique à noite no peito e no lado interno dos pulsos e no arco do pé. Pode-se também aplicar 1 a 2 gotas de óleo essencial puro de ravintsara (***Cinnamomum camphora*** qt cineol) nas mesmas áreas, meia hora antes de deitar.

Se necessário, complemente internamente
• Uso interno, tome 1 a 2 gotas de OE de raspa de tangerina (*Citrus reticulata*) em 1 colher (chá) de mel, meia hora antes de deitar.

É ACONSELHÁVEL ASSOCIAR os óleos essenciais a uma infusão composta da mistura de passiflora (*Passiflora incarnata*), papoula-da-califórnia (*Eschscholtzia californica*), verbena-odorífera (*Lippia citriodora*) e erva-cidreira (*Melissa officinalis*). Meça 1 a 2 colheres (sopa) por xícara e deixe em infusão por 10 minutos.

CONSELHO

À noite, evite alimentos pesados ou excitantes (como café, álcool etc.) e, ainda, estimulantes intelectuais (como internet) ou emocionais.

INSUFICIÊNCIA BILIAR

É a insuficiência de secreção de bile pelo fígado, ou o mau esvaziamento da vesícula biliar (órgão que armazena essa substância). Produzida pelo fígado, a bile desempenha diversos papéis. Permite principalmente a emulsão das gorduras, a fim de facilitar a digestão no intestino. Assegura também a alcalinização do duodeno, a lubrificação das fezes e participa da síntese da vitamina K. Sua secreção normal nos adultos é de 0,5-1 litro por dia.

A FÓRMULA

Para estimular a produção de bile (ação colagoga) e o esvaziamento da vesícula biliar (ação colerética)
• Uso interno, misture os seguintes óleos essenciais:
  • 1 gota de OE de hortelã-verde suave (*Mentha viridis*)
  • 1 gota de OE de endro (*Anethum graveolens*)

Antes de cada refeição, tome a mistura em 1 colher (chá) de azeite, durante 7 dias.

Contraindicações: gravidez e aleitamento. Não faça uso prolongado.

ASSOCIE a plantas colagogas e coleréticas: folhas de alcachofra (*Cynara scolymus*), raiz de genciana-amarela (*Gentiana lutea*), raiz de bardana-maior (*Arctium lappa*) e raiz de dente-de-leão (*Taraxacum dens leonis*). Prepare de 2 a 3 xícaras por dia da mistura de infusão para beber antes de cada refeição, durante 3 semanas.

INSUFICIÊNCIA HEPÁTICA
(• ver também Congestão do fígado)

A insuficiência hepática se caracteriza pela diminuição de atividade das funções do fígado. Associa-se geralmente essa expressão a sintomas de digestão difícil, mas a verdadeira insuficiência hepática tem causas bem mais graves: hepatite, cirrose, câncer ou tumor no fígado. Os sintomas mencionados aqui referem-se a uma insuficiência hepática moderada, acompanhada de fadiga, sonolência, emagrecimento e má digestão, e podem estar associados a sintomas como enxaqueca, despertar noturno por volta das 3-4 horas da madrugada – segundo a medicina tradicional chinesa –, a língua saburrenta pela manhã e mau hálito.

A FÓRMULA

Para estimular as funções do fígado e da vesícula biliar
• Uso interno, misture os seguintes óleos essenciais:
  • 1 gota de OE de limão (*Citrus limonum*)
  • 1 gota de OE de manjericão (*Ocimum basilicum*)

Antes de cada refeição, tome a mistura em 1 colher (chá) de azeite, durante 7 dias.

- Ou prepare esta fórmula mais elaborada misturando em um frasco de 5 ml:
  - 1 ml de OE de alecrim com verbenona (*Rosmarinus officinalis* qt verbenona)
  - 1 ml de OE de tomilho com tujanol (*Thymus vulgaris* qt tujanol)
  - 1 ml de OE de limão (*Citrus limonum*)
  - 1 ml de OE de cenoura (*Daucus carota*)
  - 1 ml de OE de levístico (*Levisticum officinalis*)

Tome 1 gota em 1 colher (chá) de azeite, de manhã e à noite, durante 7 dias.

Contraindicações: gravidez e aleitamento.

INSUFICIÊNCIA RENAL
(• ver também Gota, Reumatismo)

É o mau funcionamento dos rins acarretando uremia, isto é, aumento da ureia, do ácido úrico e da creatinina no sangue. De gravidade variável, a insuficiência renal se traduz pela redução da capacidade dos rins de assegurar a filtragem e a eliminação de resíduos do sangue, de controlar o equilíbrio de água e sais no corpo e de regularizar a pressão sanguínea. Requer acompanhamento médico. Os sintomas mais comuns são hipertensão arterial e a presença, na urina, de proteínas ou de sangue. Provocada por causa mecânica, orgânica ou funcional, a insuficiência renal aguda, por outro lado, sara sem deixar sequelas.

A FÓRMULA
Para estimular a função renal
- Uso interno, prepare uma mistura dos seguintes óleos essenciais, de acordo com o preço e a disponibilidade:
  - 1 ml de OE de aipo (*Apium graveolens*)
  - 1 ml de OE de vara-de-ouro (*Solidago canadensis*)
  - 1 ml de OE de cenoura (*Daucus carota*)
  - Dispersante do tipo Solubol ou Disper qsp 15 ml

Tome 10 gotas em 1 colher (chá) de azeite, 3 vezes por dia, durante 7 dias.

ASSOCIE a infusões de plantas diuréticas: vara-de-ouro (*Solidago virga aurea*), lespedeza (*Lespedeza capitata*), grama-branca (*Agropyrum repens*) e chá-de-java (*Orthosiphon stamineus*), entre outras. Beba de 2 a 3 xícaras por dia, fora das refeições, durante 3 semanas. Repita por 3 meses depois de 1 semana de pausa.

CONSELHO
Recomenda-se a diminuição de ingestão de proteínas animais, sal e alimentos ricos em potássio (determinadas frutas, secas ou não: banana, figo e tâmara, por exemplo).

INSUFICIÊNCIA VENOSA
(• ver também Fragilidade capilar)

A insuficiência venosa é a má circulação de retorno do sangue para o coração, acarretando a estagnação dele nas pernas e provocando sintomas como pernas pesadas, edema, telangiectasias (microvarizes) e varizes. As causas são variadas, como hereditariedade, fatores hormonais, sobrecarga de peso, sedentarismo, a permanência em pé por muito tempo e calor. Na naturopatia, a insuficiência venosa é associada muitas vezes à congestão do fígado, que acarreta a acumulação de sangue nesse órgão e a má circulação de retorno (ver Congestão do fígado e Insuficiência hepática).

A FÓRMULA

Para descongestionar as veias

• Uso externo, prepare a seguinte mistura em um frasco de 30 ml:
  • 2 ml de OE de cipreste (*Cupressus sempervirens*)
  • 2 ml de OE de patchuli (*Pogostemon cablin*)
  • 2 ml de OE de cedro-da-virgínia (*Cupressus virginiana*)
  • 2 ml de OE de cedro-do-atlas (*Cedrus atlantica*)
  • 1 ml de OE de lentisco (*Pistacia lentiscus*)
  • 1 ml de OE de helicriso italiano (*Helichrysum italicum*)
  • OV de tamanu (*Calophyllum inophyllum*) qsp 30 ml

Massageie as pernas, subindo pelo lado interno e descendo pelo lado externo.

Contraindicações: cânceres hormonodependentes, gravidez e aleitamento.

• Alterne com óleos essenciais de Madagascar:

• 5 ml de OE de famonty (*Pluchea grevei*)
• 5 ml de OE de issa (*Rhus taratana*)
• OV de tamanu (*Calophyllum inophyllum*) qsp 30 ml

ASSOCIE essa preparação com infusões de videira vermelha (*Vitis vinifera*), hamamélis (*Hamamelis virginiana*), avelã (*Corylus avellana*) ou gingko biloba. **Beba 3 xícaras por dia, durante 3 semanas, repetindo por 2 a 3 meses, depois de 1 semana de pausa.**

Comece a drenar o fígado, principalmente no outono e na primavera, bebendo de 2 a 3 xícaras por dia de uma mistura de infusão à base de plantas colagogas e coleréticas (que estimulam a produção de bile e o esvaziamento da vesícula biliar): por exemplo, alcachofra (*Cynara scolymus*), boldo (*Peumus boldus*), fumária (*Fumaria officinalis*), cardo-mariano (*Silybum marianum*) e alecrim (*Rosmarinus officinalis*).

CONSELHO

Faça de tempos em tempos duchas escocesas, subindo ao longo da parte interna das pernas, e banhos de pés e de mãos.

INTERTRIGO

(• ver também Micoses)

O intertrigo é uma inflamação cutânea localizada em dobras da pele (virilhas, axilas, espaços entre os dedos das mãos ou dos pés, umbigo), em regiões confinadas, submetidas a calor e umidade, em particular em pessoas obesas. Os sintomas são placas vermelhas, úmidas, rodeadas de uma borda branca e associadas a forte coceira. Muitas vezes, tem origem infecciosa, causado por uma bactéria ou fungo do tipo levedura (*Candida albicans*).

A FÓRMULA
Um óleo essencial muito eficaz contra a inflamação
• Uso externo, aplique puro (*ou diluído a 20%*) o óleo essencial de tea tree, ou árvore do chá (*Melaleuca alternifolia*), 2 vezes por dia, até a cura completa.

CONSELHO
Para secar a área inflamada e acelerar a cura, exponha-a ao ar livre 2 vezes por dia, durante 10 minutos.

Irritação, inflamação das pálpebras
(• ver Pálpebras)

IRRITAÇÕES DA PELE, VERMELHIDÕES
(• ver também Rosácea)

As vermelhidões (fenômenos chamados "eritemas" em medicina) são faixas de pele que adquirem coloração rósea ou avermelhada. Mais ou menos graves, locais, difusas, transitórias (de alguns segundos a minutos) ou permanentes (durante uma afecção), revelam a dilatação de pequenos vasos cutâneos e uma inflamação. A irritação da pele pode ter como origem uma reação à temperatura ou raios ("queimadura de sol", efeito da radioterapia), à má circulação sanguínea ou, ainda, a uma infecção (como rubéola ou escarlatina). Uma emoção também pode provocar uma vermelhidão transitória.

A FÓRMULA
Para diminuir a irritação (como complemento ao tratamento da causa, caso necessário)
• Uso externo, aplique óleo ou bálsamo de calêndula (*Calendula officinalis*) na pele.

• Ou aplique compressas de água floral de camomila-romana (*Anthemis nobilis*). Em caso de rosácea, aplique água floral de hamamélis (*Hamamelis virginiana*) no rosto, 2 vezes por dia.

LACTAÇÃO INSUFICIENTE (aleitamento)

É a produção insuficiente de leite materno para as necessidades do bebê. Uma pesquisa canadense revelou que 90% das mulheres amamentam nos dias seguintes ao parto, mas que apenas 50% ainda amamentam exclusivamente três meses depois. Uma das razões apresentadas (além do conforto representado pelo uso de leite artificial) é a insuficiência na produção de leite.

A FÓRMULA
Para estimular a descida do leite ou manter a lactação
• Uso externo, misture 2 gotas de OE de funcho (*Foeniculum vulgaris*) em

1 colher (chá) de óleo de amêndoa doce (*Prunus dulcis*) e massageie cada seio, 2 vezes por dia, durante 3 dias. Espere um pouco antes de amamentar para evitar que a criança engula o óleo essencial.

ASSOCIE essa aplicação a uma infusão galactógena composta de lúpulo (*Humulus lupulus*), funcho (*Foeniculum vulgaris*) e galega (*Galega officinalis*). Beba de 2 a 3 xícaras por dia, durante 3 semanas.

CONSELHO

Até 3 meses, é preciso incentivar as mamadas noturnas para que a prolactina, o hormônio da lactação, aja à noite, estimulando, assim, a produção de leite. A partir de 12 semanas, a mamada noturna não é mais indispensável porque o organismo já está regulado para produzir o leite necessário.

LEUCORREIA (flores-brancas)

Leucorreia são secreções genitais que escorrem pela vagina, chamadas "flores-brancas" na linguagem comum ou "perdas vaginais". Podem ser mais ou menos abundantes, fluidas ou espessas, brancas, esverdeadas ou amareladas, às vezes com odor desagradável. São acompanhadas de irritação local, coceira, ardência e dores durante a relação sexual. Flores-brancas anormalmente abundantes podem ser sinal de infecção por uma bactéria ou um fungo (*Candida albicans*) ou um parasita (*Trichomonas vaginalis*).

A FÓRMULA

Para combater as flores-brancas
• Mande preparar em farmácia óvulos vaginais com os seguintes elementos:
 • 25 mg de OE de eucalipto-hortelã (*Eucalyptus dives piperitoniferum*)
 • 25 mg de OE de gálbano (*Ferula gummosa*)
 • 50 mg de OE de sálvia (*Salvia officinalis*), sob encomenda, ou de OE de sálvia esclareia (*Salvia sclarea*)
 • 50 mg de OE de ho wood (*Cinnamomum camphora* qt linalol)
 • 50 mg de OE de tea tree, ou árvore do chá (*Melaleuca alternifolia*)
 • 50 mg de OE de fragônia (*Agonis fragrans*)
 • Excipiente do tipo Whitepsol qsp 1 óvulo de 4 g dt 14

Coloque 1 óvulo pela manhã (com um absorvente interno) e à noite, durante 7 dias.

Injete também prata ionizada na vagina, alternando com água floral de sálvia (*Salvia officinalis*) ou de sálvia esclareia (*Salvia sclarea*). Não abuse de antissépticos vaginais, que destroem a flora vaginal, e tome probióticos específicos para essa flora, disponíveis em farmácias e lojas especializadas.

Para fortalecer o organismo e tratar a área
• Uso interno, prepare a seguinte mistura:
 • 1 ml de OE de eucalipto-hortelã (*Eucalyptus dives piperitoniferum*)
 • 2 ml de OE de fragônia (*Agonis fragrans*)
 • 2 ml de OE de orégano Kaliteri (*Origanum vulgaris* var. Kaliteri)

• Dispersante do tipo Solubol ou Disper qsp 15 ml

Tome 5 gotas em 1 colher de azeite, 3 vezes por dia, durante 7 dias.

ASSOCIE a infusões de ipê-rosa (*Tabebuia avellanedae*), unha-de-gato (*Uncaria tomentosa*) ou urtiga-branca (*Lamium album*). Beba 3 xícaras por dia, durante 3 semanas. A urtiga-branca também pode ser injetada na vagina.

CONSELHO
Uma boa higiene íntima ajuda a evitar recidivas. É recomendável o exame do parceiro e o uso de preservativos em caso de infecção por *Trichomonas vaginalis*.

Libido
(• ver Excitação sexual)

LÍQUEN PLANO

Esta doença da pele se caracteriza pelo surgimento de pequenas placas salientes, de cor púrpura, de origem desconhecida (estresse, colonopatia, ingestão de medicamentos, por exemplo), e que aparece entre os 30 e os 60 anos. As placas coçam e dispõem-se simetricamente no lado interno dos pulsos, no dorso das mãos, na mucosa bucal e, às vezes, no couro cabeludo.

A FÓRMULA
Para tratar o líquen plano
• Uso externo, prepare a seguinte mistura:
   • 2 ml de OE de copaíba (*Copaifera officinalis*)
   • 1 ml de OE de manuka (*Leptospermum scoparium*)
   • 1 ml de OE de palmarosa (*Cymbopogon martinii*)
   • 1 ml de OE de monarda (*Monarda fistulosa*)
   • 5 ml de OV de rosa-mosqueta do Chile (*Rosa rubiginosa*)
   • OV de tamanu (*Calophyllum inophyllum*) qsp 30 ml

Aplique 2 vezes por dia, durante 3 semanas, e repita caso necessário.

LUMBAGO

O lumbago é uma dor aguda na região lombar, que surge de forma repentina em seguida a um movimento em falso. Resulta de um microtraumatismo que atinge um disco intervertebral. Também chamado de "lombalgia", reduz os movimentos da coluna. Recomenda-se tratá-lo com repouso, osteopatia ou cinesioterapia.

A FÓRMULA
Antes da consulta a um especialista, para aliviar as dores
• Uso externo, prepare a seguinte mistura em um frasco de 15 ml:
   • 2 ml de OE de katrafay (*Cedrelopsis grevei*)
   • 3 ml de OE de copaíba (*Copaifera officinalis*)
   • 2 ml de OE de gengibre (*Zingiber officinale*)
   • 1 ml de OE de pimenta-preta (*Piper nigrum*)

- 2 ml de OE de gaulthéria odorata ou chá-montês (*Gaultheria fragrantissima* ou *G. procumbens*)
- OV de arnica (*Arnica montana*) qsp 30 ml

Aplique 2 vezes por dia na região lombar, até o desaparecimento dos sintomas.

Essa aplicação pode ser ASSOCIADA a uma mistura de plantas anti-inflamatórias em infusão: cassis (*Ribes nigrum*), freixo (*Fraxinus excelsior*) e rainha-dos-prados (*Filipendula ulmaria*), por exemplo. **Beba 3 xícaras por dia, durante 3 semanas.** Pode-se também associá-la a um macerado mãe de brotos de cassis (*Ribes nigrum*). **Tome 5 gotas, 3 vezes por dia, em 1 copo de água.**

LYME (doença de), BORRELIOSE

(• ver também Carrapato)

É uma doença infecciosa crônica, que atinge as articulações, o sistema nervoso e o coração. Ela é causada por uma bactéria (*Borrelia burgdoferi*) transmitida por carrapatos. O surgimento de um anel chamado "eritema migrante" em volta da picada de carrapato deve levar à busca de anticorpos no sangue. Um tratamento antibiótico prescrito pouco tempo depois da picada nem sempre é suficiente para impedir a instalação de uma doença crônica. Um tratamento de longa duração pode, entretanto, ser indicado por um aromaterapeuta: ao contrário do que ocorre em relação a outras patologias, um tratamento de 7 dias não basta para eliminar a bactéria.

A FÓRMULA

Para reforçar o organismo e combater a infecção

- Uso interno, mande preparar cápsulas feitas com os seguintes elementos (*receita do dr. Daniel Pénoël*):
  - 50 mg de OE de kunzea (*Kunzea ambigua*)
  - 50 mg de OE de fragônia (*Agonis fragrans*)
  - 50 mg de OE de orégano Kaliteri (*Origanum vulgaris* var. Kaliteri)
  - 50 mg de OE de eucalipto staigeriana (*Eucalyptus staigeriana*)
  - 150 mg de OV de bálsamo de copaíba (*Copaifera officinalis*)
  - 150 mg de OV de cominho-preto (*Nigella sativa*)
  - 1 cápsula nº 0 dt 40

Tome 1 cápsula de manhã e à noite, durante 20 dias, depois faça 1 semana de pausa.

A repetir por 3 a 6 meses, EM ASSOCIAÇÃO com uma infusão de *Desmodium adscendens* para reforçar o fígado e de unha-de-gato (*Uncaria tomentosa*) para reforçar o sistema imunológico. **Beba 3 xícaras por dia, durante 3 semanas por mês.** Use 2 colheres (sopa) de cada um para 1 litro de água, ferva por 5 minutos, depois deixe em infusão por 15 minutos.

MANCHAS MARRONS (manchas senis)

Chamadas também de "lentigos" ou "manchas solares", estas manchas pigmentadas aparecem com a idade sobre as partes do corpo expostas ao sol (rosto, colo, dorso das mãos e antebraço).

A FÓRMULA
Para atenuar as manchas progressivamente
- Uso externo, prepare a seguinte mistura:
  - 0,5 ml de OE de aipo (*Apium graveolens*)
  - 0,5 ml de OE de cenoura (*Daucus carota*)
  - OV de rosa-mosqueta do Chile (*Rosa rubiginosa*) qsp 10 ml

Aplique 2 vezes por dia, durante 20 dias, ou até o desaparecimento das manchas.

MASTOSE, MASTITE

São cistos localizados no seio, sem inflamação (mastose) ou com inflamação (mastite). O aparecimento de vermelhidão e a sensação de calor e de febre indicam uma mastite aguda ou "linfagite" (inflamação da glândula mamária). Já a mastite crônica se manifesta por peso no seio, inchaços e, às vezes, uma secreção serosa no mamilo. Geralmente, tem origem hormonal e pode estar associada com uma síndrome da tensão pré-menstrual, principalmente na segunda parte do ciclo. A mamografia, a biópsia e a ecografia do inchaço permitem estabelecer um diagnóstico e descartar o risco de câncer de mama.

A FÓRMULA
Para aliviar as inflamações
- Uso externo, misturar os seguintes óleos essenciais:
  - 2 ml de OE de gerânio-rosa (*Pelargonium x asperum*)
  - 1 ml de OE de milefólio azul (*Achillea millefolium*)
  - 2 ml de OE de palmarosa (*Cymbopogon martinii*)
  - OV de rosa-mosqueta do Chile (*Rosa rubiginosa*) qsp 15 ml

Aplique nos seios 2 vezes por dia, durante 7 dias.

ASSOCIE essa aplicação com chás de plantas que têm o efeito de imitar a progesterona (*hormônio feminino*). Misture em partes iguais alquemila (*Alchemilla officinalis*), vítex (*Vitex agnus-castus*), erva-cidreira (*Melissa officinalis*) e milefólio azul (*Achillea millefolium*). **Beba de 2 a 3 xícaras por dia, entre o 15º e o 24º dia do ciclo menstrual, com 3 cápsulas por dia de óleo de onagra (*Oenothera biennis*).**

MAU HÁLITO

Pode ser causado por má higiene bucodental, periodontite, gengivite, condição de estresse ou infecção das vias otorrinolaringológicas. Na naturopatia, está associado ao mau funcionamento do fígado.

A FÓRMULA
Para eliminar o mau hálito
- Pingue 1 gota de OE de limão (*Citrus limonum*) em 1 colher (chá) de azeite e faça bochechos 1 a 2 vezes por dia. Alternativamente, escolha a hortelã-verde (*Mentha viridis*) com perfume de goma de mascar.

MENOPAUSA
(• ver também Ondas de calor)

A menopausa, caracterizada principalmente pela parada definitiva da menstruação, corresponde ao encerramento da atividade dos ovários (por volta dos 50 anos), após um período de alguns anos de ciclos menstruais irregulares (pré-menopausa). É acompanhada por diversos distúrbios ligados à baixa dos hormônios: ondas de calor, problemas sexuais, fragilidade óssea (osteoporose), distúrbios emocionais, risco aumentado de doenças cardiovasculares. Diferentes plantas e seus óleos essenciais têm uma ação que imita os hormônios ao estimular a hipófise: são chamadas de fitoestrogênios (quando imitam a ação dos hormônios da 1ª fase do ciclo) e fitoprogesteronas (hormônios da 2ª fase do ciclo menstrual).

A FÓRMULA
Para prevenção dos distúrbios da menopausa
• Na pré-menopausa, uso interno: faça um chá misturando em partes iguais as seguintes plantas fitoprogesteronas: vítex (*Vitex agnus-castus*), alquemila (*Alchemilla vulgaris*), erva-cidreira (*Melissa officinalis*) e milefólio azul (*Achillea millefolium*). Beba 3 xícaras por dia, durante 15 dias por mês, na 2ª parte do ciclo.

• Uso externo, durante a menopausa, em associação com o chá anterior, misture:
  • 1 ml de OE de niaouli (*Melaleuca quinquenervia*)
• 2 ml de OE de sálvia esclareia (*Salvia sclarea*)
• 1 ml de OE de lentisco (*Pistacia lentiscus*)
• 1 ml de OE de cipreste (*Cupressus sempervirens*)
• OE de caroço de damasco (*Prunus armeniaca*) qsp 15 ml

Aplique 2 vezes por dia no baixo-ventre, durante 20 dias por mês. A ser repetido.

Contraindicações: antecedentes de câncer hormonodependente.

Pode-se **ASSOCIAR** essa fórmula com chás de plantas fitoestrogênias (com as fitoprogesteronas), durante 3 semanas por mês: por exemplo, sálvia (*Salvia officinalis*), trevo-vermelho (*Trifolium pratense*) e lúpulo (*Humulus lupulus*).

• Em caso de secura da pele ou das mucosas, tome de 2 a 3 cápsulas por dia de óleo vegetal de espinheiro-cerval-marinho (*Hippophae rhamnoides*), durante 3 semanas por mês.

MENSTRUAÇÃO

A menstruação aparece na puberdade e se prolonga periodicamente (em média, a cada 28 dias) até a menopausa. Está ligada a alterações, sob influência dos hormônios ovarianos, na mucosa uterina durante o ciclo. Entre esses dois períodos, normalmente ela cessa somente na gravidez e durante a fase de aleitamento. Certas pílulas anticoncepcionais podem bloqueá-la. Suas anomalias são as seguintes: ausência de menstruação (amenorreia), menstruação insuficiente (oligomenorreia), menstruação exagerada em quantidade e duração (menorragia), menstruação dolorosa (dismenorreia) e menstruação atrasada (congestão da pelve). Em função da rápida baixa das taxas dos hormônios (estrogênio e progesterona) no final do ciclo, os dias que precedem a menstruação podem ser acompanhados por sintomas desagradáveis (síndrome da tensão pré-menstrual): dor de cabeça, seios doloridos, estresse e depressão, entre outros (*ver também Mastite*).

A FÓRMULA

Para fazer descer a menstruação, ou em caso de menstruação insuficiente
- Uso externo, aplique no baixo-ventre 2 gotas de OE de sálvia esclareia (*Salvia sclarea*) em 1 colher (chá) de óleo de amêndoa doce (*Prunus dulcis*), 2 vezes por dia.

- Uso interno, tome 1 gota de OE de sálvia esclareia (*Salvia sclarea*) em 1 colher (chá) de mel, 2 vezes por dia, entre o 1º e o 14º dia a contar do início da menstruação.

ASSOCIE EM SEGUIDA (*do 14º ao 24º dia*) a 3 cápsulas por dia de óleo de onagra (*Oenothera biennis*), bem como com chá de plantas com fitoprogesteronas, como vítex (*Vitex agnus-castus*) e alquemila (*Alchemilla officinalis*). **Beba 3 xícaras por dia, deixando em infusão 1 colher (sopa) para 1 xícara, durante 10 minutos.**

Contraindicações: antecedentes de câncer hormonodependente.

Contra a menstruação dolorosa ou atrasada
- Uso externo, misture:
  - 1 ml de OE de patchuli (*Pogostemon cablin*)
  - 1 ml de OE de lentisco (*Pistacia lentiscus*)
  - 1 ml de OE de cipreste (*Cupressus sempervirens*)
  - 1 ml de OE de estragão (*Artemisia dracunculus*)
  - OV de caroço de damasco (*Prunus armeniaca*) qsp 15 ml

Aplique 2 a 3 vezes por dia, 3 dias antes, durante e após a menstruação.

ASSOCIE 3 cápsulas por dia de óleo de onagra (*Oenothera biennis*) do 14º ao 24º dia e beba um chá de planta com fitoprogesterona, como vítex (*Vitex agnus-castus*) e alquemila (*Alchemilla officinalis*). **Tome 3 xícaras por dia, na proporção de 1 colher (sopa) para 1 xícara, deixando em infusão por 10 minutos.**

Contraindicações: gravidez, cânceres hormonodependentes.

Em caso de menstruação muito abundante
- Uso interno, misture 1 gota de OE de esteva (*Cistus ladaniferus*) e gerânio-rosa (*Pelargonium x asperum*) em 1 colher (chá) de azeite ou pasta de gergelim, tomando 2 vezes por dia, durante 7 dias.

EM ASSOCIAÇÃO, beba um chá à base de persicária (*Polygonum hydropiper*), milefólio azul (*Achillea millefolium*), vítex (*Vitex agnus-castus*) e bolsa-de-pastor (*Capsella bursa-pastoris*), na proporção de 3 xícaras por dia, durante 7 dias. Meça 1 colher (sopa) para 1 xícara e deixe em infusão por 10 minutos.

MICOSES
(• ver também Candidíase, Intertrigo, Sapinho)

A micose é uma doença da pele ou das unhas, provocada por infecção por um fungo microscópico. Este último pode estar presente normalmente na pele, como a *Candida albicans* (causadora das candidíases), mas se desenvolve em razão de uma anomalia em caso de baixa das defesas imunológicas. As micoses cutâneas aparecem nas dobras e nos espaços entre os dedos (intertrigo), nas unhas (onicomicoses), na mucosa da boca (sapinho) e na vagina. O "pé de atleta" é uma micose localizada entre os artelhos, geralmente entre esportistas, caracterizada por fissuras ou rachaduras mais ou menos profundas. Resulta com mais frequência de uma infecção por um fungo microscópico. Existem ainda micoses profundas, muito mais graves, que atingem o endocárdio, os pulmões (aspergilose com tumores pulmonares), as meninges e os rins.

A FÓRMULA
Para tratar eficazmente uma micose comum de pele
- Uso externo, prepare a seguinte mistura:
  - 2 ml de OE de ho wood (*Cinnamomum camphora* qt linalol)
  - 1 ml de OE de palmarosa (*Cymbopogon martinii*)
  - 1 ml de OE de gerânio-rosa (*Pelargonium x asperum*)
  - 1 ml de OE de manuka (*Leptospermum scoparium*)
  - OV de tamanu ou calofila (*Calophyllum inophyllum*) qsp 15 ml

Aplique 2 vezes por dia, durante 20 dias, até o desaparecimento da micose.

Para tratar uma micose de unhas
- Uso externo, misture em um frasco de 10 ml os seguintes OE puros:
  - 3 ml de OE de árvore do chá (*Melaleuca alternifolia*)
  - 3 ml de OE de segurelha (*Satureja montana*)
  - 2 ml de OE de palmarosa (*Cymbopogon martinii*)

Aplique 2 a 3 vezes por dia sobre a unha com um cotonete ou um pincel, tomando cuidado para não tocar a pele (o OE de segurelha queima a pele). Repetir até o desaparecimento da micose.

Para fortalecer o organismo e tratar a região, principalmente no plano intestinal:
- Uso interno, prepare ou mande preparar a seguinte mistura:
  - 1 ml de OE de orégano Kaliteri (*Origanum vulgaris* var. *Kaliteri*)
  - 2 ml de OE de canela-da-china (*Cinnamomum cassia*)
  - 2 ml de OE de árvore do chá (*Melaleuca alternifolia*)

• Dispersante (tipo solubol ou disper) qsp 15 ml

Tome 5 gotas 2 a 3 vezes por dia em 1 colher (chá) de azeite, durante 7 dias.

Contraindicações: anticoagulantes. Nesse caso, substitua a canela-da-china pela canela-do-ceilão (*Cinnamomum zeylanicum*). Uso interno, alternar com um tratamento com extrato de sementes de grapefruit (20 gotas em 1 copo de água, 3 vezes por dia, durante 7 dias), depois um tratamento com tintura de própolis (10 gotas em 1 copo de água, 3 vezes por dia, durante 7 dias). Repita no mês seguinte, caso necessário.

CONSELHOS
Evite os açúcares e faça um tratamento com prebióticos e probióticos durante 14 dias. Para micoses dos pés, é preciso evitar a transpiração e a maceração.

MOLUSCO CONTAGIOSO

Também chamado de "verruga de piscina", o molusco contagioso (*Molluscum contagiosum*) é um pequeno tumor cutâneo benigno causado por um vírus da família dos poxvírus. Afeta sobretudo crianças pequenas e é muito contagioso. Ele se propaga de um ponto a outro do corpo quando a criança se coça. Denominada pápula, essa formação saliente, redonda, avermelhada e firme localiza-se mais frequentemente no rosto, axilas, virilha e nas regiões anal e genital.

A FÓRMULA
Para agir localmente
• Uso externo, prepare a seguinte mistura em um frasco de 10 ml:
 • 3 ml de OE de murta-limão (*Backhousia citriodora*)
 • 3 ml de OE de louro (*Laurus nobilis*)
 • 2 ml de OE de tea tree, ou árvore do chá (*Melaleuca alternifolia*)
 • 2 ml de OE de limão (*Citrus limonum*)

Aplique com um cotonete 2 vezes por dia, durante 3 semanas. Repetir após 1 semana de pausa até o seu desaparecimento. Atenção: como o limão é um pouco irritante, é melhor aplicar o cotonete com precisão sobre a verruga.

• Uso interno: pode ser ACONSELHÁVEL beber chás de plantas com ação antiviral, como a raiz de equinácea purpúrea (*Echinacea purpurea*), a casca do ipê-rosa (*Tabebuia avellanedae*) e unha-de-gato (*Uncaria tomentosa*), 2 xícaras por dia, durante 3 semanas. **Meça 1 colher (chá) em 1 xícara e ferva durante 5 minutos, depois deixe em infusão por 15 minutos.**

Mononucleose infecciosa
(• ver Doenças infecciosas, principalmente as fórmulas antivirais no uso interno)

NERVOSISMO
(• ver também Angústia, Ansiedade, Estresse, Excitação nervosa)

O nervosismo consiste em um estado de excitação nervosa. Existem numerosos óleos essenciais que têm efeito relaxante para o sistema nervoso (*ver Agitação*).

A FÓRMULA
Escolha o OE cujo perfume seja o mais agradável para você
• Uso externo, aplique 1 gota de OE de folhas ou petitgrain de combava (*Citrus hystrix*) ou de folhas ou petitgrain de laranja-amarga (*Citrus aurantium*) na região do plexo solar e nos pulsos. Respire na borda do frasco aberto.

• 0,5 ml de OE de camomila-romana (*Anthemis nobilis*)
• 1 ml de OE de eucalipto citriodora (*Eucalyptus citriodora*)
• 1 ml de OE de katrafay (*Cedrelopsis grevei*)
• 10 ml de OE de copaíba (*Copaifera officinalis*)

Faça de 2 a 3 aplicações por dia, durante 20 dias, ao longo do nervo. Repetir de acordo com a necessidade.

NEVRALGIA

É a dor provocada por uma irritação ou uma lesão de nervo sensitivo (o nervo ciático, por exemplo). A dor evolui em geral para crises intensas, mas um fundo doloroso pode persistir entre as crises. Existem diferentes nevralgias, denominadas de acordo com a sua localização: nevralgia facial (que se manifesta somente em um lado do rosto), nevralgia intercostal (no tórax) e nevralgia que desce ao longo dos membros (como a cruralgia e a ciática). Recomenda-se tratá-la com repouso e uma sessão de osteopatia.

A FÓRMULA
Para tratar as dores localmente
• Uso externo, prepare a seguinte mistura em um frasco de 10 ml:
  • 1 ml de OE de gaulthéria odorata (*Gaultheria fragrantissima*)
  • 0,5 ml de OE de milefólio azul (*Achillea millefolium*)

OBESIDADE
(• ver, Celulite, Emagrecimento, Glicemia)

A obesidade é ocasionada por uma provisão energética através da alimentação superior às necessidades do organismo. Fala-se em obesidade quando a massa do tecido adiposo atinge mais de 15% entre os homens e mais de 25% entre as mulheres. A obesidade começa com um índice de massa corporal (IMC) – calculado a partir do peso corporal em quilos dividido pelo quadrado da altura em metros – de 30, a obesidade grave em 35 e a obesidade mórbida (risco muito aumentado de morte), acima de 40. Considera-se que há sobrepeso a partir de um IMC 25.

Olhos
(• ver Conjuntivite, Pálpebras, Terçol)

ONDAS DE CALOR
(• ver também Menopausa)

As ondas de calor constituem um dos transtornos que costumam acompanhar a menopausa. Aparecem de forma súbita e incontrolável, como uma sensação passageira, mas incômoda, de calor no rosto, no pescoço e no tórax. Elas podem se manifestar desde a pré-menopausa (por volta dos 47 anos) e são acompanhadas de transpiração, ritmo cardíaco elevado e sensação de formigamento no corpo todo. Essas manifestações, sem gravidade, porém desagradáveis, são muito frequentes e atingem 70% das mulheres.

A FÓRMULA
Contra ondas de calor
• Uso interno, tome 1 a 2 gotas de sálvia esclareia (*Salvia sclarea*) em 1 colher (chá) de mel, azeite ou pasta de gergelim, 3 vezes por dia, durante 20 dias. Repita, se necessário, depois de 1 semana de pausa.

ASSOCIE essa fórmula a uma infusão de plantas com efeito similar ao da progesterona (hormônio feminino), composta de vítex (*Vitex agnus-castus*), alquemila (*Alchemilla vulgaris*) e erva-cidreira (*Melissa officinalis*). **Beba 3 xícaras por dia, durante 20 dias por mês.**

Contraindicações: não utilizar caso haja antecedentes de cânceres hormonodependentes (câncer de mama, principalmente).

Orelha
(• ver Zumbido nas orelhas)

OSTEOPOROSE
(• ver também Menopausa)

É a desmineralização do esqueleto, causada por uma destruição exagerada do tecido ósseo, devido ao desequilíbrio entre a atividade das células produtoras de osso (osteoblastos) e a daquelas que o destroem (osteoclastos). O osso perde densidade.

A osteoporose atinge muito mais as mulheres na menopausa, já que a queda do estrogênio acelera a destruição do tecido ósseo. Mas a redução da trama óssea é um fenômeno natural, ligado ao envelhecimento do esqueleto. A osteoporose ligada à idade existe nos dois gêneros. O sedentarismo, a carência de vitamina D (ausência de exposição ao sol) e uma alimentação desmineralizante a favorecem.

A FÓRMULA
Para uma ação remineralizante
• Uso externo, prepare ou mande preparar a seguinte mistura:
• 5 ml de OE de capim-limão (*Cymbopogon flexuosus*)
• 10 ml de OE de citronela com mirceno (*Cymbopogon citratus* qt mirceno)
• OV de tamanu (*Calophyllum inophyllum*) qsp 30 ml

Massageie ao longo da coluna vertebral 1 a 2 vezes por dia, durante 20 dias.

Contraindicações: pode ser um pouco irritante, por isso evite exposição ao sol após a aplicação.

CONSELHO
Ao contrário do que em geral se acredita, os laticínios (leite, queijos, iogurtes) não são necessariamente remineralizantes: 60% dos europeus têm deficiência de enzimas que permitem a absorção do cálcio, e esse percentual atinge 90% nas populações de origem asiática, africana e antilhana.

Além disso, o excesso no consumo de proteínas é acidificante e provoca desmineralização (o organismo retira minerais dos seus sais para reequilibrar a relação ácido-base). Em todo caso, é aconselhável diminuir o consumo de excitantes (café, tabaco e álcool, entre outros), praticar uma atividade física regularmente (caminhada, caminhada nórdica), vigiar o equilíbrio ácido-base, complementar a necessidade de vitamina D e de sílica (cavalinha, bambu, urtiga etc.) e aumentar o consumo de oleaginosas e de verduras, ricas em sais minerais.

otite subaguda é uma otite serosa, com inflamação da orelha acompanhada de um escoamento de líquido sem pus. A otite crônica se traduz por audição baixa e escoamento que se deve a uma perfuração do tímpano ou a um cisto.

A FÓRMULA
Para tratar otite serosa
• Uso externo, prepare a seguinte mistura:
   • 1 ml de OE de lavanda aspic (*Lavandula latifolia spica*)
   • 1 ml de OE de niaouli (*Melaleuca quinquenervia*)
   • 1 ml de OE de palmarosa (*Cymbopogon martinii*)
   • OV de caroço de damasco (*Prunus armeniaca*) qsp 10 ml

Besunte ao redor da orelha 2 vezes por dia, durante 7 dias. Associe, eventualmente, a 1 gota de rosmaninho (*Lavandula stoechas*) em um cotonete introduzido no ouvido.

PENSE TAMBÉM na drenagem do fígado porque, por trás da inflamação das vias otorrinolaringológicas, pode haver um fígado congestionado (*ver Congestão do fígado*).

OTITE
(• ver também Doenças infecciosas)

A otite é uma inflamação da orelha média (cavidade, mucosas) e do tímpano. A otite aguda se caracteriza por uma dor intensa na orelha e febre, com a presença eventual de pus na orelha média. A

Oxiúros
(• ver Vermes)

PÁLPEBRAS
(irritação, inflamação)
(• ver também Conjuntivite, Terçol)

As pálpebras têm como papel proteger os olhos através dos cílios, evitando assim a poeira, e, pelo reflexo de piscar, escapar de objetos. Piscar permite prolongar e renovar o filme lacrimal (lágrimas).

A FÓRMULA
Em caso de inflamação ou de inchaço das pálpebras
• Uso externo, aplique no local compressas de água floral de escovinha (*Centaurea cyanus*) ou camomila-romana (*Anthemis nobilis*), 2 vezes por dia.

PALPITAÇÕES

As palpitações provocam a sensação de batimentos cardíacos mais rápidos ou menos regulares do que o normal. Podem ser sinal de um distúrbio do ritmo cardíaco, mas também resultar de um esforço intenso, de uma emoção ou de um acesso de angústia.

A FÓRMULA
Em primeira abordagem
• Aplique simplesmente 1 a 2 gotas de óleo essencial de ylang-ylang (*Cananga odorata*) na área do coração.

Para uma ação mais profunda
• Uso externo, prepare a seguinte mistura:
  • 1 ml de OE de lavandin abrialis (*Lavandula x burnatii* qv. *abrialis*)
  • 1 ml de OE de manjerona (*Origanum majorana*)
  • 1 ml de OE de hortelã-bergamota (*Mentha citrata*)
  • 2 ml de OE de ylang-ylang (*Cananga odorata*)
  • OV de amêndoa doce (*Prunus dulcis*) qsp 15 ml

Aplique sobre o plexo na área do coração 2 a 3 vezes por dia, durante 20 dias. Repetir se necessário. ASSOCIE ao chá de flores de espinheiro (*Crataegus oxyacantha*), de 2 a 3 xícaras por dia, durante 3 semanas por mês.

PANARÍCIO
(• ver também Abscesso)

Panarício é a infecção aguda de um dedo ou de um artelho que se desenvolve ao redor da unha ou na altura da polpa do dedo. É provocado por uma bactéria do tipo estreptococo ou estafilococo. Um panarício superficial pode se estender em profundidade e levar a uma septicemia, isto é, uma infecção generalizada com inúmeras bactérias no sangue, acompanhadas de suas toxinas. Um panarício profundo implica, em geral, tratamento cirúrgico.

A FÓRMULA
Antes da consulta com o médico
• Uso externo, prepare a seguinte mistura:
  • 1 ml de OE de tomilho com linalol (*Thymus vulgaris* qt linalol)
  • 1 ml de OE de niaouli (*Melaleuca quinquenervia*)
  • 1 ml de OE de ho wood (*Cinnamomum camphora* qt linalol)
  • 1 ml de OE de lavanda aspic (*Lavandula latifolia spica*)

• 1 ml de OE de serpilho (*Thymus serpyllum*)
• OV de lírio (*Lilium candidum*) qsp 15 ml

Aplique 2 a 3 vezes por dia, lavando bem as mãos antes e depois,

ALTERNADAMENTE com compressas embebidas com algumas gotas de extrato de sementes de grapefruit (*Citrus paradisi*).

– – – – – – – – – – – – – – –

PARASITAS CUTÂNEOS
(• ver também Carrapatos, Doença de Lyme, Piolhos)

São ácaros (como carrapatos, bichos-de-pé, sarcoptes da sarna) que se alojam sobre ou sob a pele para pôr seus ovos (sarna) ou para se nutrir, fungos (tinha) e insetos (pulgas e percevejos, entre outros). Além da coceira causada por esses parasitas, que pode ser muito forte, alguns podem transmitir bactérias infecciosas responsáveis por doenças graves (doença de Lyme, por exemplo).

A FÓRMULA
Para atenuar os efeitos do parasita ou para eliminar uma bactéria caso o parasita seja o portador
• Uso externo, prepare ou mande preparar a seguinte mistura:
    • 1 ml de OE de manuka (*Leptospermum scoparium*)
    • 1 ml de OE de pimenta-da-jamaica (*Pimenta racemosa*)
    • 1 ml de OE de cade (*Juniperus oxycedrus*)
    • 1 ml de OE de kunzea (*Kunzea ambigua*)
    • 1 ml de OE de iary (*Psiadia altissima*)
    • 3 ml de OV de nim (*Azadirachta indica*)
    • OV de tamanu (*Calophyllum inophyllum*) qsp 15 ml

Para uma fórmula ainda mais elaborada junte:
    • 0,5 ml de OE de cedro-japonês (*Cryptomeria japonica*)
    • 0,5 ml de OE de palo santo (*Bursera graveolens*)

Aplique 2 a 3 vezes por dia até a cicatrização. Em caso de carrapatos, retire-os previamente com uma pinça apropriada (tira-carrapatos).

• Caso alguns desses óleos essenciais sejam difíceis de encontrar, aplique simplesmente 1 gota de tea tree, ou árvore do chá (*Melaleuca alternifolia*), ou, se não tiver pele muito sensível, de cravo-da-índia (*Eugenia caryophyllata*), puro ou diluído a 50%, 2 a 3 vezes por dia.

– – – – – – – – – – – – – – –

Parto
(• ver Preparação para o parto)

Pé de atleta
(• ver Micoses)

Perda de apetite
(• ver Apetite [falta de])

– – – – – – – – – – – – – – –

PERNAS AGITADAS

Este problema é chamado também de "síndrome das pernas inquietas", em que o sintoma nervoso é o formigamento das pernas acompanhado de uma sensação desagradável de peso, que impede a pessoa de dormir. As causas podem ser diversas e, em geral, difíceis de identificar: má circulação, estresse ou sintoma parkinsoniano, por exemplo.

A FÓRMULA

Para diminuir os sintomas e ter um sono melhor

• Uso externo, prepare a seguinte mistura em um frasco de 15 ml:
  • 2 ml de OE de cipreste (*Cupressus sempervirens*)
  • 1 ml de OE de ravintsara (*Cinnamomum camphora* qt cineol)
  • 1 ml de OE de manjerona (*Origanum majorana*)
  • 0,5 ml de OE de camomila-romana (*Anthemis nobilis*)
  • 0,5 ml de OE de raiz de angélica (*Angelica archangelica*)
  • OV de tamanu (*Calophyllum inophyllum*) qsp 15 ml

Aplique 2 vezes por dia, subindo pela parte interna das pernas, para favorecer a circulação de retorno (venosa), principalmente à noite, até que os sintomas desapareçam. É POSSÍVEL ASSOCIAR esse preparo a uma infusão antiestresse, com raiz de angélica (*Angelica archangelica*), verbena-odorífera (*Lippia citriodora*), erva-cidreira (*Melissa officinalis*), cornichão (*Lotus corniculatus*) e pétalas de laranjeira (*Citrus aurantium*). Alterne com uma infusão circulatória feita com videira vermelha (*Vitis vinifera*) ou hamamélis (*Hamamelis virginiana*), bebendo de 3 a 4 xícaras por dia. Evite, evidentemente, os excitantes (álcool, café etc.).

Pernas inquietas (síndrome das)
(• ver Pernas agitadas)

Pernas pesadas
(• ver Insuficiência venosa)

PETÉQUIAS
(• ver Fragilidade capilar)

São pequenas lesões vermelho-vivo ou azuladas na pele ou nas mucosas, provocadas pela passagem de glóbulos vermelhos na derme.

PICADAS DE INSETOS, DE URTIGA
(• ver também Carrapatos, Parasitas cutâneos)

As picadas são lesões provocadas pela perfuração da pele ou de uma mucosa por um animal ou um vegetal.

A FÓRMULA

Para aliviar rapidamente a coceira ou a dor

• Uso externo, aplique 1 gota pura de óleo essencial de lavanda aspic (*Lavandula latifolia spica*) ou citronela-de-java (*Cymbopogon winterianus*) sobre as picadas.

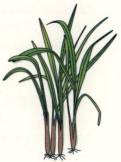

Para um tratamento mais profundo
• Uso externo, prepare segundo a necessidade esta fórmula mais elaborada:
• 1 ml de OE de lavanda aspic (*Lavandula latifolia spica*)
• 1 ml de OE de tanaceto-azul (*Tanacetum annuum*)
• 1 ml de OE de gerânio-rosa (*Pelargonium x asperum*)
• 1 ml de OE de manuka (*Leptospermum scoparium*)
• OV de tamanu (*Calophyllum inophyllum*) qsp 10 ml

Faça de 3 a 4 aplicações por dia até o alívio da coceira ou da dor.

- - - - - - - - - - - - - - - -

PIOLHOS, PEDICULOSE

A pediculose é a contaminação por piolhos: esses insetos se instalam nos pelos ou nos cabelos e se nutrem do seu hospedeiro. Atingem sobretudo crianças no ambiente escolar, mas se transmitem facilmente de uma pessoa a outra, incluindo adultos. Os seus ovos, chamados de lêndeas, colam-se aos cabelos e pelos.

A FÓRMULA
Para um tratamento local
• Uso externo, entre crianças com menos de 3 anos, utilize um *spray* de água floral de lavanda (*Lavandula angustifolia*) ou de gerânio-rosa (*Pelargonium x asperum*) nos cabelos todos os dias. A partir dos 3 anos, aplique 1 gota de óleo essencial de lavandin abrialis (*Lavandula x burnatii* qv. *abrialis*) atrás das orelhas.

• Uso externo, a partir dos 3 anos, prepare a seguinte mistura em um frasco de 60 ml:
• 2 ml de OE de lavandin abrialis (*Lavandula x burnatii* qv. *abrialis*)
• 2 ml de OE de gerânio-rosa (*Pelargonium x asperum*)
• 1 ml de OE de citronela (*Cymbopogon citratus*)
• 1 ml de OE de eucalipto citriodora (*Eucalyptus citriodora*)
• OV de amêndoa doce (*Prunus dulcis*) qsp 60 ml

Sobre os cabelos molhados, aplique uma pequena quantidade da mistura e massageie o couro cabeludo. Aguarde 15 minutos, depois enxágue abundantemente (*proteja os olhos*). Repetir 3 dias seguidos, depois 1 vez por semana, durante 3 semanas. Contra as lêndeas, penteie diariamente os cabelos da criança com um pente-fino sobre o qual tenha depositado 1 gota de óleo essencial de limão (*Citrus limonum*). Recomenda-se cuidado na aplicação do óleo, porque ele pode ser agressivo para a pele.

- - - - - - - - - - - - - - - -

PITIRÍASE VERSICOLOR

É uma doença da pele (dermatose) caracterizada por vermelhidão (eritema) e uma ligeira descamação. Bastante frequente, ela se caracteriza pela erupção, no peito e nas costas, de pequenas manchas arredondadas e escamosas, causadas por um parasita, um fungo naturalmente presente na superfície da pele, mas que se desenvolve de maneira excessiva no calor e na umidade e em caso de estresse.

A FÓRMULA
Para favorecer a reabsorção das lesões
- Uso externo, misture os seguintes óleos essenciais em um frasco de 15 ml:
  - 1 ml de OE de gerânio-rosa (*Pelargonium x asperum*)
  - 2 ml de OE de lavanda aspic (*Lavandula latifolia spica*)
  - 1 ml de OE de louro (*Laurus nobilis*)
  - 1 ml de OE de palmarosa (*Cymbopogon martinii*)
  - OV de tamanu (*Calophyllum inophyllum*) qsp 15 ml

Aplique 2 a 3 vezes por dia até a cicatrização.

Poliartrite reumatoide
(• ver Doenças autoimunes, Reumatismo)

PREPARAÇÃO PARA O PARTO
(• ver também Lactação insuficiente)

Existem soluções naturais à base de óleos essenciais feitas em casa que ajudam as mulheres a canalizar suas emoções e lidar melhor com a dor. Fornecemos também um preparado destinado a estimular, com suavidade, as contrações.

A FÓRMULA
Relaxante, para combater a angústia (opção mais cara)
- Uso externo, misture:
  - 0,5 ml de OE de rosa-damascena (*Rosa damascena*)
  - OV de caroço de damasco qsp 10 ml

Aplique 2 gotas sobre o plexo na área do coração na prevenção da angústia, ou, caso sinta que ela aumenta, na hora do parto. Outra possibilidade é a aspiração: aplique 2 gotas no pulso e aspire profundamente pelo menos 3 vezes seguidas. Essa fórmula deve ser utilizada até 8 vezes por dia.

Pode-se usar, em primeira abordagem, uma receita contra palpitações (mais barata), substituindo o OE de rosa-damascena (*Rosa damascena*) pelo OE de ylang-ylang (*Cananga odorata*).

No dia D, para facilitar o trabalho de parto
- Uso externo, misture:
  - 1 ml de OE de cravo (*Eugenia caryophyllata*)
  - 2 ml de OE de espruce negro (*Picea mariana*)
  - 2 ml de OE de palmarosa (*Cymbopogon martinii*)
  - 1 ml de OE de monarda (*Monarda fisulosa*)
  - OV de rosa-mosqueta do Chile (*Rosa rubiginosa*) qsp 30 ml

Faça massagens na região lombar (na altura das covinhas lombares) com a mistura, 1 a 2 vezes por dia, com a aproximação da hora do parto.

A PARTIR DO OITAVO MÊS DE GRAVIDEZ, beba chá de folhas da framboeseira (*Rubus idaeus*), 1 xícara pela manhã e 1 à noite. Meça 1 colher (sopa) para 1 xícara, deixe em infusão por 10 minutos.

O óleo vegetal de rosa-mosqueta do Chile (*Rosa rubiginosa*) relaxa os músculos do períneo e os torna mais elásticos. Pode-se, então, a partir do oitavo mês, massagear essa área várias vezes por dia com esse óleo a fim de prepará-la para o parto.

Problemas da menopausa
(• ver Menopausa, Ondas de calor, Vertigens)

Problemas menstruais
(• ver Menstruação)

Problemas sexuais
(• ver Excitação sexual, Impotência)

PRÓSTATA (AUMENTO DA)

A hipertrofia benigna da próstata é o aumento do volume dessa glândula ligado à idade que pode levar a sintomas urinários, especialmente a necessidade frequente de urinar. Em geral, é causada por um tumor benigno da parte central, chamado de "adenoma", o qual aparece entre 85% dos homens entre 60 e 70 anos. A pessoa se levanta diversas vezes à noite para urinar e mal consegue esvaziar completamente a bexiga.

A FÓRMULA
Para descongestionar a próstata
• Uso externo, prepare ou mande preparar a seguinte mistura em um frasco de 15 ml:
  • 1 ml de OE de lentisco (*Pistacia lentiscus*)
  • 1 ml de OE de manjericão-folha-de-alface (*Ocimum basilicum* var. "Folha-de-alface")
  • 1 ml de OE de cipreste (*Cupressus sempervirens*)
  • 1 ml de OE de cedro-do-atlas (*Cedrus atlantica*)
  • 1 ml de OE de murta verde com cineol (*Myrtus communis* qt cineol)
  • 1 ml de OE de patchuli (*Pogostemon cablin*)
  • OV de tamanu (*Calophyllum inophyllum*) qsp 15 ml

Aplique no baixo-ventre, na parte inferior das costas e no períneo, 2 vezes por dia, durante 7 dias.

• Ou mande preparar na farmácia supositórios com os seguintes elementos:
  • 25 mg de OE de sândalo (*Santalum album*)
  • 25 mg de OE de eucalipto polibractea qt criptona (*Eucalyptus polybractea cryptonifera*)
  • 25 mg de OE de gerânio-rosa (*Pelargonium x asperum*)
  • 25 mg de OE de cedro-do-atlas (*Cedrus atlantica*)
  • 50 mg de OE de murta verde com cineol (*Myrtus communis* qt cineol)
  • Excipiente do tipo Suppocire qsp 1 supositório 2 g dt 14

Use 1 supositório 2 vezes por dia, durante 7 dias.

ASSOCIE essas composições com chá de epilóbio de flor pequena (*Epilobium parviflorum*). Beba 3 xícaras por dia, durante 3 semanas por mês. Não se esqueça de ingerir sementes de abobrinha

(*Cucurbita pepo*), 1 a 2 colheres (sopa) por dia, ou óleo de abóbora-moranga, 1 colher (chá) pela manhã e à noite.

PROSTATITE

A prostatite é uma inflamação da próstata, frequentemente em consequência de infecção aguda ou crônica, que atinge homens jovens. A prostatite aguda é uma infecção com febre elevada, tremedeira, sensação de queimação ao urinar e micções frequentes, mas pouco abundantes. A prostatite crônica é uma infecção causada por um microabscesso, com inflamação importante da próstata, a qual pode ser acentuada por um adenoma (hipertrofia benigna).

A FÓRMULA
Para combater a inflamação
- Uso externo, associe os seguintes óleos essenciais:
  - 2 ml de OE de murta verde com cineol (*Myrtus communis* qt cineol)
  - 2 ml de OE de espruce negro (*Picea mariana*)
  - 2 ml de OE de milefólio azul (*Achillea millefolium*)
  - OV de amêndoa doce (*Prunus dulcis*)

Aplique 2 vezes por dia no baixo-ventre e no períneo.

Para combater a infecção
- Uso interno, mande preparar na farmácia cápsulas feitas com os seguintes elementos:
  - 25 mg de OE de lavanda (*Lavandula angustifolia*)
  - 25 mg de OE de murta verde com cineol (*Myrtus communis* qt cineol)
  - 25 mg de OE de orégano Kaliteri (*Origanum vulgaris* var. Kaliteri)
  - 25 mg de OE de cipreste (*Cupressus sempervirens*)
  - 300 mg de OV de cominho-preto (*Nigella sativa*)
  - 1 cápsula nº 0 dt 40

Tome 1 cápsula pela manhã e à noite, durante 20 dias, repetir após 1 semana de pausa, se for preciso.

ASSOCIE essa prescrição com uma mistura, em partes iguais, de chás de lavanda (*Lavandula angustifolia*) e de erva-cidreira (*Melissa officinalis*). Beba 3 xícaras por dia. Meça 3 colheres (sopa) em ¾ de litro, deixe em infusão por 10 minutos.

PRURIDO VULVAR, VULVITE

São as coceiras situadas na vulva. Podem ser sinal de infecção (herpes ou candidíase, por exemplo), de doença de pele, de enfermidade genérica (diabetes ou hipertireoidismo) ou de reação alérgica a certos produtos cosméticos, ao látex dos preservativos ou, ainda, a alguns tecidos.

A FÓRMULA
Para aliviar a coceira
- Uso externo, prepare a seguinte mistura em um frasco de 30 ml:
  - 1 ml de OE de eucalipto citriodora (*Eucalyptus citriodora*)
  - 1 ml de OE de tanaceto-azul (*Tanacetum annuum*)

- 1 ml de OE de gerânio-rosa (*Pelargonium x asperum*)
- OV de amêndoa doce (*Prunus dulcis*) qsp 30 ml

Aplique 2 a 3 vezes por dia. Evite roupas muito apertadas e prefira produtos os mais naturais possíveis.

PSORÍASE

A psoríase é uma enfermidade crônica da pele, de origem pouco conhecida (estresse, genética ou toxinas). Caracteriza-se pela erupção de placas de manchas vermelhas cobertas de escamas. É uma doença muito frequente, que atinge 2% da população. Localiza-se sobretudo no couro cabeludo, nos cotovelos, nos joelhos, na palma das mãos e na planta dos pés. Pode ter um fator desencadeante, como uma emoção, excesso de trabalho ou uso de medicamentos.

A FÓRMULA

Em primeira abordagem
- Uso externo, aplique localmente 1 gota pura de OE de niaouli (*Melaleuca quinquenervia*), 2 vezes por dia, até a cicatrização.

Para um tratamento mais profundo
- Uso externo, prepare ou mande preparar a mistura mais elaborada:
  - 1 ml de OE de pinheiro-silvestre (*Pinus sylvestris*)
  - 1 ml de OE de matricária (*Matricaria recutita*)
  - 1 ml de OE de raiz de levístico (*Levisticum officinalis*)

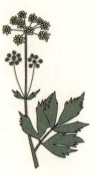

- 1 ml de OE de benjoim (*Styrax benzoe*)
- 1 ml de OE de nardo (*Nardostachys jatamansi*)
- 5 ml de OV de calêndula (*Calendula officinalis*)
- OV de tamanu (*Calophyllum inophyllum*) qsp 30 ml

Aplique 2 a 3 vezes por dia, durante 20 dias por mês. Repetir tanto quanto necessário.

ASSOCIE com misturas de plantas depurativas da pele, como raiz de bardana-maior (*Arctium lappa*), amor-perfeito (*Viola tricolor*) ou raiz de salsaparrilha (*Smilax sarsaparilla*). Ou a associe com plantas antiestresse, tais como papoula-da-califórnia (*Eschscholtzia californica*), espinheiro (*Crataegus oxyacantha*) ou pétalas de laranjeira (*Citrus aurantium*). **Beba 3 xícaras por dia, durante 3 semanas.**

CONSELHOS

Reduza ou eventualmente suprima o consumo de produtos derivados do leite de vaca e os cereais com glúten (centeio, aveia, trigo e cevada). A exposição aos raios ultravioleta (sol), aos sais do mar Morto e a certas águas termais faz regredir as lesões.

QUEDA DE CABELO

A queda total ou parcial dos cabelos e dos pelos deve-se à idade, mas também a fatores genéticos, medicamentosos e hormonais ou, ainda, a uma afecção local – como a alopecia areata – ou generalizada. Essa queda atinge muitos homens com a idade, e igualmente mulheres, caso tenham problema hormonal (alopecia androgênica). O estresse e a acidificação do organismo são outros fatores que podem favorecer a alopecia.

A FÓRMULA
Como tonificante capilar, para reduzir a queda de cabelo
- Uso externo, misture em um frasco de 30 ml:
  - 2 ml de OE de alecrim com cineol (*Rosmarinus officinalis* qt cineol)
  - 1 ml de OE de pimenta-da-jamaica (*Pimenta racemosa*)
  - 2 ml de OE de ylang-ylang (*Cananga odorata*)
  - OV de rícino (*Ricinus communis*) qsp 30 ml

Aplique 1 a 2 vezes por dia nos cabelos molhados. Espere 10 a 15 minutos antes de lavá-los e enxaguá-los.

- Uso interno, ASSOCIE a um complemento alimentar à base de silício: por exemplo, tomando 1 colher (chá) de pó de cavalinha (*Equisetum arvense*) acrescentada a uma bebida, uma sopa ou sobre alimentos, 1 vez por dia, durante 3 semanas por mês.

QUEIMADURAS
(cutâneas)

As queimaduras cutâneas são lesões da pele ou das mucosas provocadas por calor intenso ou por contato com um agente físico (sol, radiação ultravioleta ou raios) ou químico. Podem ser benignas (menos de 15% do corpo) ou graves (acima de 15% até 60% da superfície do corpo). O grau depende da profundidade: o primeiro grau corresponde ao nível da epiderme, com vermelhidão e descamação ("queimadura de sol"); o segundo grau se refere à epiderme e à derme, com formação de bolhas; o terceiro grau atinge a epiderme, a derme e a hipoderme.

A FÓRMULA
Para tratar queimaduras leves
- Uso externo, prepare em um frasco de 10 ml a seguinte mistura:
  - 1 ml de OE de lavanda aspic (*Lavandula latifolia spica*)
  - 1 ml de OE de benjoim (*Styrax benzoe*)
  - 1 ml de OE de tea tree, ou árvore do chá (*Melaleuca alternifolia*)
  - OV de hipérico (*Hypericum perforatum*) qsp 10 ml

Aplique nas lesões 2 vezes por dia, até a cicatrização.

Contraindicações: não se exponha ao sol depois da aplicação, porque o óleo de hipérico é fotossensibilizante.

CONSELHOS
Em primeiro lugar, resfrie imediatamente a pele deixando a área atingida sob água fria corrente (mas não gelada) durante pelo menos 5 minutos. Trate você mesmo apenas as queimaduras leves (superficiais e pouco extensas, não situadas perto da boca ou do nariz). Em caso de dúvida, procure um pronto-socorro ou peça orientação a um farmacêutico.

Queimaduras de sol
(• ver Queimaduras [cutâneas])

Queimação estomacal
(• ver Acidez gástrica)

RACHADURAS NOS SEIOS (aleitamento)

Estas rachaduras consistem em pequenas fissuras nos mamilos, acompanhadas de dores intensas durante a amamentação, geralmente ocasionadas pelo mau posicionamento do bebê no seio.

A FÓRMULA
Suavizante, para atenuar os sintomas
• Aplique localmente óleo de rosa-mosqueta do Chile (*Rosa rubiginosa*), 2 vezes por dia, ou óleo ou bálsamo de calêndula (*Calendula officinalis*).

Regras
(• ver Menstruação)

Resfriados
(• ver Constipação, Gripe)

Resistência a infecções
(• ver Sistema imunológico)

Resistência ao estresse
(• ver Estresse)

RETENÇÃO DE ÁGUA

A retenção de líquido nos tecidos do organismo, ou edema, é geralmente causada por uma congestão do sistema linfático e mau funcionamento do sistema renal.

A FÓRMULA
Para descongestionar os tecidos
• Uso externo, prepare este óleo de massagem tônico para o sistema linfático:
• 2 ml de OE de cedro-do-atlas (*Cedrus atlantica*)
• 2 ml de OE de lentisco (*Pistacia lentiscus*)
• 2 ml de OE de patchuli (*Pogostemon cablin*)
• 2 ml de OE de cipreste (*Cupressus sempervirens*) e eventualmente:
• 1 ml de OE de issa (*Rhus taratana*)
• 1 ml de OE de famonty (*Pluchea grevei*)
• 20 ml de OV de avelã (*Corylus avellana*)
• OV de tamanu (*Calophyllum inophyllum*) qsp 60 ml

Massageie os membros inferiores 2 vezes por dia, durante 20 dias, subindo pela parte interna.

Contraindicações: cânceres hormonodependentes, crianças pequenas, gravidez e aleitamento.

Para estimular o sistema linfático e drenar o fígado e os rins
• Uso interno, misture em um frasco de 10 ml:

- 3 ml de OE de cenoura (*Daucus carota*)
- 2 ml de OE de aipo (*Apium graveolens*)
- 3 ml de OE de levístico (*Levisticum officinalis*)
- 2 ml de OE de patchuli (*Postemon cablin*)

Tome 2 gotas da mistura em 1 colher de mel, azeite ou pasta de gergelim, 2 a 3 vezes por dia, durante 7 dias.

ASSOCIE com chá de chá-de-java (*Orthosiphon stamineus*). Beba 3 xícaras por dia, durante 3 semanas.

Contraindicações: gravidez, aleitamento, cânceres hormonodependentes.

RETOCOLITE HEMORRÁGICA (RCH)
(• ver Colite, Doença de Crohn, Doenças autoimunes, Síndrome do intestino irritável)

Doença autoimune caracterizada por uma condição inflamatória crônica do intestino, mais particularmente do reto e do cólon. Provoca a emissão de muco e de sangue pelo ânus, acompanhada por aumento da frequência de evacuações (5 a 10 por dia), dores abdominais, distúrbio do trânsito intestinal e uma condição de fadiga geral.

REUMATISMO

Apresenta-se como afecções muito diversas que atingem os ossos e as articulações, músculos e os seus tendões, assim como os nervos sensitivos e motores, caraterizadas por dor e incômodo funcional do aparelho locomotor. O reumatismo pode ser causado por um agente infeccioso, uma inflamação, pela presença de pequenos cristais nas articulações e nos tendões (gota, por exemplo) e ligado a uma causa mecânica (artrose) ou periarticular (tendinite, bursite, capsulite etc.).

A FÓRMULA

Para aliviar as dores articulares e musculares

- Uso externo, prepare a seguinte mistura em um frasco de 30 ml:
  - 1 ml de OE de tomilho qt borneol (*Thymus satureioides*)
  - 2 ml de OE de gaulthéria odorata (*Gaultheria fragrantissima*)
  - 1 ml de OE de katrafay (*Cedrelopsis grevei*)
  - 1 ml de OE de pimenta-preta (*Piper nigrum*)
  - 2 ml de OE de copaíba (*Copaifera officinalis*)
  - 1 ml de OE de alecrim com cânfora (*Rosmarinus officinalis* qt cânfora)
  - 1 ml de OE de eucalipto citriodora (*Eucalyptus citriodora*)
  - 1 ml de OE de junípero (*Juniperus communis*)
  - OV de arnica (*Arnica montana*) qsp 30 ml

Aplique 2 a 3 vezes por dia, até o desaparecimento das dores.

Essa preparação pode ser ASSOCIADA com chás de alburno de tília (*Tilia cordata*), de cassis (*Ribes nigrum*) em folhas ou brotos, de rainha-dos-prados ou ulmária (*Filipendula ulmaria*) ou de freixo (*Fraxinus excelsior*). Beba 3 xícaras por dia, durante 3 semanas.

RINITE
(• ver também Doenças infecciosas, Gripe, Tosse)

É uma inflamação aguda da mucosa do nariz, que provoca corrimento nasal, congestão nasal (sensação de nariz entupido) e dor de garganta. Existem duas formas de rinite: aguda e crônica. A rinite aguda, chamada também de "constipação do cérebro" ou coriza, é geralmente de origem viral e desencadeada por epidemia. Ela se complica na sequência de uma infecção adicional e pode levar a uma sinusite. A rinite crônica não alérgica, ao contrário de sua forma alérgica (*ver Rinite alérgica*), não tem causa bem definida, mas resulta do tabagismo, da poluição do ar e do abuso de medicamentos locais vasoconstritores.

A FÓRMULA
Contra a rinite aguda infecciosa, para desinfetar as vias nasais
• Uso externo, prepare a seguinte mistura:
  • 2 ml de OE de saro (*Cinnamosma fragrans*)
  • 1 ml de OE de louro (*Laurus nobilis*)
  • 2 ml de OE de abeto-balsâmico (*Abies balsamea*)
  • 1 ml de OE de eucalipto radiata (*Eucalyptus radiata*)
  • 1 ml de OE de ho wood (*Cinnamomum camphora* qt linalol)
  • OV de avelã (*Corylus avellana*) qsp 30 ml

Aplique 2 vezes por dia no peito e no arco dos pés (a partir de 3 anos), durante 7 dias.

• Prepare inalações com 1 a 2 gotas de bálsamo-do-peru (*Myroxylon balsamum* var. *pereirae*) em 1 xícara de água quente.

ASSOCIE, segundo a necessidade, com chás de tomilho (*Thymus vulgaris*) ou de sabugueiro (*Sambucus nigra*). Beba 3 xícaras por dia, durante 7 dias. Associe-os eventualmente com equinácea púrpura (*Echinacea purpurea*), própolis e vitamina C sob a forma de suplemento alimentar.

CONSELHO
Faça lavagens das fossas nasais com um pequeno regador chamado "lota", cheio de água morna adicionada a 1 colher (sopa) de sal e meia colher (chá) de cloreto de magnésio (nigari). E proteja a flora intestinal realizando um tratamento com probióticos (levedura, lactobacilo, bifidobactéria etc.).

RINITE ALÉRGICA

É uma inflamação da mucosa do nariz de origem alérgica que se manifesta por corrimento nasal, obstrução nasal e sequências de espirros ocorrendo em função das crises. Pode ser causada por alergia a ácaros, poeira ou pelos de animais. Quando é sazonal e provocada por pólen, é chamada atualmente de "febre do feno".

A FÓRMULA
Em primeira abordagem

• Uso externo, aspire OE de estragão (*Artemisia dracunculus*). Alternativamente: aplique, com o polegar, 1 gota desse óleo ou de OE de matricária (*Matricaria recutita*) no céu da boca.

Para tratamento mais profundo
• Uso externo, prepare a seguinte mistura:
  • 1 ml de OE de lavandin super (*Lavandula x burnatii*)
  • 1 ml de OE de tanaceto-azul (*Tanacetum annuum*)
  • 1 ml de OE de matricária (*Matricaria recutita*)
  • 1 ml de OE de estragão (*Artemisia dracunculus*)
  • 1 ml de OE de folhas ou petitgrain de limoeiro (*Citrus limon*)
  • OV de avelã (*Corylus avellana*) qsp 15 ml

Aplique sobre o peito e nas laterais do nariz 2 vezes por dia.

• Uso interno, por via nasal, prepare a seguinte mistura:
  • 1 ml de OE de estragão (*Artemisia dracunculus*)
  • 0,5 ml de OE de matricária (*Matricaria recutita*)
  • OV de amêndoa doce (*Prunus dulcis*) qsp 60 ml

Pingue 2 gotas em cada narina, 2 vezes por dia, durante 7 dias.

ASSOCIE essas preparações com chás de plantago (*Plantago lanceolata*) e de desmódio (*Desmodium adscendens*). Beba de 2 a 3 xícaras por dia. Ou associe com o macerado mãe de brotos de cassis (*Ribes nigrum*), na proporção de 5 gotas, 3 vezes por dia, em 1 copo de água.

RONCO

Este ruído respiratório emitido durante o sono se deve a causas distintas: hipertrofia das amígdalas e vegetações adenoides em crianças pequenas, desvio do septo nasal, rinite, sinusite, anomalia anatômica, consumo excessivo de alimentos gordurosos (laticínios), entre outras. O ronco pode evoluir para uma apneia do sono e necessitar, às vezes, de intervenção cirúrgica.

A FÓRMULA
Para aliviar a irritação da mucosa nasal e atenuar o ronco
• Uso interno, tome 1 gota de OE de estragão (*Artemisia dracunculus*) em 1 colher (chá) de óleo vegetal de cominho-preto (*Nigella sativa*), 2 vezes por dia, durante 7 dias. Repetir.

PENSE TAMBÉM em sementes de cominho-preto (*Nigella sativa*), ingerindo 1 colher (chá) com 1 copo de água, ou prepare um chá derramando água quente sobre as sementes; beba 1 a 2 vezes por dia. Evite álcool, tabaco, laticínios e pratos muito gordurosos, principalmente à noite.

ROSÁCEA

A rosácea consiste em uma dilatação permanente e visível de pequenos vasos da face, desenhando finas linhas vermelhas ou púrpura no nariz e nas maçãs do rosto. É uma afecção muito frequente entre mulheres de pele clara e frágil, com idade entre 30 e 50 anos. É facilitada por estados emocionais, álcool, tabaco, gravidez, distúrbios digestivos, alguns medicamentos e cosméticos. A manutenção de uma boa hidratação da pele é essencial para atenuar os sintomas.

A FÓRMULA

Para melhorar o aspecto da pele
• Uso externo, misture em um frasco de 60 ml:
  • 2 ml de OE de tanaceto-azul (*Tanacetum annuum*)
  • 1 ml de OE de gerânio-rosa (*Pelargonium x asperum*)
  • 1 ml de OE de cenoura (*Daucus carota*)
  • 1 ml de OE de helicriso italiano (*Helichrysum italicum*)
  • OV de rosa-mosqueta do Chile (*Rosa rubiginosa*) qsp 60 ml

Aplique no rosto 2 vezes por dia, evitando o contorno dos olhos.

---

excessivo. As rugas de expressão aparecem cedo e estão ligadas a uma atividade dos músculos subcutâneos. As rugas da velhice são constantes após os 50 anos.

A FÓRMULA

Para reparar os danos do tempo
• Uso externo, misture em um frasco de 10 ml:
  • 0,5 ml de OE de ho wood (*Cinnamomum camphora* qt linalol), de preferência com o OE de pau-rosa (*Aniba rosaeodora*)
  • 0,5 ml de OE de rosa-damascena (*Rosa damascena*)
  • 6 ml de OV de rosa-mosqueta do Chile (*Rosa rubiginosa*)
  • 3 ml de OV de figo-da-índia (*Opuntia ficus-indica*)

Aplique no rosto 2 vezes ao dia, evitando o contorno dos olhos.

Roxos
(• ver Equimoses)

RUGAS, LINHAS DE EXPRESSÃO

As rugas são os sulcos mais ou menos profundos que aparecem com a idade na pele do rosto. Elas se devem à ruptura das fibras elásticas da derme e à fragilidade do tecido conjuntivo ligada à idade, ao emagrecimento ou ao franzimento

SANGRAMENTO NASAL

(• ver também Ingurgitamento mamário)

Chamado na medicina de "epistaxe", o sangramento nasal é frequente na puberdade, durante os seis primeiros meses de gravidez e entre pessoas idosas acometidas pela ateromatose (doença arterial). Pode ser causado por hipertensão arterial, distúrbio da coagulação (hemofilia), pela ingestão de medicamentos anticoagulantes, traumatismo das fossas nasais e afecção do sínus.

A FÓRMULA

Para diminuir ou estancar um sangramento
• Pingue 2 gotas de OE de esteva (*Cistus ladaniferus*) e 2 gotas de OE de gerânio-rosa (*Pelargonium x asperum*) em um cotonete ou em um algodão e insira no nariz.

CONSELHO

Consulte um médico se os sangramentos persistirem (risco de hipertensão, ingestão de anticoagulantes).

SAPINHO
(• ver também Micoses, para o tratamento profundo)

É uma micose bucal de origem digestiva, causada por infecção pela levedura *Candida albicans*. Presente naturalmente no intestino, esse fungo tende a colonizar outras mucosas quando há desequilíbrio da flora intestinal ou após um tratamento à base de antibióticos, por exemplo.

A FÓRMULA

Para acabar com a afecção
• Faça um bochecho com 2 a 3 gotas de OE de tee trea, ou árvore do chá (*Melaleuca alternifolia*), em 1 colher (chá) de azeite, 2 vezes por dia, durante 7 dias.

CONSELHO

Evite os açúcares e faça um tratamento com prebióticos e probióticos durante 14 dias.

Sarna
(• ver Parasitas cutâneos)

Seios
(• ver Desmame, Ingurgitamento mamário, Lactação insuficiente, Rachaduras nos seios)

Síndrome das pernas sem repouso
(• ver Pernas agitadas)

SÍNDROME DO INTESTINO IRRITÁVEL
(• ver também Cólica intestinal, Colite, Doença de Crohn, Doenças autoimunes)

A síndrome do intestino irritável é um distúrbio do funcionamento do intestino grosso (cólon), de origem desconhecida, sem lesão orgânica dectável e influenciado por uma condição psicológica. Conhecido também como "colonopatia funcional". Bastante comum, caracteriza-se por dores espasmódicas, distúrbios do trânsito intestinal (constipação, diarreia ou alternância das duas), dificuldade para evacuar e estufamentos.

A FÓRMULA

Para acalmar os espasmos intestinais
• Uso externo, prepare a seguinte mistura:
  • 1 ml de OE de manjericão-de-folha-grande (*Ocimum basilicum* qt linalol)
  • 1 ml de OE de juníparo (*Juniperus communis*)
  • 1 ml de OE de tea tree limão (*Leptospermum petersonii*)

- 1 ml de OE de hortelã-bergamota (*Mentha citrata*)
- 1 ml de OE de folhas ou petitgrain de laranja-amarga (*Citrus aurantium*)
- OV de avelã (*Corylus avellana*) qsp 15 ml

Aplique ao redor do umbigo, 2 vezes por dia, durante 7 dias. Repetir, se necessário.

Contraindicações: gravidez, aleitamento, antecedentes de câncer hormonodependente.

- Uso interno, misture em um frasco de 10 ml:
    - 3 ml de OE de murta vermelha (*Myrtus communis* qt acetato de mirtenila)
    - 3 ml de OE de sementes de angélica (*Angelica archangelica*)
    - 3 ml de OE de hortelã-pimenta (*Mentha x piperita*)
    - 1 ml de OE de cravo (*Eugenia caryophyllata*)

Tome 2 gotas da mistura em 1 colher (chá) de azeite ou pasta de gergelim, 3 vezes por dia, durante 7 dias.

Contraindicações: não se exponha ao sol após ingestão.

EM COMPLEMENTAÇÃO, beba 1 copo com licor da polpa de *Aloe vera* pela manhã e à noite durante 3 semanas. Repetir. Utilize também a cúrcuma (*Curcuma longa*) na culinária.

CONSELHOS

Tome suplemento alimentar à base de glutamina – aminoácido que nutre as células do intestino (enterócitos) – e também probióticos e ômegas-3, sem se esquecer de comer peixes pequenos gordurosos (cavala, sardinha e arenque, por exemplo), 2 a 3 vezes por semana. Verifique se não tem intolerância ao glúten (contido no centeio, aveia, trigo e cevada) ou aos laticínios. E dê preferência também ao consumo de alimentos minimamente processados.

Síndrome da tensão pré-menstrual

(• ver Menstruação, principalmente a menstruação dolorosa)

SINUSITE

(• ver também Constipação, Doenças infecciosas, Rinite, Rinite alérgica)

A sinusite é a inflamação dos seios da face. Acomete um seio isolado ou o conjunto dos seios e pode ser aguda ou crônica. A sinusite aguda resulta de uma infecção nas fossas nasais ou na raiz de um dente superior e se manifesta por secreção nasal purulenta, com febre e fadiga. A sinusite crônica é uma inflamação que dura mais de 3 meses com corrimento ou obstrução nasal e tosse crônica – principalmente à noite.

A FÓRMULA

Um óleo essencial particularmente eficaz, mas muito caro.

• Uso externo, respire o OE de ínula odorante (*Inula graveolens*) e aplique 1 gota na testa (*seio frontal*), 2 vezes por dia. Atenção: uma forte reação da eliminação pode se produzir, chamada de "choque com a ínula".

Menos cara, uma mistura para desentupir os seios nasais
• Uso externo, prepare a seguinte mistura:
  • 1 gota de OE de hortelã-pimenta (*Mentha x piperita*)
  • 1 gota de OE de ravintsara (*Cinnamomum camphora* qt cineol)
  • 1 gota de OE de pinheiro-silvestre (*Pinus sylvestris*)

Faça inalações colocando a mistura numa xícara de água quente.

A FÓRMULA a seguir, mais elaborada, utilizada por via nasal
• Mande preparar a seguinte mistura em um frasco de 60 ml:
  • 0,5 ml de OE de palmarosa (*Cymbopogon martinii*)
  • 0,5 ml de OE de saro (*Cinnamosma fragrans*)
  • 0,5 ml de OE de eucalipto radiata (*Eucalyptus radiata*)
  • 0,5 ml de OE de ínula odorante (*Inula graveolens*)
  • OV de amêndoa doce (*Prunus dulcis*) qsp 60 ml

Pingue 2 gotas em cada narina, 3 vezes por dia, durante 3 dias.

DRENE O FÍGADO com um chá de alecrim (*Rosmarinus officinalis*), de boldo (*Peumus boldus*), de alcachofra (*Cynara scolymus*) ou de raiz de dente-de-leão (*Taraxacum dens-leonis*). Beba 3 xícaras por dia, durante 3 semanas (*ver Congestão do fígado*).

CONSELHO
Reduza os laticínios, especialmente os derivados de leite de vaca, bem como os alimentos feculosos e farinhosos.

SISTEMA IMUNOLÓGICO (ESTIMULAÇÃO DO)

O sistema imunológico é encarregado especialmente da defesa do organismo contra infecções (causadas por vírus, bactérias ou fungos). Uma parte do sistema imunológico, não específica, está instalada desde o nascimento e sua resposta à agressão não difere fundamentalmente de acordo com o agente agressor. São as barreiras físicas no plano da epiderme, de células como os glóbulos brancos (macrófagos, polinucleares, mastócitos) e as diversas substâncias ativas (enzimas, interferons e citocinas, entre outras). A outra parte do sistema imunológico é adaptativa e específica: composta de glóbulos brancos (linfócitos T e linfócitos B) e anticorpos (proteínas especializadas fabricadas por estes últimos), oferece uma defesa "sob medida", eficaz e duradoura. Um tratamento de fundo permite resistir melhor às agressões microbianas do inverno.

A FÓRMULA
No inverno, para aumentar a resistência às infecções, reforçando o organismo e estimulando o sistema imunológico.

- Uso interno, prepare a seguinte mistura em um frasco de 10 ml:
  - 1 ml de OE de canela (*Cinnamomum zeylanicum*)
  - 1 ml de OE de orégano Kaliteri (*Origanum vulgaris* var. Kaliteri)
  - 1 ml de OE de saro (*Cinnamosma fragrans*)
  - OV de cominho-preto (*Nigella sativa*) qsp 10 ml

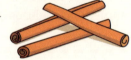

Tome 5 gotas em 1 colher de azeite ou de pasta de gergelim, 3 vezes por dia, durante 7 dias.

ASSOCIE às fórmulas concentrados ou chás de ipê-rosa (*Tabebuia avellanedae*) ou unha-de-gato (*Uncaria tomentosa*). Beba 3 xícaras por dia, continuamente, durante 3 semanas.

Sobrepeso
(• ver Emagrecimento, Obesidade)

Sono
(• ver Insônia)

Sonolência
(• ver Digestão difícil, Fraqueza)

TENSÃO MUSCULAR, TENDINITE
(• ver também Reumatismo)

A tendinite é uma inflamação do tendão. Este pode se inflamar, seja na sua junção com o músculo, seja no seu ponto de inserção no osso ou, ainda, na sua parte mediana. As tendinites se devem a microtraumatismos, ao envelhecimento dos tecidos ou a uma enfermidade articular (poliartrite reumatoide e espondiloartrite, por exemplo). Na naturopatia, ela é geralmente associada a uma acidose que resulta de um desequilíbrio alimentar (alimentação muito proteinizada, portanto muito acidificante).

A FÓRMULA

Para relaxar tendões e músculos e preparar os músculos para o esforço

- Uso externo, prepare a seguinte mistura:
  - 2 ml de OE de eucalipto citriodora (*Eucalyptus citriodora*)
  - 1 ml de OE de alecrim com cânfora (*Rosmarinus officinalis* qt cânfora)
  - 1 ml de OE de chá-montês ou gaulthéria odorata (*Gaultheria procumbens* ou *G. fragrantissima*)
  - 1 ml de OE de louro (*Laurus nobilis*)
  - OE de arnica (*Arnica Montana*) qsp 15 ml

Massageie 2 a 3 vezes por dia com algumas gotas.

Essa aplicação local **PODE SE ASSOCIAR** a chás de plantas anti-inflamatórias e drenadoras de ácidos (úrico, em especial): alburno de tília (*Tilia cordata*), cassis (*Ribes nigrum*) em folhas ou um macerado mãe dos brotos, rainha-dos-prados (*Filipendula ulmaria*) e freixo (*Fraxinus excelsior*). Beba de 2 a 3 xícaras por dia, sozinhos ou misturados.

Tensão nervosa
(• ver Nervosismo)

TERÇOL

O terçol é um pequeno furúnculo situado na borda da pálpebra, desenvolvido a partir de um cílio. Geralmente é causado por estafilococo. Provoca a formação de um edema avermelhado, um inchaço que dá lugar a um carnegão.

A FÓRMULA
Sendo contraindicada a utilização de OE, utilize águas florais
• Uso externo, aplique no local compressas de água floral de lavanda (*Lavandula angustifolia*) ou de camomila-romana (*Anthemis nobilis*), 2 vezes por dia.

ALTERNATIVAMENTE, utilize um colírio de prata coloidal.

CONSELHO
Para evitar o alastramento da infecção, nunca manipule intempestivamente um furúnculo, e menos ainda um terçol, dada a sua proximidade com o olho.

TIQUES

Estes movimentos anormais, involuntários e repetitivos, súbitos e breves, aparecem na infância (são 3 a 4 vezes mais frequentes entre os meninos e têm uma característica hereditária). Tendem a desaparecer com a idade, mas podem também se acentuar sob o efeito das emoções.

A FÓRMULA
Para aliviar algumas reações do sistema nervoso
• Uso externo, prepare a seguinte mistura em um frasco de 10 ml:
• 1 ml de OE de manjerona (*Origanum majorana*)
• 1 ml de OE de raspa de tangerina (*Citrus reticulata* var. *mandarin*)
• OV de avelã (*Corylus avellana*) qsp 10 ml

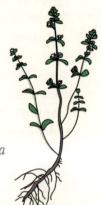

Aplique 2 vezes por dia no lado interno dos pulsos e na região do plexo solar durante 20 dias. Repetir.

Contraindicações: não se exponha ao sol após a aplicação.

TIREOIDE

A tireoide é uma glândula endócrina que tem um papel fundamental na regulação do metabolismo e do sistema neurovegetativo. Os óleos essenciais apresentados aqui só se referem às disfunções menores. Consulte um médico em caso de tireoidite (doença de Basedow ou de Hashimoto), que pode ser de origem autoimune ou viral.

A FÓRMULA
Contra a insuficiência dos hormônios da tireoide

- Uso externo, prepare ou mande preparar a seguinte mistura em um frasco de 10 ml:
    - 1,5 ml de OE de murta verde (*Myrtus communis* qt cineol)
    - 1,5 ml de OE de espruce negro (*Picea mariana*)
    - OV de amêndoa doce (*Prunus dulcis*) qsp 10 ml

Aplique 2 vezes por dia no pescoço na altura da tireoide e na região dos rins, durante 20 dias. Repita segundo a necessidade após uma semana de pausa.

Contra o excesso dos hormônios da tireoide
- Uso externo, prepare ou mande preparar a seguinte mistura em um frasco de 10 ml:
    - 1 ml de OE de manjerona (*Origanum majorana*)
    - 1 ml de OE de mirra (*Commiphora molmol*)
    - 0,5 ml de OE de cominho (*Cuminum cyminum*)
    - 0,5 ml de OE de ledum (*Ledum groenlandicum*)
    - OV de amêndoa doce (*Prunus dulcis*) qsp 15 ml

Aplique 2 vezes por dia no pescoço na altura da tireoide durante 20 dias. Repita segundo a necessidade após 1 semana de pausa.

TORCICOLO

O torcicolo é uma contratura mais ou menos dolorosa dos músculos do pescoço, limitando os movimentos de rotação da cabeça. O torcicolo comum é provocado ou por um movimento brusco do pescoço ou por má posição do pescoço durante o sono.

A FÓRMULA
Para atenuar os sintomas
- Uso externo, prepare ou mande preparar a seguinte mistura em um frasco de 10 ml:
    - 2 ml de OE de alecrim com cânfora (*Rosmarinus officinalis* qt cânfora)
    - 1 ml de OE de chá-montês ou gaulthéria odorata (*Gaultheria procumbens* ou *G. fragrantissima*)
    - 1 ml de OE de katrafay (*Cedrelopsis grevei*)
    - OE de copaíba (*Copaifera officinalis*) qsp 10 ml

Faça de 2 a 3 aplicações por dia até que os sintomas desapareçam, frequentemente em menos de 3 dias.

TOSSE
(• ver também Bronquite, Dor de garganta)

A tosse se manifesta por uma expiração brusca e barulhenta, reflexa ou voluntária, aguda ou crônica, seca ou de expectoração, que auxilia a expulsão do ar contido nos pulmões. Pode ter várias origens e ser benigna ou grave. A tosse de expectoração deve ser tratada com substâncias expectorantes para ajudar a eliminação das secreções dos brônquios. Substâncias antitosse não devem ser usadas em caso de tosse seca.

A FÓRMULA
Contra a tosse de expectoração
• Uso externo, prepare ou mande preparar a seguinte mistura:
  • 1 ml de OE de bálsamo-do-peru (*Myroxylon balsamum* var. *pereirae*)
  • 2 ml de OE de pinheiro-silvestre (*Pinus sylvestris*)
  • 1 ml de OE de manjericão-de-folha-grande (*Ocimum basilicum* qt linalol)
  • 1 ml de OE de rosalina (*Melaleuca ericifolia*)
  • 1 ml de OE de ínula odorante (*Inula graveolens*)
  • OV de avelã (*Corylus avellana*) qsp 30 ml

Aplique no peito e nas costas, 2 vezes por dia, até o desaparecimento dos sintomas.

• Uso interno, mande preparar a seguinte mistura:
  • 0,5 ml de OE de rosalina (*Melaleuca ericifolia*)
  • 0,5 ml de OE de cipreste (*Cupressus sempervirens*)
  • 0,5 ml de OE de eucalipto staigeriana (*Eucalyptus staigeriana*)
  • 0,5 ml de OE de serpilho (*Thymus serpyllum*)
  • Dispersante do tipo Solubol ou Disper qsp 10 ml

Tome 10 gotas em 1 colher de azeite, 3 vezes por dia, durante 7 dias.

Contraindicações: gravidez, aleitamento, cânceres hormonodependentes.

• Uso interno, para bebês e crianças pequenas, mande preparar supositórios com os seguintes elementos:
  • OE de manjericão-de-folha-grande (*Ocimum basilicum* qt linalol): bebês 10 mg / crianças 25 mg
  • OE de saro (*Cinnamosma fragrans*): bebês 10 mg / crianças 25 mg
  • OE de pinheiro-silvestre (*Pinus sylvestris*): bebês 10 mg / crianças 25 mg
  • Excipiente do tipo Suppocire qsp 1 supositório 1 g dt 14

Ponha 1 supositório 2 vezes por dia, durante 7 dias.

Para tratar a tosse seca
• Uso interno ou uso externo, mande preparar a seguinte mistura:
  • 0,5 ml de OE de eucalipto staigeriana (*Eucalyptus staigeriana*)
  • 1 ml de OE de sempre-viva macho (*Helichrysum bracteifeum*)
  • 0,5 ml de OE de rosalina (*Melaleuca ericifolia*)
  • OV de cominho-preto (*Nigella sativa*) qsp 10 ml

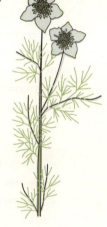

Tome 10 gotas em 1 colher de mel, 3 vezes por dia, durante 7 dias, e/ou aplique 2 vezes por dia no peito e nas costas.

- - - - - - - - - - - - - - -

Triglicerídios
(• ver Colesterol, Congestão do fígado)

Trombose
(• ver Flebite)

ÚLCERA CUTÂNEA ✂

É uma chaga da pele que não cicatriza. Nas pernas, as úlceras geralmente são causadas por insuficiência venosa em estágio avançado (úlcera varicosa), que seria melhor tratar num estágio inicial (*ver Fragilidade capilar, Insuficiência venosa, Varizes*). Na realidade, resultam de uma flebite antiga ou de varizes que não foram tratadas corretamente.

A FÓRMULA
Para tratar uma úlcera de pele, em alternância com os cuidados médicos convencionais

• Uso externo, misture em um frasco de 30 ml:
  • 2 ml de OE de esteva (*Cistus ladaniferus*)
  • 2 ml de OE de gerânio-rosa (*Pelargonium x asperum*)
  • 2 ml de OE de helicriso italiano (*Helichrysum italicum*)
  • 7 ml de OV de rosa-mosqueta do Chile (*Rosa rubiginosa*)
  • 7 ml de OV de rícino (*Ricinus communis*)
  • 10 ml de OV de tamanu (*Calophyllum inophyllum*)

Aplique 2 a 3 vezes por dia, até a cicatrização.

• Uso interno, considere uma drenagem do fígado com chás durante 3 semanas: misture alcachofra (*Cynara scolymus*), alecrim (*Rosmarinus officinalis*) e boldo (*Peumus boldus*). Beba 3 xícaras por dia, fazendo infusão com 1 colher (sopa) por xícara. Depois tome durante 3 meses um chá de plantas vasoconstritoras em partes iguais: castanheiro-da-índia (*Aesculus hippocastanum*), videira vermelha (*Vitis vinifera*), cipreste (*Cupressus sempervirens*) e hamamélis (*Hamamelis virginiana*). Beba 3 xícaras por dia, durante 3 semanas por mês.

ÚLCERA GÁSTRICA ✂

Ferida que se forma na mucosa do estômago. O sintoma geralmente é uma dor do tipo cólica ou queimação, às vezes intensa, que aparece de 2 a 3 horas após as refeições e se acalma com a ingestão de alimento.

• Os óleos essenciais só intervém antes, a título preventivo, em caso de gastrite (*ver a fórmula receitada para Acidez gástrica*).

ASSOCIE aos chás de raiz de alcaçuz (*Glycyrrhiza glabra*) – exceto em caso de hipertensão –, ou de macerado mãe de brotos de figueira (*Ficus carica*), 5 gotas (*ver a fórmula para acidez gástrica*), 3 vezes por dia, alternando com 1 copo de água de argila branca.

URETRITE
(• Ver Infecções urinárias)

Inflamação da uretra de origem infecciosa (bactéria, parasita), sexualmente transmissível (gonococos responsáveis pela blenorragia, micoplasmas, clamídias). Atinge sobretudo homens jovens.

VAGINITE
(• ver também Leucorreia, Prurido vulvar)

Inflamação das paredes vaginais. Pode ser causada por uma infecção (bactéria, fungo) ou resultar da presença de um corpo estranho, uma alergia ou uma diminuição das secreções da mucosa vaginal na menopausa. Pode se traduzir por corrimentos vaginais (leucorreias), sensação de queimação, coceira ou dor durante as relações sexuais.

A FÓRMULA
Para aliviar a inflamação
• Uso externo, em aplicação local, prepare a seguinte mistura:
  • 1 ml de OE de fragônia (*Agonis fragrans*)
  • 1 ml de OE de eucalipto citriodora (*Eucalyptus citriodora*)
  • 1 ml de OE de palmarosa (*Cymbopogon martinii*)
  • 1 ml de OE de hipérico (*Hypericum perforatum*)
  • OV de hipérico (*Hypericum perforatum*) qsp 15 ml

Faça de 2 a 3 aplicações por dia, em alternância com duchas vaginais de água floral de camomila-romana (*Anthemis nobilis*) ou de lavanda (*Lavandula angustifolia*).

Mande preparar na farmácia
• Uso interno, óvulos feitos com os seguintes elementos:
  • 100 mg de OE de fragônia (*Agonis fragrans*)
  • 50 mg de OE de eucalipto citriodora (*Eucalyptus citriodora*)
  • 50 mg de OE de palmarosa (*Cymbopogon martinii*)
  • 50 mg de OE de hipérico (*Hypericum perforatum*)
  • Excipiente do tipo Whitepsol qsp 1 óvulo de 4 g dt 40

Coloque 1 óvulo pela manhã (com absorvente interno) e à noite, durante 3 semanas. Repita segundo a necessidade durante 3 meses, após 1 semana de pausa com acompanhamento ginecológico. Aconselha-se também fazer todos os dias duchas vaginais com prata coloidal e reconstituir a flora vaginal com probióticos apropriados.

VARICELA
(• ver também Herpes, Herpes-zóster)

Esta doença infecciosa contagiosa é causada pelo vírus varicela-herpes-zóster-herpes (3 patologias ligadas ao mesmo vírus). Aparece em geral na infância, entre 2 e 10 anos. É mais rara na idade adulta, mas pode ressurgir nessa fase sob a forma de herpes ou de herpes-zóster. Transmitida por via respiratória, a doença se manifesta por uma erupção, precedida de uma febre moderada de 38 °C e vermelhidão na pele. As manchas vermelhas, acompanhadas de coceira, se tornam vesículas ao fim de 24 horas e secam em dias para formar crostas.

A FÓRMULA

Para tratar a pele e facilitar a cicatrização
• Em aplicação local, utilize o óleo essencial de tea tree, ou árvore do chá (*Melaleuca alternifolia*), ou de niaouli (*Melaleuca quinquenervia*), puro ou de preferência diluído a 20% em óleo vegetal como o de tamanu (*Calophyllum inophyllum*), evitando cuidadosamente tocar a pele com os dedos (use um cotonete).

VARIZES

(• ver Flebite, Fragilidade capilar, Insuficiência venosa)

A variz é a dilatação patológica permanente de uma veia, em geral em um membro inferior (coxa ou perna). Vários fatores favorecem o surgimento das varizes: sedentarismo, hereditariedade, desequilíbrio hormonal, sobrecarga de peso e a permanência em pé prolongada – principalmente no período de calor. As varizes se devem à estagnação do sangue nas veias que interrompe o retorno venoso para o coração porque as válvulas "antirretorno" não ficam mais estanques. Na naturopatia, as varizes são geralmente associadas ao congestionamento do fígado (*ver Congestão do fígado e Insuficiência hepática*).

A FÓRMULA

Para auxiliar o retorno venoso
• Uso externo, prepare a seguinte mistura em um frasco de 30 ml:
  • 3 ml de OE de cipreste (*Cupressus sempervirens*)
  • 2 ml de OE de patchuli (*Pogostemon cablin*)
  • 3 ml de OE de limão (*Citrus limonum*)
  • 2 ml de OE de cedro-do-atlas (*Cedrus atlantica*)
  • OV de tamanu (*Calophyllum inophyllum*) qsp 30 ml

Massageie as pernas subindo pela parte interna e descendo pela parte externa.

Contraindicações: cânceres hormonodependentes, gravidez, aleitamento. Não se exponha ao sol após a aplicação.

ASSOCIE esse preparo a chás de videira vermelha (*Vitis vinifera*), hamamélis (*Hamamelis virginiana*), castanheiro-da-índia (*Aesculus hippocastanum*), nogueira (*Corylus avellana*) ou de gingko biloba. Beba 3 xícaras por dia, durante 3 semanas, e repita durante 2 a 3 meses após 1 semana de pausa. Comece por drenar o fígado, principalmente no outono e na primavera, bebendo de 2 a 3 xícaras por dia da mistura de chá à base de plantas colagogas (que estimulam a secreção da bile) e coleréticas (que estimulam a excreção da bile), como alcachofra (*Cynara scolymus*), boldo (*Peumus boldus*), fumaria (*Fumaria officinalis*), cardo-mariano (*Silybum marianum*) e alecrim (*Rosmarinus officinalis*).

CONSELHOS

Tome de vez em quando duchas escocesas (alternância de água quente e de água fria em aspersão com o chuveirinho), subindo pela parte interna das pernas, e banhos de pés e de mãos, além de uma atividade física regular.

VERMES

Os oxiúros e as lombrigas são vermes parasitas do intestino. É uma parasitose difundida, especialmente a oxiuríase, que atinge crianças pequenas (transmissão em tanques de areia), pessoas idosas e pacientes internados em hospitais psiquiátricos.

A FÓRMULA
Para eliminar os vermes
- Uso interno, para adultos, prepare a seguinte mistura:
  - 1 ml de OE de mirra (*Commiphora molmol*)
  - 1 ml de OE de tomilho qt borneol (*Thymus satureioides*)
  - 1 ml de OE de bétula-amarela (*Betula alleghaniensis*)
  - 1 ml de OE de cardamomo (*Elettaria cardamomum*)
  - 1 ml de OE de perrexil (*Crithmum maritimum*)
  - OV de abóbora-moranga (*Cucurbita pepo*) qsp 30 ml

Tome 10 gotas em 1 colher (chá) de mel, 2 a 3 vezes por dia, em especial 4 dias antes e depois da lua cheia ou da lua nova.

- Uso externo e para crianças, prepare a seguinte mistura:
  - 1 ml de OE de manjericão-de-folha-miúda (*Ocimum basilicum* var. *minimum*)
  - 1 ml de OE de tomilho com linalol (*Thymus vulgaris* qt linalol)
  - 1 ml de OE de alho (*Allium sativum*)
  - 1 ml de OE de bétula-amarela (*Betula alleghaniensis*)
  - 1 ml de OE de cardamomo (*Elettaria cardamomum*)
  - OV de amêndoa doce (*Prunus dulcis*) qsp 30 ml

Aplique 2 a 3 vezes por dia ao redor do umbigo. ASSOCIE a uma mistura de 2 colheres (sopa) de sementes de abóbora-moranga (*Cucurbita pepo*) misturadas com mel, particularmente 4 dias antes e depois da lua cheia ou da lua nova. Tome um chá laxativo de sementes de plantago (*Plantago psyllium*) e de flores de malva (*Malva sylvestris*), 2 horas depois das sementes.

VERRUGAS

(• Para outros problemas cutâneos próximos das verrugas, ver também Calos, Molusco contagioso)

São pequenos tumores benignos (não cancerosos) da pele, contagiosos e causados por um vírus (papilomavírus). As verrugas comuns localizam-se no dorso das mãos e nos dedos e as verrugas plantares, mais profundas, nos pontos de apoio do pé. As verrugas planas atingem sobretudo jovens e pessoas com sistema imunológico debilitado.

Estão localizadas no rosto, no dorso das mãos, braços, joelhos e na parte anterior das pernas. Enfim, os condilomas (*ver Condilomas*) são as verrugas genitais. As verrugas seborreicas (ou queratoses seborreicas) são pequenas protuberâncias marrons da pele, absolutamente benignas, e não têm origem infecciosa. Atingem sobretudo pessoas com mais de 50 anos, no rosto, nas costas e no peito.

A FÓRMULA
Para queimar as verrugas
- Uso externo, prepare ou mande preparar a seguinte mistura:
  - 3 ml de OE de tea tree, ou árvore do chá (*Melaleuca alternifolia*)
  - 3 ml de OE de segurelha (*Satureja montana*)
  - 2 ml de OE de limão (*Citrus limonum*)
  - 2 ml de OE de canela (*Cinnamomum zeylanicum*)

Faça de 2 a 3 aplicações na verruga com um cotonete ou um pincel, evitando cuidadosamente a pele ao redor (esses OE queimam a pele). Lave as mãos com sabão antes e após a aplicação.

EM COMPLEMENTAÇÃO, macere pedaços de casca de laranja durante 3 dias em vinagre de maçã. Aplique um pedaço da parte branca (embebida de vinagre) na verruga e o mantenha com esparadrapo durante a noite. Repita por 3 dias.

VITILIGO

O vitiligo é uma doença da pele de origem desconhecida que se manifesta pela despigmentação da pele. Assim, ele provoca a diminuição ou ausência de melanina (pigmento negro que colore a pele). É uma doença frequente, que atinge 1% da população. A exposição ao sol (raios ultravioleta) traz uma melhora.

A FÓRMULA
Com óleos essenciais fotossensibilizantes
- Uso externo, prepare ou mande preparar a seguinte mistura em um frasco de 15 ml:
  - 1 ml de OE de khella (*Ammi visnaga*)
  - 1 ml de OE de hipérico (*Hypericum perforatum*)
  - 1 ml de OE de raspas de bergamota (*Citrus bergamia*)
  - 1 ml de OE de raiz de angélica (*Angelica archangelica*)
  - 5 ml de OV de hipérico (*Hypericum perforatum*)
  - OV de rosa-mosqueta do Chile (*Rosa rubiginosa*) qsp 15 ml

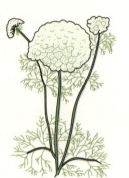

Aplique 2 vezes por dia somente sobre as placas (sem tocar a pele ao redor) e exponha a pele ao sol por 10 minutos por dia, durante 20 dias.

CONSELHO
Para evitar qualquer risco de queimadura, é imperativo limitar a aplicação às áreas a serem tratadas! Esses óleos essenciais sensibilizam fortemente a pele aos efeitos dos raios ultravioleta.

Vermelhidão
(• ver Irritações da pele)

Vômitos
(• ver Enjoo de movimento, Enjoos)

Vulvite
(• ver Prurido vulvar)

Xixi na cama
(• ver Enurese)

ZUMBIDO NAS ORELHAS

Também chamados de acufenos, os zumbidos nas orelhas são ruídos perceptíveis (zunidos, assovios ou tinidos), prolongados ou passageiros, não ligados a um som produzido fora do corpo. Na França, por exemplo, dois terços dos casos são ligados a traumatismos auditivos (causados por exposição ao barulho de concertos e fogos de artifício ou pelo hábito de escutar música em volume muito alto, por exemplo), e também a sequelas de AVC (acidente vascular cerebral). Entretanto, às vezes, a causa permanece desconhecida. O zumbido justifica sempre uma consulta médica, porque pode ser resultado de uma patologia.

A FÓRMULA
Para atenuar ou eliminar acufenos
• Uso externo, misture em um frasco de 15 ml:
• 1 ml de OE de gaulthéria odorata (*Gaultheria fragrantissima*)
• 1 ml de OE de alecrim canforado (*Rosmarinus officinalis* qt cânfora)
• 1 ml de OE de cipreste (*Cupressus sempervirens*)
• 1 ml de OE de camomila-romana (*Anthemis nobilis*)
• OV de tamanu (*Calophyllum inophyllum*) qsp 15 ml

Massageie em volta da orelha 2 vezes por dia, com 2 a 3 gotas da mistura, durante 3 semanas.

ÍNDICE REMISSIVO

A
Abacate 41, 44, 273
Abeto-balsâmico 159, 320
Abeto-siberiano 160
Abies balsamea 159, 280, 320
Abies sibirica 160
Abóbora-moranga 315, 333
Abortivo 68, 76, 98, 144, 162, 164, 169, 170, 171, 182, 184, 185, 195, 196, 213, 224, 225
Abscesso 43, 64, 74, 94, 132, 152, 160, 181, 190, 209, 210, 214, 215, 226, 238, 239, 265, 267, 291, 309, 315
Abscesso dentário 64, 152, 239
Achillea millefolium 159, 237, 242, 272-273, 276, 284, 286
Acidez gástrica 45, 171, 207, 232, 239, 318, 330
Acne 42, 62, 74, 76, 78, 80, 92, 104, 108, 110, 118, 120, 128, 132, 134, 136, 166, 172, 176, 186, 216, 217, 233, 239, 240, 260
Acufenos (zumbidos) 240, 335
Adenite 132, 148, 201, 217
Adstringente 20, 92, 94, 142, 154, 210, 231
Aerofagia 20, 82, 104, 124, 150, 168, 179, 182, 189, 206, 207, 240, 243, 273, 337
Aesculus hippocastanum 31, 279, 286, 330, 332
Afecções cutâneas 240
Aframomum angustifolium 205, 241, 274, 275
Afrodisíaco 20, 142, 156, 157, 172, 198, 199, 204, 226, 275 **(feminino)** 156, 157, 198, 199 **(masculino)** 204
Aftas 45, 120, 142, 146, 152, 171, 241, 245, 272
Agathosma betulina 169
Agitação 241, 242, 2269, 271, 272, 274, 306
Agonis fragrans 33, 187, 241, 249, 287, 288, 298, 300, 331
Agropyrum repens 295
Ahibero 176
Aipo 18, 31, 160, 161, 201, 253, 256, 277, 284, 295, 301, 319
Ajowan 28, 161, 265
Alcachofra 28, 256, 294, 296, 325, 330, 332
Alcaçuz 239, 330

Alcaravia 18, 161, 162
Alchemilla vulgaris 302, 307
Aldeído 30, 65, 166
Alecrim 18, 22, 27, 29, 31, 32, 56, 57, 61, 132, 133, 148, 150, 154, 156, 246, 250, 252, 256, 257, 261, 286, 287, 295, 296, 317, 319, 325, 326, 328, 330, 332, 335
Alecrim com cânfora (ou canforado) 56, 57, 246, 319, 326, 328
Alecrim com cineol 56, 57, 156, 317
Alecrim com verbenona 27, 56, 57, 132, 133, 148, 154, 250, 252, 256, 261, 286, 287, 295
Aleitamento 56, 68, 70, 74, 78, 86, 98, 110, 120, 124, 132, 144, 148, 154, 156, 160, 162, 163, 165, 171, 175, 177, 192, 193, 195, 196, 201, 202, 208, 209, 210, 213, 224, 225, 229, 230, 231, 232, 233, 235, 237, 239, 242, 260, 265, 266, 267, 269, 276, 279, 286, 292, 294, 295, 296, 297, 302, 318, 319, 324, 329, 332
Alergia 20, 64, 82, 90, 122, 172, 182, 242, 244, 252, 259, 272, 320, 331
Alho 12, 14, 21, 58, 74, 78, 115, 122, 127, 134, 138, 150, 162, 190, 194, 205, 216, 225, 241, 253, 274, 279, 290, 313, 316, 333
Alho-dos-ursos 290
Allium sativum 162, 253, 333
Alopecia 242, 317
Alquemila 145, 301, 302, 303, 307
amazonica 216
Amêndoa doce (óleo de) 44, 70, 72, 86, 100, 144, 248, 254, 257, 269, 270, 274, 284, 298, 302, 303
Amenorreia 242, 303
Amieiro-negro 257
Âmio-bisnaga 199
Amíris 162 163
Ammi visnaga 31, 199, 245, 247, 335
Amora 261
Amor-perfeito 240, 260, 268, 280, 281, 316
Amyris balsamifera 162
Analgésico 20, 60, 61, 64, 72, 74, 75, 76, 77, 90, 98, 100, 102, 122, 124, 148, 149, 156, 159, 171, 174, 194, 213, 220, 223
Anestesiante 194

Anethum graveolens 31, 181, 294
Angélica 18, 31, 58, 59, 83, 99, 100, 123, 240, 243, 263, 278, 311, 324, 334
Angelica archangelica 18, 31, 59, 83, 99, 123, 240, 241, 243, 263, 278, 311, 324, 334
Angina 117, 124, 132, 146, 152, 154, 155, 184, 199, 220, 241, 242, 265, 267, 275, 291
Angústia 20, 58, 62, 108, 122, 124, 150, 156, 186, 192, 210, 220, 223, 234, 235, 242, 243, 271, 272, 274, 305, 309, 313
Aniba rosaeodora 25, 80, 141, 216, 241, 248, 322
Aniba rosaeodora var.
Anis 18, 29, 163, 164, 220
Anorexia 242
Ansiedade 20, 21, 58, 62, 63, 104, 108, 119, 122, 160, 179, 186, 202, 203, 205, 242, 270, 271, 272, 274, 293, 305
Ansiolítico 20, 63, 85, 105, 106, 109, 111, 121, 156, 160, 167, 178, 203, 230, 243
Anthemis nobilis 63, 105, 109, 131, 243, 253, 256, 297, 306, 309, 311, 327, 331, 335
Antibacteriano 20, 26, 61, 64, 65,66, 70, 82, 87, 89, 98, 116, 117, 122, 126, 128, 132, 140, 146, 153, 154, 161, 162, 168, 172, 178, 179, 183, 185, 188, 192, 193, 195, 198, 200, 201, 202, 203, 206-208, 211, 212, 214, 218, 223, 225, 232, 276
Anticoagulante 31, 96, 172, 182
Antiespasmódico 27, 32, 63, 72, 78, 82, 83, 85, 90, 91, 93, 98, 100, 104, 105, 108, 109, 112, 113, 118, 119, 122, 123, 126, 144, 145, 146, 150, 156, 160, 163, 164, 168, 171, 176, 189, 193, 196, 199, 201, 203, 206, 207, 210, 220, 222, 223, 229, 230, 233, 234
Antifúngico 20, 64-66, 70, 72, 84, 85, 87, 92, 93, 110, 11, 119, 122, 124, 126, 128, 130, 131, 132, 134, 135, 144, 153, 154, 151, 176, 188, 192, 208, 209, 211, 212, 216, 218, 225
Anti-infeccioso 56, 57, 60, 61, 64, 65, 66, 70, 74, 75, 78, 79, 86, 94, 96, 100, 104, 109, 112, 113, 121, 122, 124, 127, 128, 132, 133, 134, 135, 138, 144, 147, 148, 149, 154, 155, 166, 180, 183, 186, 188, 189, 194, 195, 207, 208, 210, 211, 212, 213, 214, 217, 220, 221, 224, 227, 231
Anti-inflamatório 20, 25, 27, 32, 41- 43, 56-58, 62, 63, 66, 67, 72-79, 82, 84, 85, 91, 96, 98- 101, 125, 134, 138, 139, 148, 156, 159, 160, 165, 166, 168, 171, 173, 174, 201, 203, 206- 210, 212, 215, 217, 219, 220, 222, 223, 227-235
Antimicrobiano 110
Antiparasitário 27, 62, 63, 65, 78, 79, 86, 132, 146, 161, 178, 194, 195, 201, 210, 213, 214, 223

Antirrugas 41, 42, 43, 44, 80, 142, 143, 216
Antisséptico 13, 20, 56, 60, 64, 68, 72, 73, 78, 87, 89, 94, 95, 104, 106, 107, 110, 116, 117, 123, 126, 129, 138, 154, 159, 160, 165-167, 174, 176, 178-180, 183, 184, 186, 189, 200, 202, 203, 209, 211, 213, 220, 221, 225, 228, 232, 258
Antisséptico das vias aéreas 73, 117
Antiviral 20, 27, 60, 61, 64, 65, 66, 80, 82, 87, 88, 89, 96, 98, 99, 116, 120, 121, 122, 126, 128, 129, 132, 134, 135, 141, 146, 147, 161, 171, 176, 178, 185, 188, 190, 192, 193, 198, 202, 206, 207, 208, 209, 210, 211, 212, 214, 216, 218, 227, 228, 231, 232, 265, 266, 276, 288, 305
Aperitivo 20, 58, 83
Apetite (falta de) 259, 275
Apium graveolens 30, 31, 160, 253, 256, 284, 295, 301, 319
Apoio 68, 333
Arctium lappa 240, 260, 268, 281, 294, 316
Arctostaphylos uva-ursi 292
Arenária 116, 247
Arenaria rubra 116, 292, 247
Argan (óleo de) 41, 68, 143
Argania spinosa 40, 68, 143
Arnica (óleo de) 78, 84, 90, 91, 102, 103
Arnica montana 41, 67, 77, 78, 84, 90, 91, 97, 100, 101, 102, 103, 173, 174, 178, 179, 187, 190, 230, 246, 257, 270, 271, 283, 300, 319, 326
Aroeira-vermelha 165
Arritmia 62, 182
Arrotos 240, 243
Artemisia dracunculus 29, 59, 83, 99, 123, 244, 257, 281, 282, 303, 321
Arteriosclerose 68, 90, 199, 243, 244
Arterite 233, 246
Artrite 66, 72, 84, 92, 96, 98, 100, 102, 118, 120, 124, 148, 179, 217, 222, 223, 228, 229, 244
Artrose 32, 86, 66, 67, 90, 102, 138, 159, 177, 178, 180, 189, 208, 223, 232, 233, 244, 266, 319
Árvore do chá 52, 60, 128, 129, 133, 141, 147, 149, 152, 153, 188, 230, 241, 242, 247, 248, 249, 255, 263, 266, 268, 287, 288, 289, 291, 297, 298, 304, 305, 310, 317, 323, 332, 334
Asma 27, 62, 86, 88, 108, 142, 163, 164, 169, 171, 182, 183, 189, 190, 192, 197, 199, 206, 207, 212, 220, 224, 227, 229, 234, 241, 242
Assaduras 245
Aterosclerose 253
Avelã 41, 44, 293, 296, 318, 320, 321, 324, 327, 329

B

Bactéria 13, 37, 53, 239, 242, 249, 250, 254, 265, 281, 291, 297, 298, 300, 309, 310, 331
Badiana 164, 165
Bálsamo de copaíba 24, 167, 173, 174, 217, 300
Bálsamo-de-tolu 32, 166
Bálsamo-do-peru 32, 165, 166, 292, 320, 329
Bardana-maior 260, 268, 281, 294, 316
Barosma betulina 169
Benjoim 31, 32, 167, 316, 317
Bergamota 17, 18, 31, 32, 99, 167, 168, 268, 334
Betula alba 169
Betula alleghaniensis 168, 333
Betula lenta 169
Betula nigra 169
Bétula-branca 169
Bétula-flexível ou cerejeira-vermelha 169
Bicho-de-pé 245
Bile 20, 52, 76, 98, 162, 182, 189, 196, 197, 294, 296, 332
Bistorta 262, 282
Boca 304, 317, 321
Bócio 227
Boldo 256, 257, 286, 296, 325, 330, 332
Bolha de febre 245
Bolsa-de-pastor 304
Borragem 41, 43, 44, 276
Borrago officinalis 276
Boswellia carterii 63, 105, 131, 243, 259
Bronquite 45, 70, 74, 78, 86, 88, 110, 120, 124, 126, 128, 132, 134, 138, 140, 142, 146, 148, 152, 154, 159, 160, 161, 165, 166, 169, 171, 172, 173, 174, 175, 183, 184, 186, 189, 190, 192, 193, 197, 206, 207, 208, 212, 220, 221, 222, 223, 224, 228, 230, 232, 241, 245, 265, 284, 291, 328
Buchu 169
Bulnesia sarmientoi 217
Bursera graveolens 215, 248, 249, 310

C

Cabelos 41, 42, 43, 45, 113, 156, 157, 170, 212, 219, 246, 250, 312, 316, 317
Cabreúva 169, 170, 275
Cade 18, 170, 250, 259, 310
Cãibras 41, 56, 76, 82, 90, 108, 120, 124, 138, 168, 173, 174, 220, 246, 265, 284
Cãibras musculares 82, 220, 246
Cajepute 18, 27, 60, 61, 129, 147, 153, 248, 285, 287, 288
Cajepute-do-vietnã 61
Cálculos 26, 56, 90, 100, 101, 116, 117, 169, 182, 190, 199, 202, 203, 217, 221, 234, 247

Calêndula 40, 41, 177, 181, 245, 247, 251, 253, 297, 316, 318
Calendula officinalis 41, 177, 181, 245, 247, 251, 253, 297, 316, 318
Calluna vulgaris 292
Calmante 20, 24, 45, 58, 66, 76, 93, 104, 105, 106, 107, 108, 112, 118, 122, 125, 130, 140, 141, 142, 143, 146, 150, 151, 156, 157, 163, 166, 167, 168, 175, 177, 179, 182, 183, 184, 186, 199, 205, 206, 210, 212, 216, 220, 225, 229, 232, 233, 235, 269
Calophyllum inophyllum 41, 67, 77, 101, 103, 111, 114, 115, 126, 165, 167, 170, 172, 175, 187, 197, 198, 202, 226, 227, 235, 244, 255, 259, 260, 268, 278, 279, 280, 288, 296, 299, 304, 307, 310, 311, 312, 313, 314, 316, 318, 330, 332, 335
Calos 180, 247, 333
Camará 170, 171
Camomila-dos-alemães 24, 28, 63, 171
Camomila-romana ou nobre 62, 631 105, 109, 131, 171, 243, 256, 269, 297, 306, 309, 311, 331, 335
Cananga odorata 24, 32, 105, 151, 157, 241, 250, 274, 275, 289, 293, 309, 313, 317
Canarium luzonicum 181
Câncer 26, 77, 128, 144, 164, 187, 189, 215, 216, 238, 247, 255, 269, 272, 286, 294, 301, 302, 303, 307, 324
Câncer hormonodependente 144, 264, 287, 289, 238, 302, 324
Candida albicans 86, 188, 248, 297, 298, 304, 323
Candidíase 120, 128, 132, 1448, 152, 195, 248, 304, 315
Canela 12, 13, 18, 23, 28, 30, 31, 39, 40, 52, 61, 64, 65, 76, 106, 132, 133, 148, 149, 155, 157, 172, 173, 204, 237, 238, 245, 246, 248, 249, 257, 258, 261, 265, 266, 269, 275, 282, 285, 292, 305, 326, 334
Canela-da-china 65, 172, 173, 262, 266, 269, 305
Canela-do-ceilão 172, 249, 262, 285, 305
Cânfora 18, 22, 26, 27, 56, 57, 81, 110, 11, 113, 141, 173, 174, 178, 193, 224, 229, 232, 237, 246, 319, 326, 328, 335
Cânfora-de-bornéu 57, 81, 174, 232
Capim-limão 18, 66, 67, 73, 119, 125, 135, 190, 307
Cardamomo 18, 174, 240, 2252, 263, 278, 333
Cardo-mariano 29, 64, 132, 148, 154, 252, 256, 258, 281, 286, 287, 332
Cáries 249, 259
Carminativo 20, 76, 82, 161, 163, 164, 174, 178, 189, 229, 278
Caroço de damasco (óleo de) 38, 40, 42, 44, 72, 128, 151, 245, 252, 256, 259, 260,

267, 271, 272, 275, 278, 280, 281, 286, 289, 292, 302, 303, 308, 313
Carrapatos 249, 300, 310, 311
Carum alcaravia 161
Caspa 246, 250
Cassis 169, 284, 300, 319, 321, 326
Castanheiro-da-índia 286, 330
Catarro 21, 146, 171, 174
Cedrelopsis grevei 67, 73, 77, 91, 97, 101, 103, 139, 168, 173, 174, 230, 246, 270, 271, 279, 283, 299, 306, 319, 328
Cedro-da-virgínia 68, 175, 296
Cedro-do-atlas 18, 66, 68, 69, 71, 114, 115, 117, 127, 137, 218, 244, 279, 280, 296, 314, 318, 332
Cedro-do-himalaia 69
Cedro-do-líbano 69
Cedrus atlantica 69, 71, 115, 117, 127, 137, 218, 144, 250, 279, 280, 296, 314, 318, 332
Cedrus libani 69
Celulite 27, 39, 66, 68, 71, 106, 116, 117, 184, 218, 230, 250, 268, 306
Cenoura 18, 23, 25, 42, 175, 176, 252, 253, 255, 261, 286, 295, 301, 322
Centaurus cyanus 256
Cetona 57, 210, 212
Chá-da-groenlândia 200
Chá-de-java 295, 319
Chá-montês 57, 90, 91, 97, 103, 300, 326, 328
Choque emocional 104, 122
Ciática 82, 98, 100, 138, 228, 251, 306
Cicatrização difícil 43, 251
Cieiros 41, 251
Cinnamomum camphora 22, 24, 30, 37, 80, 81, 93, 25, 141, 142, 143, 173, 193, 217, 222, 241, 246, 251, 252, 259, 260, 265, 266, 273, 276, 277, 280, 284, 288, 293, 298, 304, 309, 311, 320, 322, 324
Cinnamomum camphora qt 1,8 cineol 33, 61, 87, 89, 129, 149, 151, 155, 274
Cinnamomum camphora qt linalol 80, 81, 143, 193, 217, 241, 251, 252, 259, 260, 266, 273, 276, 277, 280, 284, 298, 304, 309, 320, 322
Cinnamomum cassia 65, 172, 262, 266, 269, 304
Cinnamomum verum 65, 257, 258, 261, 285
Cinnamomum zeylanicum 12, 28, 30, 61, 133, 149, 155, 157, 204, 238, 245, 246, 248, 249, 262, 265, 275, 282, 292, 305, 326, 334
Cinnamosma fragrans 27, 33, 61, 87, 89 129, 140, 147, 153, 155, 227, 241, 245, 246, 257, 258, 265, 266, 276, 280, 284, 285, 289, 320, 325, 326, 329
Cipreste 18, 24, 25, 26, 41, 66, 68, 69, 70, 71, 101, 115, 126, 127, 137, 250, 271,

279, 280, 285, 296, 302, 303, 311, 314, 315, 318, 329, 330, 332, 335
Circulação 27, 39, 41, 43, 50, 70, 71, 104, 114, 116, 127, 136, 144, 182, 202, 212, 217, 225, 229, 235, 250, 251, 280, 295, 296, 297, 311
Cistite 64, 74, 134, 148, 152, 154, 169, 172, 186, 193, 207, 252 **(cistalgia)**
Cistus ladaniferus 81, 92, 93, 97, 251, 258, 264, 271, 273, 277, 303, 323, 330
Citrais 26, 67, 93, 117, 119, 147, 167, 178, 182, 186, 190, 203, 211, 212, 230, 234
Citronela 18, 49, 52, 67, 72, 73, 84, 85, 93, 113, 118, 119, 135, 177, 178, 307, 312
Citronela com mirceno 67, 73, 307
Citronela-de-java 72, 73, 113
Citronela-do-ceilão 72, 73
Citrus aurantium 32, 45, 49, 63, 105, 109, 125, 131, 151, 241, 243, 259, 268, 269, 272, 274, 306, 311, 316, 324
Citrus aurantium **ssp.** *amara* 105
Citrus bergamia 18, 32, 167, 268, 334
Citrus clementina 177, 242
Citrus grandis 95, 238, 281
Citrus hystrix 26, 178, 242, 269, 272, 280, 306
Citrus limon 202, 321
Citrus limonum 26, 69, 71, 107, 117, 121, 242, 244, 247, 250, 252, 256, 261, 268, 269, 270, 278, 279, 282, 286, 294, 295, 301, 305, 312, 332, 334
Citrus maxima 95
Citrus reticulata 69, 107, 125, 151, 242, 268, 269, 274, 293, 327
Citrus reticulata **var.** *mandarin* 327
Citrus sinensis 64, 69, 107, 268
Citrus x paradisii 69, 95, 107, 268, 269
Clareza de ideias 184, 187, 192, 209
Clementina 177, 241, 242
Coceiras 62, 84, 108, 166, 172, 197, 212, 225, 229, 252, 253, 267, 315
Coentro 18, 177, 178, 263, 274, 278, 280
Colagogo 20, 162, 189, 196, 197
Colerético 20, 27, 162, 169, 189, 196, 197
Colesterol, hipercolesterolemia 21, 24, 96, 144, 162, 176, 253, 329
Cólica intestinal ou colite 58, 82, 100, 124, 126, 160, 168, 189, 201, 203, 207, 253, 319, 323
Colobacilose 254
Combava 18, 26, 63, 178, 179, 242, 269, 272, 280, 306
Cominho 18, 52, 59, 123, 161, 179, 201, 274, 328
Cominho-preto 43, 181, 244, 246, 248, 258, 262, 264, 265, 282, 285, 287, 300, 315, 321, 329
Commiphora molmol 271, 272, 275, 282, 328, 333

Commiphora myrrha 210
Concentração 31, 37, 98, 132, 136, 184, 196, 208, 209, 215, 219, 254
Condiloma 254, 263
Conjuntivite 256, 306, 308
Constipação 62, 82, 98, 117, 128, 130, 146, 150, 159, 173, 174, 186, 193, 195, 256, 265, 284, 285, 291, 292, 318, 320, 323, 324
Contusões 41, 42, 96, 97, 257
Convalescença 58, 140, 254, 257, 259, 288, 290, 291
Copaíba 25, 101, 103, 167, 168, 173, 174, 180, 187, 217, 246, 270, 279, 283, 299, 300, 306, 319, 328
Copaifera officinalis 25, 167, 168, 173, 174, 180, 217, 246, 270, 279, 283, 299, 300, 306, 319, 328
Coriandrum sativum 177, 263, 274, 278, 280
Cornichão 311
Coronarite 234
Corte 80, 92, 108, 258, 277, 291
Corydothymus capitatus 28, 133, 153
Corylus avellana 41, 293, 296, 318, 320, 321, 324, 327, 329, 332
Cranberry 292
Crataegus oxyacantha 290, 309, 316
Cravo 15, 18, 28, 48, 64, 65, 74, 75, 121, 134, 204, 205, 238, 239, 262, 267, 275, 280, 281, 283, 287, 288, 290, 310, 313, 324
Cravo-da-índia 15, 48, 75
Crithmum maritimum 30, 217, 333
Crohn (doença de) 80, 130, 200, 234, 254, 258, 264, 319, 323
Crostas de leite (bebês) 258, 259, 260
Cuidados com a boca 180
Cuidados paliativos 130, 131, 183, 213
Cuminum cyminum 59, 123, 179, 328
Cupressus sempervirens 24, 25, 69, 71, 115, 117, 127, 137, 250, 271, 279, 280, 285, 296, 302, 303, 311, 314, 315, 318, 329, 330, 332, 335
Cúrcuma 18, 75, 76, 77, 97, 264, 324
Curcuma longa 75, 77, 264, 324
Cymbopogon citratus 26, 67, 125, 177, 307, 312
Cymbopogon citratus **qt** mirceno 67, 177, 307
Cymbopogon giganteus 176
Cymbopogon martinii 93, 111, 135, 240, 241, 255, 263, 280, 292, 293, 299, 301, 304, 308, 313, 325, 331
Cymbopogon martinii **var.** *motia* 135
Cymbopogon nardus 49, 73, 119
Cymbopogon winterianus 85, 113, 311
Cynara scolymus 28, 256, 294, 296, 325, 330, 332
Cynara scolymus 28, 256, 294, 296, 325, 330, 332

D
Daucus carota 25, 42, 175, 252, 253, 255, 261, 286, 295, 301, 322
Defesas imunológicas 21, 43, 78, 88, 132, 146, 148, 152, 183, 195, 216, 259, 264, 265, 288
Dente-de-leão 28, 281, 286, 294, 325
Dentes 245, 259, 283
Dependências (abandono de vício, desintoxicação [álcool, tabaco]) 94, 126, 200, 259
Depressão 50, 62, 112, 120, 122, 124, 130, 134, 138, 140, 146, 172, 182, 186, 190, 192, 204, 205, 207, 216, 232, 234, 259, 266, 272, 275, 293, 303
Dermatite 108, 258, 259, 260
Dermatite seborreica 259, 260
Dermatoses 42, 43, 50, 66, 112, 260
Descamações 260
Desmame 242, 260, 292, 323
Desmodium adscendens 29, 64, 132, 148, 154, 252, 253, 258, 287, 300, 320
Desodorizante 72
Diabetes 243, 246, 247, 260, 261, 264, 283, 289, 292, 315
Diarreia 58, 62, 64, 74, 82, 122, 146, 147, 148, 161, 181, 232, 254, 261, 262, 263, 265, 281, 292, 323
Digestivo 28, 52, 56, 58, 59, 76, 77, 82, 83, 98, 100, 104, 105, 107, 120, 122, 123, 124, 150, 151, 161, 162, 168, 174, 178, 179, 181, 182, 189, 194, 195, 196, 203, 206, 213, 219, 228, 230, 232, 233, 239, 254, 263, 271, **(digestão difícil)** 262, 263, 271, 282, 291, 294, 326, **(gastroparesia)** 282
Disenteria 74, 132, 148, 263
Dismenorreia 122, 263, 303
Dispepsia 82, 104, 162, 178, 179, 263
Displasia do colo 254, 263
Distonia neurovegetativa 62, 66, 80, 82 206
Diurético 21, 100, 101, 169, 184, 218
Doença de Crohn 80, 130, 200, 234, 254, 258, 264, 319, 323
Doenças autoimunes 80, 96, 264, 265, 313, 319, 323
Doenças do inverno 166
Doenças infecciosas 36, 259, 265, 305, 308, 320, 324
Doenças neurodegenerativas 56, 77
Dor de dente 74, 147, 194, 249, 259, 267
Dor de garganta 241, 242, 267, 275, 284, 292, 320, 328
Dor nas costas 192
Dores 20, 28, 41, 50, 60, 62, 66, 67, 72, 74, 76, 78, 79, 82, 84, 90, 91, 92, 96, 100, 102, 109, 118, 120, 122, 124, 126, 130, 134, 138, 142, 148, 159, 165, 168, 171, 173,

340

174, 177, 178, 179, 180, 186, 187, 188, 190, 197, 200, 208, 210, 212, 213, 215, 217, 219, 223, 229, 230, 232, 233, 234, 266, 267, 271, 281, 283, 285, 298, 299, 306, 318, 319, 323
Dores articulares/musculares 41, 50, 60, 66, 72, 78, 84, 100, 102, 118, 120, 126, 130, 138, 148, 159, 165, 168, 171, 173, 174, 177, 178, 179, 186, 187, 188, 190, 197, 200, 210, 212, 213, 215, 219, 223, 229, 232, 233, 234, 319
Dores de cabeça, enxaquecas, cefaleias 90, 266, 271
Drenagem linfática 68, 70, 116
Drenante 90, 94, 269, 284
Dryobalanops camphora 173

E
Echinacea purpurea 266, 289, 305, 320
Eczema 43, 50, 62, 66, 68, 76, 78, 92, 98, 108, 110, 128, 134, 135, 136, 138, 142, 152, 167, 170, 172, 176, 193, 194, 197, 207, 209, 210, 214, 224, 225, 240, 242, 252, 260, 267, 272
Edema 20, 52, 244, 268, 296, 318, 327
Edema venoso 268
Efeito cortisônico 24, 78, 102, 138
Elemi 181
Elettaria cardamomum 174, 240, 252, 263, 278, 333
Elevação espiritual 130
Emenagogo 21, 64, 163, 164, 171, 189, 199, 208, 225, 229, 235
Endro 18, 31, 181, 182, 294
Enfisema pulmonar 197
Enjoo 82, 243, 269, 270, 286, 335
Enjoo de movimento 82, 269, 270, 335
Entorse, distensão 52, 223, 240, 253, 270, 273
Enurese, xixi na cama 70, 102, 210, 270, 335
Epidemia 36, 48, 60, 88, 89, 116, 140, 146, 284, 320
Epilepsia 83, 164, 173, 189, 195
Epilóbio 314
Epilobium parviflorum 314
Equilibrante 58, 59, 152, 200, 209, 215
Equinácea purpúrea 266, 305
Erigeron canadensis 233
Eructação 243
Erva-cidreira 16, 18, 118, 119, 182, 293, 301, 302, 307, 311, 315
Eschscholtzia californica 293, 316
Esclerose múltipla 80, 264
Escovinha 42, 256, 309
Esgotamento 24, 78, 80, 100, 102, 104, 132, 140, 173, 182, 190, 194, 216, 219
Espasmofilia 82, 122, 124, 189, 271

Espasmos 9, 20, 32, 62, 82, 90, 106, 156, 174, 199, 220, 244, 246, 267, 271, 323
Espasmos digestivos 246, 267, 271
Espinheiro 42, 44, 291, 309, 316
Espruce negro 18, 52, 78, 79, 134, 139, 279, 280, 290, 313, 315, 328
Espruce azul 79
Espruce branco 79, 183, 254, 285
Espruce vermelho 79
Estafilococo dourado 36, 86, 128, 281, 291
Esteva 80, 81, 92, 93, 97, 251, 258, 264, 271, 173, 177, 303, 323, 330
Estimulante hormonal 138
Estomáquico 21, 189
Estomatite 120, 154, 191, 245, 272
Estragão 18, 23, 29, 49, 52, 59, 82, 83, 99, 223, 244, 254, 257, 281, 382, 303
Estresse 9, 20, 24, 50, 52, 58, 62, 63, 82, 92, 104, 106, 108, 112, 124, 134, 146, 156, 160, 163, 172, 179, 186, 202, 203, 207, 210, 213, 217, 220, 223, 230, 232, 237, 239, 244, 254, 256, 262, 266, 271, 272, 274, 275, 284, 288, 293, 299, 301, 303, 305, 311, 312, 316, 317, 318
Estrias 42, 43, 80, 92, 156, 223, 273
Estrogênios 21, 24, 26, 144, 145, 164, 250 (fito)
Estufamento 122, 174
Eucalipto 11, 18, 23, 27, 41, 49, 52, 57, 60, 61, 67, 73, 77, 84, 85, 86, 87, 88, 89, 90, 91, 101, 102, 103, 119, 141, 168, 173, 174, 179, 183, 184, 185, 186, 190, 198, 230, 246, 255, 259, 263, 264, 276, 283, 284, 288, 292, 298, 300, 306, 312, 314, 315, 319, 320, 325, 3226, 329, 331
Eucalipto citriodora 41, 49, 57, 67, 73, 77, 84, 85, 86, 89, 90, 91, 101, 102, 103, 119, 168, 173, 174, 179, 186, 190, 230, 246, 283, 288, 306, 312, 315, 319, 326, 331
Eucalipto do Brasil 186
Eucalipto globulus 86, 88, 89
Eucalipto phellandra 184
Eucalipto radiata 87, 88, 1 89, 184, 198, 246, 276, 284, 320, 324
Eucalipto smithii 185, 186
Eucalipto staigeriana 89, 186, 259, 292, 300, 329
Eucalipto-hortelã 89, 183, 184, 284, 298
Eucalyptus citriodora 49, 57, 67, 73, 77, 85, 91, 101, 103, 168, 173, 174, 230, 246, 283, 288, 306, 312, 315, 319, 326, 331
Eucalyptus dives piperitoniferum 183, 298
Eucalyptus globulus 27, 87
Eucalyptus phellandra 184
Eucalyptus polybractea cryptonifera 185, 255, 263, 264, 314
Eucalyptus radiata 27, 86, 87, 89, 184, 198, 246, 276, 284, 320, 325

Eucalyptus smithii 185
Eucalyptus staigeriana 259, 292, 300, 329
Eugenia caryophyllata 121, 204, 238, 239, 262, 275, 280, 281, 283, 287, 288, 290, 310, 313, 324
Eugenol 28, 64, 65, 74, 75, 121, 143, 172, 173, 198, 204, 206, 207, 208, 213, 218, 222
Excesso de trabalho 74, 78, 122, 138, 150, 194, 216, 217, 225, 241, 274, 316
Excitação nervosa, nervosismo 82, 92, 104, 106, 112, 124, 156, 200, 201, 206, 223, 230, 240, 271, 272, 274, 305, 306, 327
Excitação sexual, libido 20, 24, 124, 156, 170, 204, 259, 275, 291, 299, 314
Expectorante 21, 27, 56, 60, 86, 87, 88, 89, 110, 120, 121, 126, 128, 138, 140, 141, 144, 146, 159, 165, 166, 167, 169, 170, 171, 174, 181, 183, 184, 186, 188, 191, 192, 195, 196, 197, 199, 215, 220, 224, 227, 230, 231

F
Fadiga sexual 142, 170, 204, 226, 275
Falta de apetite, perda de apetite 259, 275
Famonty 187, 279, 296, 318
Faringite 70, 124, 134, 154, 195, 242, 275
Febre 85, 91, 132, 169, 206, 253
Febre do feno 122, 276, 320
Feno-grego 261
Feridas, lesões cutâneas benignas 32, 79, 85, 110, 112, 134, 152, 167, 181, 191, 196, 197, 209, 210, 212, 215, 224, 228, 258, 277
Ferula gummosa 189, 298
Fibrose cística 197
Ficus carica 239, 330
Fígado 20, 21, 25, 28, 29, 31, 38, 39, 45, 52, 53, 56, 57, 64, 66, 76, 82, 90, 91, 94, 96, 97, 98, 99, 100, 109, 116, 117, 132, 133, 144, 145, 148, 150, 154, 155, 160, 162, 168, 171, 174, 175, 176, 179, 182, 188, 189, 194, 195, 196, 197, 201, 202, 203, 206, 207, 210, 211, 214, 219, 233, 234, 235, 238, 251, 252, 253, 255, 256, 258, 269, 277, 279, 285, 286, 290, 291, 294, 296, 300, 301, 308, 318, 325, 329, 330, 332 **(cirrose),** 251, 279, 286, 290, 294 **(congestão do),** 255, 277, 285, 294, 296, 308, 325, 329 **(insuficiência hepática),** 176, 277, 294, 296, 332
Figo-da-índia 42, 322
Figueira 239, 330
Filipendula ulmaria 284, 300, 320, 326
Firmador 94, 95, 130, 216
Fissura anal 277
Flatulência 274, 277

Flebite 92, 96, 278, 330, 332
Foeniculum vulgare 188
Fokienia hodginsii 204, 275
Fotossensibilizante 31, 42, 69, 94, 104, 106, 116, 136, 150, 161, 164, 167, 168, 177, 178, 179, 189, 191, 201, 202, 203, 234, 244, 317
Fragilidade capilar 116, 187, 198, 202, 271, 279, 295, 311, 330, 332
Fragônia 118, 33, 187, 188, 200, 215, 241, 249, 287, 288, 298, 300, 331
Framboeseira 313
Fraqueza, fadiga anormal (astenia) 245, 259, 271, 272, 274, 278, 279, 326
Fraxinus excelsior 284, 300, 320, 326
Freixo 284, 300, 320, 326
Fumária 256, 257, 296, 332
Fumaria officinalis 256, 257, 296, 332
Funcho 18, 29, 188, 189, 218, 242, 297, 298
Fungos (micoses) 20, 25, 37, 64, 86, 88, 112, 120, 132, 148, 152, 155, 254, 310, 325
Furúnculos 120, 128, 132, 190, 240, 260, 281

G
Gaïacum officinale 217
Galactógeno 21, 162, 163, 164
Gálbano 189, 298
Gálbano 189, 298,
Galega 298
Galega officinalis 298
Gastroenterite 134, 201, 206, 207, 281, 291
Gatária 190
Gaulthéria 32, 40, 52, 57, 67, 77, 84, 85, 90, 91, 97, 101, 102, 103, 119, 139, 168, 169, 173, 174, 179, 187, 190, 230, 246, 270, 283, 289, 300, 306, 319, 326, 328, 335
Gaultheria fragrantissima 67, 77, 85, 119, 139, 168, 173, 174, 230, 246, 270, 282, 288, 300, 306, 319, 335
Gaulthéria odorata 67, 77, 85, 90, 91, 119, 139, 168, 173, 174, 230, 246, 270, 283, 289, 300, 306, 319, 326, 328, 335
Gaultheria procumbens 32, 57, 91, 97, 101, 103, 169, 326, 328
Gengibre 18, 52, 75, 77, 99, 139, 157, 191, 204, 243, 256, 257, 263, 269, 270, 274, 275, 278, 299
Gengiva 105, 239, 267, 283
Gengivite 120, 142, 146, 152, 154, 209, 227, 245, 283, 301
Gerânio-rosa 72, 81, 85, 92, 93, 96, 109, 11,1 113, 119, 135, 143, 157, 238, 240, 241, 243, 247, 251, 253, 261, 267, 268, 277281, 285, 293, 301, 303, 304, 312, 313, 314, 316, 322, 323, 330
Geranium robertianum 261
Gingko biloba 296, 332

Glândulas endócrinas 234
Glândulas suprarrenais 20, 24, 78, 100, 101, 102, 138, 173, 174, 180, 289
Glicemia 64, 261, 283, 289, 306
Glycyrrhiza glabra 239, 330
Gota 57, 58, 60, 64, 72, 74, 76, 80, 82, 92, 96, 101, 104, 108, 118, 120, 122, 126, 130, 132, 134, 141, 142, 144, 148, 152, 154, 155, 160, 161, 162, 163, 164, 169, 172, 175, 179, 182, 187, 188, 189, 190, 191, 192, 194, 195, 196, 199, 200, 201, 202, 203, 209, 211, 212, 213, 214, 215, 217, 220, 221, 222, 224, 225, 226, 227, 228, 229, 230, 232, 235, 237, 238, 239, 240, 241, 243, 244, 247, 249, 254, 258, 263, 264, 267, 269, 270, 272, 273, 275, 282, 283, 287, 293, 294, 295, 301, 303, 306, 308, 310, 311, 312, 316, 319, 321, 325
Grapefruit 17, 18, 24, 69, 94, 95, 107, 117, 238, 249, 268, 269, 291, 305, 310
Gravidez 44, 56, 58, 60, 62, 68, 70, 72, 74, 78, 80, 82, 84, 86, 88, 92, 94, 100, 102, 104, 106, 108, 110, 112, 114, 118, 120, 122, 124, 126, 128, 130, 132, 134, 136, 138, 140, 142, 144, 146, 150, 152, 154, 156, 159, 161, 163, 165, 167, 172, 175, 176, 177, 180, 181, 182, 183, 186, 188, 192, 194, 197, 198, 200, 204, 205, 206, 207, 208, 210, 211, 212, 213, 214, 215, 220, 223, 224, 226, 227, 228, 229, 231, 232, 233, 234, 237, 256, 261, 265, 266, 267, 269, 273, 276, 279, 283, 284, 285, 294, 295, 296, 302, 303, 313, 318, 319, 322, 324, 329, 332
Gripe 36, 48, 74, 80, 86, 88, 117, 120, 128, 132, 140, 146, 165, 166, 172, 183, 184, 186, 193, 208, 228, 265, 284, 291, 318, 320
Gymnema sylvestris 261

H
Hálito 98, 285, 294, 301
Hamamélis 279, 296, 297, 311, 330, 332
Hamamelis virginiana 279, 296, 297, 311, 330, 332
Helichrysum bracteiferum 227, 278
Helichrysum faradifani 226, 292
Helichrysum gymnocephalum 226
Helichrysum italicum 18, 27, 32, 41, 45, 85, 91, 97, 115, 251, 257, 264, 271, 278, 296, 322, 330
Helicriso italiano 45, 84, 85, 91, 96, 97, 115, 120, 251, 257, 264, 271, 278, 296, 322, 330
Hematoma 97, 257, 266 **(equimoses, roxos, hematomas)**, 43, 84, 96, 271, 285, 322
Hemorragias 210, 285
Hemorroidas 60, 70, 92, 96, 114, 126, 128, 136, 144, 152, 160, 163, 175, 183, 212, 215, 220, 225, 235, 284, 285
Hemostático 21, 24, 92, 210
Hepatismo 104, 195
Hepatite 74, 76, 200, 251, 286, 290, 294
Herpes labial/genital 60, 66, 128, 142, 176, 245, 287
Herpes-zóster 84, 98, 230, 260, 288, 331, 332
Hiperglicemia 261, 289
Hipérico 40, 42, 60, 90, 91, 96, 103, 121, 175, 191, 267, 272, 277, 283, 285, 317, 331, 334,
Hipertensão arterial 90, 108, 243, 266, 289, 295, 322
Hipertensivo 98, 194
Hipotensão arterial 290
Hipotensivo 84, 112
Hippophae rhamnoides 42, 302
Hissopo com cineol 192
Ho wood 22, 41, 80, 81, 93, 141, 143, 193, 217, 241, 251, 252, 259, 260, 266, 273, 276, 277, 280, 284, 298, 304, 309, 320, 322
Hortelã-bergamota 193, 194, 261, 275, 324
Hortelã-de-folhas-longas 27, 195
Hortelã-do-campo 194
Hortelã-pimenta 27, 52, 58, 59, 71, 83, 89, 98, 99, 121, 123, 169, 243, 252, 254, 255, 263, 267, 269, 270, 273, 274, 278, 281, 288, 290, 324, 325
Hortelã-silvestre 99, 195, 282, 286
Hortelã-verde 99, 196, 294
Hortelã-verde suave 196, 294
Humulus lupulus 275, 298, 302
Hypericum perforatum 42, 90, 91, 103, 121, 175, 191, 267, 272, 277, 283, 285, 317, 331, 334
Hyssopus aristatus 192
Hyssopus officinalis 26, 45, 191, 244
Hyssopus officinalis **var.** *decumbens* 191, 244

I
Iary 196, 197, 249, 267, 310
Icterícia 286, 290
Impetigo 136, 260, 291
Impotência, problemas de ereção 172, 219, 243, 291, 314
Imunidade 64, 264, 290
Imunoestimulante 20, 21, 89, 133, 134, 149, 154, 155, 161, 186, 188, 193, 208, 209, 210, 231, 233
Imunomodulador 21, 81
Incenso (olíbano) 12, 63, 105, 130, 131, 243, 259
Indigestão 269, 291
Infecções gastrointestinoais 291
Infecções respiratórias 89, 129, 132, 154, 181, 184, 185, 216, 232, 291

Infecções urinárias 64, 161, 180, 193, 252, 254, 290, 291, 330
Inflamação da garganta 292
Inflamações 21, 43, 49, 58, 62, 76, 78, 86, 100, 110, 118, 142, 148, 154, 162, 163, 164, 168, 174, 180, 184, 190, 196, 200, 201, 208, 210, 217, 218, 229, 234, 292, 301
Ingurgitamento mamário 242, 292, 322, 323
Inseticida, repelente 72, 109, 118, 136
Insônia 21, 62, 80, 104, 106, 108, 112, 118, 119, 122, 126, 140, 150, 156, 168, 179, 202, 230, 234, 259, 272, 293, 326
Insuficiência renal 100, 184, 222, 239, 289, 295
Insuficiência venosa 71, 251, 268, 279, 295, 296, 311, 330, 332
Intertrigo 80, 248, 260, 296, 304
Intestino 27, 86, 98, 100, 135, 162, 163, 164, 189, 196, 207, 218, 240, 253, 254, 264, 265, 269, 273, 279, 294, 319, 323, 324, 333
Intestino irritável, colonopatia funcional 253, 254, 319, 323
Inula graveolens 28, 197, 325, 329
Ínula odorante 325, 329
Ipê-rosa 264, 266, 288, 289, 299, 305, 326
Irritação, inflamação das pálpebras 297
Irritações da pele, vermelhidão 45, 62, 240, 297, 335
Issa 1958, 278, 296, 318

J
Jasmim 17, 198, 199, 203
Jasminum grandiflorum 198
Jet lag 94
Jojoba (óleo de) 42, 44, 60, 64, 68, 72, 105, 157, 216
Juniperus communis 24, 57, 91, 101, 103, 139, 280, 284, 319, 323
Juniperus oxycedrus 170, 250, 259, 310
Juniperus virginiana 67, 190, 266

K
Katrafay 41, 57, 67, 73, 77, 91, 97, 101, 102, 103, 168, 173, 174, 187, 191, 230, 246, 270, 271, 279, 283, 299, 306, 319, 328
Khella 18, 31, 199, 244, 247, 334
Kudzu 238
Kunzea 18, 33, 188, 200, 215, 237, 238, 241, 254, 267, 272, 300, 310
Kunzea ambigua 33, 200, 237, 238, 241, 254, 267, 273, 300, 310

L
Lactação insuficiente (aleitamento) 242, 298, 313, 323

Lamium album 299
Lantana camara 170
Laranja, laranjeira 45, 104, 167, 311, 316
Laranja-amarga 18, 32, 49, 52, 104, 109, 131, 151, 163, 241, 306, 324
Laranjeira-amarga 104, 105, 106, 151
Laranjeira-doce 94, 95, 106, 107, 163
Laringite 70, 86, 88, 110, 128, 130, 138, 148, 195, 197
Laurus nobilis 239, 241, 264, 267, 271, 272, 276, 277, 283, 284, 285, 289, 305, 313, 320, 326
Lavanda 13, 16, 18, 25, 32, 41, 45, 48, 49, 52, 72, 73, 95, 108, 109, 110, 11, 112, 113, 121, 125, 135, 150, 151, 193, 216, 223, 224, 238, 241, 251, 253, 258, 268, 274, 277, 283, 291, 308, 309, 311, 312, 313, 315, 317, 327, 331
Lavanda aspic 109, 110, 111, 113, 121, 238, 251, 253, 258, 277, 283, 291, 308, 309, 311, 312, 313, 317
Lavande 25
Lavandin 32, 112, 113, 289, 309, 312, 321
Lavandin abrialis 113, 309, 312
Lavandin grosso 113
Lavandin super 113, 321
Lavandula angustifolia 25, 32, 45, 49, 73, 95, 109, 135, 241, 251 268, 274, 277, 312, 315, 327, 331
Lavandula latifolia 238, 251, 258, 277, 283, 291, 308, 309, 311, 312, 313, 317
Lavandula spica 121
Lavandula stoechas 224, 267
Lavandula x burnatii 32, 113, 289, 309, 312, 321,
Lavandula x burnatii **qv.** *abrialis* 309, 312
Ledum 200, 201, 248, 252, 282, 286, 287, 328
Ledum groenlandicum 200, 248, 252, 282, 286, 287, 328
Lentisco 114-115, 12741, 114, 115, 127, 137, 278, 280, 296, 302, 303, 314, 318
Leptospermum petersonii 230, 323
Leptospermum scoparium 153, 209, 242, 247, 249, 259, 263, 281, 288, 298, 304, 310, 312
Lespedeza 295
Lespedeza capitata 295
Leucorreias, flores-brancas 84, 88, 184, 190, 192, 193, 198, 248, 278, 298, 331
Levístico 31, 201, 284, 295, 316, 319
Levisticum officinalis 31, 201, 284, 295, 316, 319
Libido 20, 24, 156, 170, 204, 259, 275, 299
Ligústica 201
Lilium candidum 43, 310
Limão ácido 202, 203
Limão, limoeiro 17, 18, 24, 26, 52, 69, 71, 94, 106, 107, 116, 117, 121, 155, 163,

174, 178, 202, 203, 211, 230, 242, 247,
250, 252, 256, 268, 269, 270, 278, 279,
282, 286, 294, 295, 301, 305, 312, 321,
323, 332, 334
Limão-siciliano 202, 261
Limão-taiti 202, 203
Linalol 25, 27, 32, 61, 65, 67, 71, 80, 81, 93,
105, 107, 109, 11, 113, 117, 119, 121, 123,
127, 133, 135, 141, 143, 145, 147, 149,
154, 155, 157, 167, 174, 178, 188, 191,
193, 194, 198, 199, 204, 205, 206, 207,
211, 212, 216, 217, 222, 223, 224, 227,
228, 231, 232, 234, 241, 251, 252, 259,
260, 266, 273, 276, 277, 280, 281, 284,
298, 304, 309, 320, 322, 323, 329, 333
Linfoedema 229
Lippia citriodora 118, 234, 254, 289, 293, 311
Líquen plano 253, 299
Lírio 43, 203, 238, 241, 259, 269, 310,
Lírio-do-brejo 203, 238, 241, 259, 269
Litsea 18, 67, 118, 119, 241, 272, 274, 293
Litsea citrata 67, 241, 272, 274
Litsea cubeba 119, 293
Lotus corniculatus 311
Louro 18, 52, 120, 121, 239, 241, 264, 267,
271, 272, 276, 277, 284, 285, 289, 305,
313, 320, 326
Lumbago 138, 299
Lúpulo 275, 298, 302
Lyme (doença de), borreliose 249, 300, 310
Lythrum salicaria 262

M
Madeira-do-sião 18, 204, 275
Magnólia 204, 205, 241
Malária 36, 74, 87, 132, 148, 185, 195, 218
Malva 11, 109, 257, 333,
Malva sylvestris 257, 333
Manchas marrons, manchas senis 160,
176, 300
Mandravasarotra (saro) 27, 33, 61, 89, 129,
146, 147
Maniguette 18, 205, 241, 274
Manjericão 12, 18, 29, 30, 52, 58, 59, 63,
82, 99, 100, 105, 109, 122, 123, 125, 151,
206, 207, 239, 240, 241, 243, 248, 254,
256, 262, 263, 272, 273, 278, 280, 282,
286, 287, 289, 294
Manjericão-de-folha-grande 205, 206, 329
Manjericão-de-folha-miúda 123, 206, 252, 333
Manjericão-folha-de-alface 207
Manjericão-sagrado 123, 208
Manjerona 18, 25, 59, 109, 123, 124, 125,
231, 239, 241, 243, 254, 262, 272, 273,
289, 309, 311, 327, 328
Manjerona espanhola 203
Manuka 153, 209, 231, 242, 247, 249, 259,
263, 281, 287, 288, 299, 304, 310, 312

Mastose, mastite 70, 292, 301
Matricária 28, 49, 63, 171, 244, 316, 321
Matricaria recutita 28, 49, 63, 171, 244, 316,
320, 321
Mau hálito 98, 285, 294, 301
Meditação 130, 131, 163, 183, 210, 211,
213, 215, 226
Melaleuca alternifolia 25, 33, 37, 61, 121, 129,
133, 141, 147, 149, 153, 155, 188, 241,
243, 247, 249, 255, 263, 266, 268, 287,
288, 289, 291, 297, 298, 304, 305, 310,
317, 323, 332, 334
Melaleuca cajuputii 61, 129, 147, 153, 248,
285, 287, 288
Melaleuca ericifolia 223, 273, 329
Melaleuca leucadendron 61
Melissa officinalis 182, 293, 301, 302, 307,
311, 315
Menopausa 24, 42, 45, 144, 145, 164, 189,
302, 307, 314, 331
Menstruação atrasada 144, 165, 303
Menstruação dolorosa 126, 165, 167, 229,
255, 263, 267, 303, 324
Mentha arvensis 194
Mentha citrata 193, 261, 275, 309, 324
Mentha longifolia 27, 195, 282, 286
Mentha spicata 196
Mentha viridis 196, 244, 301
Mentha x piperita 27, 59, 71, 83, 99, 121, 123,
243, 252, 254, 255, 263, 267, 269, 270,
273, 278, 281, 287, 288, 290, 324, 325
Meteorismo 163, 164
Michelia alba 241
Micose 37, 108, 248, 250, 260, 272, 304, 323
Milefólio azul 11, 18, 304, 210, 251, 258,
301, 302, 304, 306, 315
Milho 292
Mirra 12, 18, 210, 271, 272, 275, 282, 328,
333
Mirtilo 126, 261
Molluscum contagiosum 212, 305
Monarda 211, 275, 292, 299, 313
Monarda fistulosa 211, 275, 292, 299
Mononucleose infecciosa 140, 146
Morus nigra 261
Mosquitos 45, 66, 72, 73, 84, 85, 87, 92,
118, 209, 215, 230
Mucolítico 86, 126, 140, 171, 185, 227
Murta 18, 114, 115, 126, 127, 130, 137, 211,
212, 218, 285, 293, 305, 314, 315, 324,
328
Murta verde 114, 115, 126, 127, 137, 293,
314, 315, 328
Murta verde com cineol 314, 315
Murta vermelha 126, 127, 285, 324
Murta-limão 211, 212, 305
Myristica fragrans 30, 213
Myrocarpus frondosus 169, 275

Myroxylon balsamum 32, 165, 166, 292, 320, 329
Myroxylon balsamum **var.** *pereirae* 166, 292, 320, 329
Myrtus communis 115, 127, 137, 285, 314, 315, 324, 328
Myrtus communis qt 1,8 **cineol** 115

N
Nardo 212, 316
Nardo-do-himalaia 212
Nardostachys jatamansi 212, 316
Nefrite 100
Nepeta cataria **var.** *citriodora* 190
Néroli 18, 63, 104, 105, 109, 130, 131, 241, 243, 259
Nervosismo 82, 92, 104, 106, 112, 124, 156, 201, 206, 223, 230, 240, 271, 272, 274, 305, 306, 327
Neurite 82, 100
Neurotônico 21, 140, 1154, 204, 213
Neurotóxico 45, 68, 76, 99, 162, 164, 169, 170, 171, 173, 174, 182, 184, 185, 195, 196, 214, 224, 225
Nevralgia 251, 267, 306
Niaouli 18, 25, 26, 27, 60, 61, 115, 128, 129, 132, 133, 141, 147, 153, 223, 244, 245, 248, 255, 260, 263, 264, 276, 284, 285, 286, 287, 288, 289, 302, 308, 309, 316, 332
Nigella sativa 43, 181, 182, 244, 246, 248, 258, 262, 264, 265, 282, 285, 287, 300, 315, 321, 326, 329
Noz-moscada 30, 213, 225

O
Obesidade 95, 243, 247, 247, 248, 261, 273, 283, 306, 326
Ocimum basilicum 18, 29, 30, 59, 63, 83, 99, 105, 109, 123, 125, 151, 205, 206, 207, 239, 240, 241, 243, 248, 252, 254, 256, 262, 263, 272, 273, 278, 280, 281, 282, 286, 287, 2289, 294, 314, 323, 329, 333
Ocimum basilicum qt linalol 323, 329
Ocimum basilicum ssp. *basilicum* 123
Ocimum basilicum **var.** «folha-de-alface» 207
Ocimum basilicum **var.** «grande verde» 281
Ocimum basilicum **var.** *minimum* 206, 252, 333
Ocimum sanctum 208
Ocotea pretiosa cymbarum 245
Oenothera biennis 43, 301, 303
Olhos 38, 39, 45, 194, 256, 259, 291, 306, 309, 312, 322
Olíbano 12, 63, 105, 130, 131, 243, 259
Oliva (azeite de) 43, 44, 66, 182, 248, 252, 268 **(folhas de oliveira)** 290
Onagra 41, 43, 44, 301, 303
Ondas de calor 45, 144, 302, 307, 314
Opopânax 12, 18, 31, 214

Opoponax chironium 31
Opuntia ficus-indica 42, 143, 322
Orégano Kaliteri 64, 132, 133, 154, 214, 242, 244, 245, 246, 248, 249, 257, 258, 262, 264, 266, 276, 282, 284, 292, 298, 300, 304, 315, 326
Orégano-compacto 64, 65, 132, 133, 141, 148, 149, 153, 214, 238, 257, 258, 262, 282, 285
Orégano-espanhol 133, 153,
Orégano-grego 133, 265
Orelha 56, 88, 108, 110, 134, 185, 224, 276, 307, 308, 335
Origanum compactum 28, 61, 65, 133, 238, 257, 258, 262, 282, 285
Origanum heracleoticum 133, 265
Origanum majorana 25, 59, 109, 123, 125, 239, 241, 243, 254, 262, 272, 273, 289, 309, 311, 327, 328
Origanum vulgare **var. Kaliteri** 214
Orthosiphon stamineus 66, 177, 302, 307
Oscilações de humor 134
Osteoporose 113, 277
Otite 86, 88, 110, 134, 152, 154, 185, 224, 208
Oxiúro 278

P
Palmarosa 28, 73, 93, 111, 134, 135, 241, 255, 263, 267, 280, 292, 293, 299, 301, 304, 308, 313, 325, 331
Palo santo 18, 215, 248, 249, 310
Pálpebras 297, 306, 308, 309
Palpitações 80, 108, 112, 124, 156, 182, 189, 194, 234, 235, 243, 309, 313
Panarício 309
Pancadas 96, 97, 98, 180
Pâncreas 97, 98, 100, 116, 176, 194, 211, 219, 235, 261, 264
Pânico 156
Papilomavírus 60, 128, 185, 254, 255, 263
Papoula-da-califórnia 293, 316
Parar de fumar 172
Parasitas 37, 64, 74,, 76, 95, 132, 136, 148, 152, 153, 166, 170, 180, 194, 195, 197, 209, 215, 218, 219, 245, 249, 310, 311, 323, 333 **(cutâneos)** 132, 170, 180, 197, 209, 215, 231, 245, 249, 310, 311, 323
Parto 74, 134, 190, 208, 213, 259, 294, 292, 297, 310, 313, 314 **(preparação para o)**
Passiflora 293
Passiflora incarnata 293
Patchuli 18, 41, 93, 126, 127, 136, 137, 260, 285, 296, 303, 314, 318, 319, 332
Pau-rosa 18, 25, 41, 48, 52, 193, 216, 217, 223, 241, 248, 273, 322
Pau-santo ou guaiaco 217
Pé de atleta 304, 310

Pelargonium x asperum 25, 32, 73, 81, 85, 93, 109, 111, 113, 119, 135, 143, 157, 238, 240, 241, 243, 247, 251, 253, 261, 267, 268, 277, 281, 85, 293, 301, 303, 304, 312, 313, 314, 316, 322, 323, 330
Pelve 72, 114, 122, 136, 138, 165, 190, 206, 207, 215, 217, 225, 255, 303 **(congestão da)** 72, 114, 136, 138, 165, 215, 255, 303
Perda de apetite 265, 275, 310
Perfume 11, 12, 20, 23, 52, 60, 64, 72, 73, 84, 85, 89, 95, 112, 123, 130, 135, 136, 137, 142, 143, 150, 151, 156, 176, 177, 178, 196, 199, 205, 206, 211, 223, 301, 306
Pernas agitadas 58, 310, 311
Pernas inquietas 310, 311
Pernas pesadas 114, 136, 140, 152, 198, 220, 296, 310
Perrexil 30, 217, 218, 333
Persea grattissima 273
Persicária 262, 303
Persicária bistorta 262
Peso no estômago 45, 72, 76, 98, 106, 124, 142, 150, 174, 178, 182, 194, 206, 242
Petéquias 311
Petroselinum sativum 224, 260, 293
Peumus boldus 256, 257, 286, 296, 325, 330, 332
Picadas de insetos, de urtiga 311
Picea alba 79, 254
Picea mariana 79, 139, 279, 280, 290, 313, 315, 328
Pimenta dioica 218
Pimenta racemosa 287, 290, 310, 317
Pimenta-da-jamaica 218, 219, 287, 290, 310, 317
Pimenta-preta 75, 76, 77, 190, 219, 230, 257, 261, 264, 270, 276, 283, 299, 319
Pimpinella anisum 29, 163
Pinheiro-amarelo 220
Pinheiro-bravo 79, 221, 245, 280
Pinheiro-das-montanhas 221
Pinheiro-dos-matagais 220
Pinheiro-larício 222
Pinheiro-silvestre 18, 79, 137, 138, 139, 290, 316, 325, 329
Pinus laricio 222
Pinus pinaster 24, 220, 245, 280
Pinus ponderosa 220
Pinus pumilionis 221
Pinus sylvestris 18, 24, 25, 95, 137, 139, 290, 316, 325, 329
Piolhos, pediculose 45, 72, 92, 108, 109, 112, 113, 197, 253, 310, 312
Piper nigrum 75, 77, 139, 219, 230, 257, 261, 264, 270, 276, 283, 299, 319

Piperitona 99, 159, 183, 184, 194, 195
Pistacia lentiscus 115, 127, 137, 278, 280, 296, 302, 303, 314, 318
Pitiríase versicolor 312
Plantago 253, 321, 333
Pluchea grevei 187, 279, 297, 318
Pogostemon cablin 93, 127, 137, 260, 285, 296, 303, 314, 318, 332
Poliartrite reumatoide 80, 84, 90, 102, 122, 148, 170, 219, 264, 313, 326
Polygonum bistorta 262, 282
Polygonum hydropiper 303
Pomelo 95
Potentila 262, 282
Potentilla tormentilla 262, 282
Problemas alérgicos 122
Problemas cardiovasculares 90, 235
Problemas da menopausa 144, 164, 189, 314
Problemas da tireoide 78
Problemas de sono 58, 104
Problemas digestivos 56, 58, 80, 83, 122, 171, 177, 181
Problemas menstruais 58, 227, 314
Problemas otorrinolaringológicos 60, 70, 152, 216, 227
Problemas sexuais 302, 314
Progesterona 21, 145, 301, 303, 307
Próstata (aumento da) 68, 70, 71, 78, 92, 114, 115, 122, 126, 127, 136, 137, 138, 166, 185, 191, 201, 206, 207, 210, 222, 225, 245, 291, 314, 315
Prostatite 98, 114, 136, 148, 154, 191, 207, 222, 315
Prunus armeniaca 40, 42, 72, 150, 245, 252, 256, 259, 260, 267, 271, 272, 275, 278, 280, 281, 286, 289, 292, 302, 303, 308
Prunus dulcis 41, 76, 86, 88, 144, 161, 172, 173, 175, 177, 178, 179, 181, 184, 185, 186, 187, 190, 202, 203, 218, 238, 249, 250, 254, 256, 257, 263, 269, 270, 274, 276, 278, 280, 284, 290, 298, 303, 309, 312, 315, 316, 321, 325, 328, 333
Prurido 84, 229, 252, 315, 331, 335
Psiadia altissima 196, 249, 267, 310
Psoríase 31, 32, 42, 43, 50, 60, 62, 68, 78, 80, 108, 110, 120, 128, 138, 167, 170, 172, 195, 197, 201, 209, 210, 212, 214, 225, 240, 252, 260, 316
Pueraria lobata 238
Pulgas 92, 108, 112, 197, 310

Q
Queda de cabelo 136, 242, 246, 250, 272, 316, 317
Queimadura (cutâneas) 45, 108, 260, 288, 297, 317, 334
Queimaduras de sol 42, 229, 318

R

Rachaduras nos seios (aleitamento) 14, 56, 68, 70, 74, 78, 86, 98, 110, 120, 124, 132, 144, 148, 154, 156, 161, 162, 165, 171, 175, 177, 192, 193, 195, 196, 201, 202, 242, 260, 265, 266, 267, 269, 276, 279, 286, 292, 294, 295, 296, 297, 302, 318, 319, 323, 324, 329, 332
Radioterapia 26, 60, 128, 152, 153, 248, 297
Rainha-dos-prados 32, 319, 326
Rambiazana 226
Ravensara 141, 222, 223
Ravensara aromatica 141, 222
Ravintsara 18, 22, 27, 30, 33, 37, 48, 52, 61, 87, 89, 125, 128, 129, 140, 141, 146, 147, 149, 151, 155, 193, 222, 223, 241, 246, 265, 274, 276, 284, 288, 293, 311, 325
Redutor de gordura (emagrecimento) 68, 69, 94, 95, 107, 116, 150, 151
Regenerador 41, 42, 43, 56, 81, 130, 131, 135, 136, 156, 180, 200, 201, 215, 216, 223, 225, 235
Relaxante 56, 57, 58, 59, 63, 82, 84, 94, 104, 105, 106, 108, 112, 113, 124, 150, 151, 172, 177, 183, 186, 189, 190, 197, 205, 216, 220, 222, 223, 234, 241, 274, 306, 313
Relaxante muscular 56, 112, 150, 189
Remineralizante 67, 307
Resfriados 318
Resistência ao estresse 318
Resistência às infecções 325
Retenção de água 250, 268, 318
Retocolite hemorrágica (RCH) 319
Reumatismo 56, 66, 72, 74, 84, 92, 96, 98, 100, 102, 104, 108, 110, 120, 122, 124, 130, 138, 148, 166, 172, 174, 178, 179, 217, 222, 242, 244, 267, 295, 313, 319, 326
Rhamnus frangula 257
Rhododendron groenlandicum 200
Rhus taratana 198, 278, 296, 318
Ribes nigrum 284, 300, 319, 321, 326
Rícino (óleo de) 43, 68, 156, 170, 181, 317, 330
Ricinus communis 43, 68, 156, 170, 181, 317, 330
Rinite 110, 128, 130, 134, 138, 146, 159, 186, 195, 197, 232, 242, 276, 284, 320, 321, 324 **(alérgica)**, 242, 276, 320, 324
Rinofaringite 86, 88, 140, 152, 154, 162, 223, 231, 232
Ritmo cardíaco 62, 104, 116, 142, 163, 164, 194, 198, 206, 307, 309
Ronco 181, 321
Rosa damascena 18, 33, 45, 48, 81, 131, 135, 142, 143, 256, 313, 322

Rosa rubiginosa 43, 81, 93, 193, 199, 240, 251, 260, 268, 272, 273, 277, 281, 288, 291, 293, 299, 301, 313, 318, 322, 330, 334
Rosácea 45, 62, 96, 108, 142, 229, 240, 297, 321
Rosa-damascena 18, 33, 48, 81, 131, 135, 142, 143, 256, 313, 322
Rosalina (tea tree lavanda) 223, 273, 329
Rosa-mosqueta do Chile 43, 44, 81, 114, 199, 240, 241, 251, 260, 272, 273, 277, 281, 288, 291, 299, 301, 313, 322, 330, 334
Rosmaninho 224, 267, 308
Rosmarinus officinalis 27, 29, 56, 233, 246, 250, 252, 256, 257, 261, 286, 287, 295, 296, 317, 319, 325, 326, 328, 330, 332, 335
Rosmarinus officinalis **qt cânfora** 246, 319, 326, 328, 335
Rosmarinus officinalis **qt cineol** 317
Rosmarinus officinalis **qt verbenona** 133, 250, 252, 256, 261, 286, 287, 295
Roxos 41, 96, 271, 322
Rubus idaeus 313
Rugas, linhas de expressão 44, 80, 92, 130, 143, 176, 225, 322

S

Sabugueiro 276, 285, 320
Salicária 262
Salsa 30, 31, 224, 225, 260, 293
Salsaparrilha 240, 268, 316
Sálvia 18, 27, 26, 31, 32, 45, 144, 145, 298, 302, 303, 307
Sálvia esclareia 144, 145, 298, 302, 303, 307
Salvia officinalis 26, 27, 45, 144, 298, 302
Salvia sclarea 145, 298, 302, 303, 307
Sambucus nigra 276, 285, 320
Sândalo 163, 170
Sândalo amarelo 225
Sândalo branco 225
Sangramento 92, 258, 277, 285, 322, 323
Sangramento nasal 285, 322
Sangue 20, 21, 30, 52, 64, 116, 162, 172, 182, 199, 247, 249, 253, 255, 260, 271, 281, 283, 286, 290, 295, 296, 300, 309, 319, 332
Santalum album 225, 314
Santalum austrocaledonicum 238, 275
Sapinho 248, 272, 304, 323
Sarampo 80, 120, 256
Sarna 74, 132, 136, 152, 156, 166, 170, 180, 196, 197, 200, 209, 219, 223, 231, 253, 310, 323
Saro 27, 33, 61, 87, 89, 95, 140, 146, 147, 153, 155, 227, 241, 245, 246, 257, 258, 265, 266, 276, 280, 284, 285, 289, 320, 325, 326, 328, 329

Sassafrás 30, 237, 238
Sassafras albidum 30, 237, 238
Sassafrás do Brasil 237
Satureja montana 28, 29, 149, 290, 304, 334
Schinus terebinthifolius 165
Secura 41, 124, 125, 187, 199, 302
Sedativo 20, 21, 26, 59, 66, 84, 104, 106, 108, 118, 119, 126, 127, 150, 234
Segurelha 18, 28, 39, 40, 148, 149, 237, 290, 304, 334
Seios 41, 43, 134, 242, 160, 293, 301, 303, 318, 323, 324, 325
Sempre-viva faradifani 226, 292
Sempre-viva fêmea 226, 227
Sempre-viva macho 227, 278
Serpilho 28, 228, 310, 329
Silybum marianum 29, 64, 132, 148, 154, 252, 256, 258, 281, 286, 287, 296, 332
Simmondsia chinansis 42, 72, 105, 157
Síndrome das pernas inquietas 310
Síndrome de Raynaud (extremidades frias) 154
Síndrome do intestino irritável 253, 254, 319, 323
Síndrome da tensão pré-menstrual 45, 82, 156, 300, 301, 303, 324
Sinusite 74, 78, 86, 88, 110, 120, 124, 128, 130, 132, 134, 138, 140, 146, 148, 152, 154, 159, 186, 192, 195, 197, 221, 222, 224, 231, 232, 320, 321, 324,
Sistema imunológico 20, 21, 80, 140, 147, 154, 259, 264, 265, 281, 291, 300, 318, 325, 333
Sistema nervoso 21, 26, 27, 30, 50, 52, 58, 62, 66, 80, 92, 94, 104, 118, 122, 124, 125, 134, 142, 144, 146, 150, 154, 1163, 164, 172, 175, 179, 182, 192, 196, 211, 215, 220, 264, 268, 269, 272, 274, 300, 306, 327
Sistema nervoso autônomo 66, 80, 104, 122, 124, 172, 175
Sistema nervoso central 26, 27, 30, 52, 62, 179, 192, 269
Sistema nervoso simpático 66, 124, 125, 150
Sistema neurovegetativo 58, 66, 70, 82, 116, 120, 150, 175, 192, 194, 195, 212, 228, 232, 233, 274, 327
Smilax regelii 268
Sobrepeso 50, 306, 326
Solidago canadensis 289, 295, 349
Sono 58, 83, 104, 106, 118, 140, 150, 168, 179, 182, 184, 205, 293, 311, 321, 326, 328
Sonolência 294, 326
Styrax benzoe 32, 167, 316, 317
Syzygium aromaticum 28, 75

T
Tabebuia impetiginosa 248, 255
Tamanu 41, 44, 66, 77, 101, 103, 111, 114, 115, 126, 135, 165, 167, 170, 172, 175, 187, 197, 198, 202, 226, 227, 235, 244, 255, 259, 260, 268, 278, 279, 280, 288, 296, 299, 304, 307, 310, 311, 312, 313, 314, 316, 318, 330, 332, 335
Tanaceto 18, 28, 49, 228, 229, 244, 253, 266, 267, 312, 315, 321, 322
Tanaceto-azul 18, 49, 229, 244, 253, 312, 315, 321, 322
Tanacetum annuum 49, 229, 244, 253, 312, 315, 321, 322
Tanacetum parthenium 28, 29, 228, 266, 267
Tangerina 17, 18, 63, 69, 105, 107, 117, 125, 150, 151, 177, 242, 268, 269, 274, 293, 327
Tea tree 18, 25, 33, 37, 52, 60, 61, 121, 128, 129, 133, 141, 147, 152, 153, 155, 188, 209, 223, 230, 241, 242, 247, 248, 255, 263, 266, 268, 287, 289, 291, 297, 298, 305, 310, 317, 323, 332, 334
Tea tree limão 230, 323
Tensão, tendinite 49, 72, 100, 130, 180, 319, 326
Terçol 306, 308, 327
Thuja occidentalis 68
Thymus serpyllum 28, 228, 310, 329
Thymus vulgaris 22, 25, 28, 29, 65, 133, 149, 155, 231, 238, 240, 242, 248, 256, 265, 276, 285, 286, 295, 309, 320, 333
Thymus vulgaris **qt geraniol** 240
Thymus vulgaris **qt linalol** 309, 333
Thymus vulgaris **qt timol** 65
Thymus vulgaris **qt tujanol** 133, 238, 242, 248, 256, 265, 276, 285, 286, 295
Tília 116, 247, 284, 319, 326
Tilia cordata 116, 247, 284, 319, 326
Tiques 104, 327
Tireoide 78, 124, 126, 201, 259, 262, 264, 327, 328
Tomada de decisão 197
Tomilho 18, 22, 25, 28, 29, 39, 40, 48, 64, 65, 124, 132, 133, 141, 148, 149, 154, 155, 228, 231, 232, 233, 238, 240, 242, 248, 256, 265, 276, 285, 286, 295, 309, 319, 320, 333
Tomilho bela-luz 231, 232
Tomilho branco 232
Tomilho com geraniol 231, 240
Tomilho com linalol 154, 155, 309, 333
Tomilho com timol 65, 141, 154, 155
Tomilho com tujanol 25, 64, 132, 133, 148, 154, 155, 238, 242, 248, 256, 265, 276, 285, 286, 295
Tomilho espanhol 231

Tônico cerebral 84, 200
Tônico da pele 104
Tônico das funções mentais 179
Tônico digestivo 104, 122, 174, 178, 194, 219, 228
Tônico endócrino 193
Tônico geral 64, 65, 134, 138, 148, 159, 160, 169, 176, 178, 201, 211, 219, 225, 228, 229, 233
Tônico hepático 105
Tônico ou descongestionante venoso e linfático 97, 115, 127, 137, 186, 212
Tônico psíquico 89, 177, 194, 211, 216, 225
Tônico revigorante 165, 174
Torcicolo 328
Tosse 20, 31, 32, 45, 138, 166, 186, 197, 206, 207, 208, 223, 227, 228, 244, 245, 267, 284, 320, 324, 328, 329
Traças 68, 108, 112, 136
Trachyspermum ammi 28, 161, 265
Trato urinário 207, 226, 291
Trato urogenital 74, 84
Trevo-vermelho 302
Trifolium pratense 302
Tsuga canadensis 183, 285
Tuberculose 13, 74, 148, 238, 286
Tujanol 22, 25, 29, 64, 125, 132, 133, 148, 154, 155, 214, 231, 238, 242, 248, 256, 265, 276, 285, 286, 295
Tulsi 123, 208

U
Úlcera 142, 171, 330
Uncaria tomentosa 248, 255, 264, 266, 288, 289, 299, 300, 305, 326
Unha-de-gato 264, 266, 299, 300, 305, 326
Unhas 43, 176, 193, 291, 304
Uremia 279, 295
Uretrite 134, 148, 330
Urticária 98, 194, 253
Urtiga-branca 299
Urze 292
Uva-de-urso 292

V
Vaccinium macrocarpon 292
Vaginite 134, 152, 154, 331
Vara-de-ouro (Solidago canadensis) 289, 295
Varicela 80, 98, 120, 128, 142, 146, 152, 253, 256, 260, 288, 331
Varizes 60, 70, 92, 114, 126, 128, 136, 144, 152, 163, 175, 187, 198, 212, 215, 220, 225, 227, 229, 235, 285, 296, 330, 332

Vasoconstritor 165, 183, 194
Vasodilatador 66, 67, 180
Verbena de Yunnan 52, 67, 118, 119
Verbena-limão 118, 118, 234, 254, 289
Verbena-odorífera 293, 311
Vermelhidão 172, 238, 245, 249, 297, 301, 312, 317, 332, 335
Vermes intestinais 21, 62, 64
Vermífugo 20, 21, 26, 76, 77, 122, 154, 162, 174, 189, 210, 218, 232, 233
Verrugas 60, 152, 154, 162, 333, 334
Vesícula biliar 20, 52, 66, 76, 90, 170, 175, 179, 197, 201, 233, 269, 279, 294, 296
  (Insuficiência biliar) 277, 294
Vetiver 234, 235, 261
Vetiveria zizanoides 234, 261
Vias respiratórias 20, 21, 24, 31, 56, 57, 60, 61, 68, 74, 78, 79, 86, 88, 104, 110, 124, 126, 127, 128, 129, 130, 134, 135, 138, 146, 148, 154, 159, 160, 165, 166, 167, 171, 173, 174, 180, 183, 184, 185, 186, 188, 190, 192, 193, 195, 196, 197, 199, 200, 202, 206, 207, 211, 212, 215, 220, 221, 222, 223, 224, 226, 227, 231, 232, 241 **(afecções das)** 206, 207, 226, 241
Viola tricolor 240, 260, 268, 316
Vírus 10, 20, 25, 36, 37, 64, 74, 88, 112, 120, 146, 148, 152, 155, 184, 186, 232, 242, 245, 247, 254, 256, 264, 265, 276, 284, 287, 288, 305, 325, 331, 333
Visnaga daucoides 199
Vítex 301, 302, 303, 304, 307
Vitex agnus-castus 302, 303, 304, 307
Vitiligo 31, 43, 199, 334
Vitis vinifera 44, 279, 280, 296, 311, 330, 332
Vômitos 82, 266, 281, 335
Vulnerário 20, 21, 210
Vulvite 152, 315, 335

W
Wintergreen 32, 90, 91

Y
Ylang-ylang 16, 24, 32, 52, 105, 136, 151, 156, 157, 204, 250, 274, 275, 289, 309, 317

Z
Zea mayis 292
Zingiber officinale 75, 99, 139, 157, 204, 256, 257, 263, 269, 270, 275, 278, 299
Zumbido nas orelhas 114, 240, 307, 335

CRÉDITO DAS IMAGENS

ILUSTRAÇÕES
© Clémence Daniel

FOTOGRAFIAS
© Corbis / Charles et Josette Lenars : 12
© Digitalice / H. Verspieren : 105
© iStock / jirkaejc : 51
© Larousse / Olivier Ploton : 46, 47
© MAP / Friedrich Strauss : 133
© Simon Lemesle : 15, 77, 103, 120, 129
© Shutterstock / Africa Studio : 99 • © Shutterstock / anat chant : 19 (5) • © Shutterstock / andreasnikolas : 88 • © Shutterstock / Andrii Orlov : 76 • © Shutterstock / Bowonpat Sakaew : 158, 236 • © Shutterstock / C. Gissemann : 145 • © Shutterstock / Calvste : 65 • © Shutterstock / Chalya Danchalyaphum : 67 • © Shutterstock / F. Mann : 36 • © Shutterstock / Floydine : 287 • © Shutterstock / Fotographische : 154 • © Shutterstock / freya_photographer : 26 (à dir.) • © Shutterstock / Gtranquillity : 135 • © Shutterstock / Heike Rau : 149 • © Shutterstock / Hein Nouwens : 12 • © Shutterstock / Helen E. Grose : 30 (no centro) • © Shutterstock / hjschneider : 26 (no centro) • © Shutterstock / islavicek : 29 (no centro) • © Shutterstock / itman 47, 26 (à esq.) • © Shutterstock / janaph : 85 • © Shutterstock / Janelle Lugge : 17 • © Shutterstock / joloei : 142 • © Shutterstock / Liane M : 101 • © Shutterstock / mama_mia : 117, 110, 151 • © Shutterstock / marilyn barbone : 125 • © Shutterstock / Marina Zohrbach : 42 • © Shutterstock / Martin Fowler : 25 (à esq.), 29 (à esq.) • © Shutterstock / Mauro Pezzotta : 69 • © Shutterstock / Mazzzur : 63 • © Shutterstock / Morphart creation : 28 • © Shutterstock / mrfotos : 81 • © Shutterstock / ntdanai : 29 (à dir.) • © Shutterstock / Olga Miltsova : 17, 34-35, 39, 112, • © Shutterstock / (col. iStock) ooktee : 137 • © Shutterstock / pavla : 19 (1) • © Shutterstock / Pep Fuster : 19 (3) • © Shutterstock / Philip Lange : 48 • © Shutterstock / Photo SGH : 07 (acima) , 109 • © Shutterstock / Photo Wegas : 30 (à dir.) • © Shutterstock / pittaya : 156 • © Shutterstock / Repina Valeriya : 13 • © Shutterstock / Sea Wave : 75 • © Shutterstock / Ta Khum : 73 • © Shutterstock / Tatjana Baibakova : 55-56 • © Shutterstock / Thomas Klee : 111 • © Shutterstock / Tobias Arheiger : 83 • © Shutterstock / Vahan Abrahamyan : 30 (à esq.) • © Shutterstock / Valentina G : 59 • © Shutterstock / Valentyna Chukhlyebova : 25 (no centro) • © Shutterstock / Vladimir Melnik : 131 • © Shutterstock / Vesna Cvorovic : 04 (embaixo) • © Shutterstock / Zhukov Oleg : 52-53, 147
© Thinkstock (col. iStock) akiyoko : 141 • © Thinkstock (col. iStock) Art_of_Photo : 107 • © Thinkstock (col. iStock) bgfoto126 : 97 • © Thinkstock (col. iStock) Bhubatet : 57 • © Thinkstock (col. iStock) botamochy : 08 • © Thinkstock (col. iStock) george tsartsianidis : 93 • © Thinkstock (col. iStock) Jelena Jovanovic : 07 (embaixo) • © Thinkstock (col. Hemera) Lucie Rihova : 153 • © Thinkstock (col. Hemera) Maria Radeva : 06 • © Thinkstock (col. iStock) matka_Wariatka : 139 • © Thinkstock (col. iStock) ryuyamasaki : 127 • © Thinkstock (col. iStock) Sally Scott : 123 • © Thinkstock (col. iStock) Santje09 : 95 • © Thinkstock (col. iStock) Tom Coultas : 19 (4) • © Thinkstock (col. iStock) yannich : 04 (acima) • © Thinkstock (col. iStock) Yelena Yemchuk : 120 • © Thinkstock (col. iStock) yonoyo : 53
© Wikimedia / Chemical Heritage Foundation : 14 • © Wikimedia / Drow male : 19 (2) • © Wikimedia / Ethel Aardvark : 61• © Wikimedia / Forest e Kim Starr : 87 • © Wikimedia / H. Zell : 121 • © Wikimedia / John Delano : 91 • © Wikimedia / John Tann : 89 • © Wikimedia / Kyloe Woods : 79 • © Wikimedia / Taoujouti Abdehrouhaïmen : 71 • © Wikimedia / Xemenendura : 115

Compartilhe a sua opinião
sobre este livro usando a hashtag
#LarousseDosÓleosEssenciais
nas nossas redes sociais:

  /EditoraAlaude
  /AlaudeEditora